La chirurgie esthétique au masculin

Docteur Sylvie H. Abraham

La chirurgie esthétique au masculin

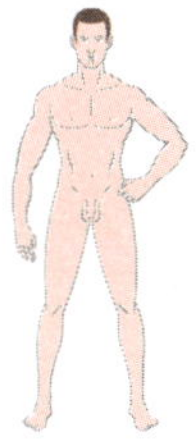

éditions mazarine

REMERCIEMENTS

L'auteur tient à remercier pour leur précieuse collaboration,
le docteur Richard Daury, anesthésiste,
le docteur Pascal Pierlot, psychiatre-psychanalyste,
le docteur Daphné Thioly-Bensoussan, dermatologue,
et Philippe Ballini, kinésithérapeute,
ainsi que Pierre Anglade, pour l'établissement des textes,
et Lorenzo, pour les illustrations.

AVERTISSEMENT

Nous avons été amenés à évoquer dans ce livre la valeur symbolique
des différents traits du visage au fil des civilisations et des cultures.
Si nous sommes enclins à jauger la personnalité d'autrui au travers de sa physionomie,
il ne s'agit là aucunement de données scientifiques,
tout juste de messages de l'inconscient collectif, dont témoigne la langue qui en joue si bien.
Nous nous sentons néanmoins obligés d'avertir le lecteur que
nous ne saurions en aucun cas cautionner les redoutables théories physiognomoniques
qui ont malheureusement conduit aux dérives que l'on sait....

Ce livre ne peut remplacer une consultation.
Vous ne pourrez y trouver tout ce qu'un chirurgien
a mis 15 ans à apprendre...

Conception éditoriale et direction d'ouvrage
Pierre Anglade
Conception graphique
Hit Or Miss
Illustrations
Lorenzo

À mon père,
à Jean
et à Petit Lou,
les trois hommes
qui illuminent
ma vie

SOMMAIRE

LA CHIRURGIE ESTHÉTIQUE

La chirurgie esthétique est la chirurgie des formes et des contours. Il s'agit donc d'une chirurgie de « l'apparence ». Le chirurgien esthétique intervient sur tout ce qui se voit chez un patient. Son champ d'action est très vaste puisqu'il concerne l'ensemble du corps. La chirurgie esthétique est en fait une branche de la chirurgie plastique, qui comprend aussi la chirurgie réparatrice ou reconstructive.

La chirurgie plastique
Elle regroupe des secteurs d'activité très variés, comme la chirurgie cranio-maxillo-faciale, la chirurgie de la main, la reconstruction du sein, et fait appel à des techniques multiples, dont la microchirurgie. Elle se propose de traiter des pathologies très variées, malformations congénitales, brûlures, tumeurs cutanées, traumatismes dus aux accidents de la route...

La chirurgie esthétique
Partie intégrante de la chirurgie plastique, la chirurgie esthétique est devenue une discipline chirurgicale autonome. Mais il est impossible de pratiquer la chirurgie esthétique sans avoir d'abord appris la chirurgie plastique. En effet, ses techniques découlent de celles qui sont utilisées en chirurgie reconstructrice. La chirurgie esthétique concerne la face et la silhouette, et se propose de modifier l'apparence d'un visage ou d'un corps normal, mais qui comporte un élément jugé par le patient comme disgracieux. Bien qu'il n'y a ait aucune pathologie ni malformation à l'origine de cette demande, le patient éprouve cependant une réelle souffrance au sens psychologique du terme.
La chirurgie esthétique a pour objet de modifier l'apparence d'un sujet sain. C'est une chirurgie facultative dite encore de confort, qui entre, à l'heure actuelle, dans un cadre plus vaste de la médecine, celle du bien-être physique et psychologique.

Le champ de la chirurgie esthétique
La chirurgie esthétique s'attache plus particulièrement à corriger des disgrâces esthétiques structurelles, mais aussi celles

liées au vieillissement ou encore à des variations pondérales excessives.
On distingue, parmi les interventions esthétiques :

- celles dites correctrices, c'est-à-dire qui corrigent une disgrâce apparue précocement comme des oreilles décollées ou un nez disgracieux ;

- celles dites de rajeunissement, comme les liftings ou la blépharoplastie, qui est la chirurgie des paupières ;

- celles liées à des problèmes de poids, excès pondéraux corrigés par la liposculpture, ou amaigrissement important corrigé par une chirurgie de redrapage cutané...

La légitimité de la chirurgie esthétique

La chirurgie esthétique est une spécialité chirurgicale noble dont la légitimité repose sur la souffrance psychologique des candidats. Elle se justifie donc parfaitement par le bénéfice physique et psychologique post-opératoires des patients à condition que l'intervention repose sur une motivation certaine.
C'est au chirurgien esthétique d'apprécier par une approche psychologique fine la qualité de la motivation du candidat, laquelle conditionne souvent sa satisfaction post-opératoire.
La chirurgie esthétique ne doit toutefois pas être assimilée à des cas d'exception comme ceux de certaines vedettes qui multiplient les transformations et qui donnent une mauvaise image de cette spécialité. Ce type d'interventions n'est pas souhaitable, et un bon chirurgien saura les refuser.

La chirurgie esthétique, pour qui ?

La chirurgie esthétique s'adresse à tous ceux et celles qui ressentent douloureusement une disgrâce physique. Si, historiquement, ce sont les femmes qui ont représenté l'essentiel de la « clientèle » en matière de chirurgie esthétique, la dernière décennie a vu une véritable explosion de la demande masculine, phénomène auquel on peut donner plusieurs explications.

LA PREMIÈRE INTERVENTION ESTHÉTIQUE

Trois siècles avant J.-C., à Alexandrie, un certain Amyntas bénéficia d'une opération du nez.

LES MOTIVATIONS DU PATIENT

On peut réellement parler de bienfait psychologique de la chirurgie esthétique. Mais l'intervention ne saurait régler des problèmes psychologiques graves.

Il est fondamental que la demande du patient soit clairement exprimée. Si la chirurgie esthétique tend clairement à une amélioration physique de l'opéré, il n'en reste pas moins vrai que c'est lui qui doit définir clairement sa demande.
En effet, certains patients viennent parfois consulter sans avoir focalisé leur demande sur telle ou telle intervention. Ils sont à l'évidence de très mauvais candidats à une intervention
Ce sont ceux qui seront toujours insatisfaits de leur intervention car ils sont fondamentalement mal avec eux-mêmes.
Pis, ce sont parfois des dysmorphophobes, qui constituent de véritables contre-indications opératoires.

Certes le développement et le raffinement de nouvelles techniques chirurgicales spécifiques à l'homme, comme la chirurgie de la calvitie, ou bien adaptées à sa demande, comme la liposculpture, ont contribué à cet essor. À l'instar des femmes, mais avec retard, les hommes ont maintenant compris l'impact majeur d'un « physique » flatteur et avantageux, ainsi que le bénéfice qu'ils pouvaient en attendre tant sur le plan personnel que professionnel.
La chirurgie esthétique n'est plus réservée comme à ses débuts à des catégories socio-professionnelles particulières, comme celles du monde du spectacle ou de la communication. Dans un univers hypercompétitif, chacun réalise que son physique fait partie intégrante de sa carte de visite

Enfin, un autre élément a contribué à la démocratisation de la chirurgie esthétique : la modération de son coût. Si elle peut paraître onéreuse, elle est en fait accessible à presque tous.

La chirurgie esthétique, à quel âge ?
Hommes et femmes sont concernés par la chirurgie esthétique tout au long de la vie, mais les demandes diffèrent selon l'âge.

- ❒ Dès le plus jeune âge, on remarquera des oreilles décollées qui ne seront cependant opérées que lorsque la demande émanera de l'enfant lui-même et non de ses parents

- ❒ Lors de l'adolescence, c'est souvent un nez aux proportions dysharmonieuses qui souciera le jeune homme.

- ❒ Plus tard se révélera parfois un menton fuyant ou proéminent.

- ❒ A l'âge adulte, la silhouette de certains peut être affectée par des surcharges graisseuses localisées, tandis que c'est la chute des cheveux qui viendra tourmenter les autres.

- ❒ Plus tardivement, les stigmates de vieillissement affectent le moral de ceux qui se sentent « jeunes ».
  C'est l'heure du rajeunissement...

QUELQUES OPÉRÉS CÉLÈBRES

Sarah Bernhardt eut un lifting en 1912. Elle fut opérée par la première femme chirurgien esthétique, le docteur Suzanne Noël qui exerçait à Paris.

Marilyn Monroe se fit refaire le nez et le menton.

Gary Cooper fut lifté.

Elvis Presley se fit retoucher les paupières.

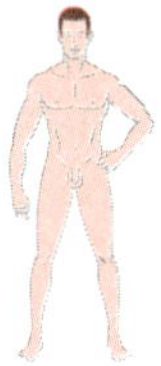

LES HOMMES ET LA CHIRURGIE ESTHÉTIQUE

Nous vivons à l'ère de la communication dans un monde de plus en plus dominé par la représentation. Et personne ne doute que l'apparence, vestimentaire ou physique, revête une importance primordiale dans nos relations.
On juge de plus en plus sur l'aspect, la mine, l'apparence... L'habit fait encore le moine, et le physique est une carte de visite! Même si on s'en défend, si on sait que ce n'est pas très bien, pas très juste... Il en va ainsi dans les relations sociales, dans les activités de loisir, au travail... Il vaut mieux joindre sa photo à son C.V. C'est même le plus souvent expressément demandé... Et si on ne peut cacher son âge sur son C.V., on peut au moins essayer de donner une image de soi qui ne trahisse pas ses qualités profondes.

Les hommes aussi

Le prototype du bel homme, à la fin du siècle dernier, était étroitement attaché à sa réussite personnelle. Le notable bedonnant dans la cinquantaine, tel qu'on le voit dans les romans de Balzac, par exemple, représentait alors un idéal masculin.
Il y a quinze ans, les demandes d'intervention en chirurgie esthétique concernaient un homme pour quinze femmes. En effet, si la quête de la beauté est plus spécifiquement féminine dans notre société, que ce soit par la recherche vestimentaire, les dessous, le maquillage ou la coiffure, les hommes ont d'abord rivalisé en établissant entre eux des rapports de puissance, de notoriété, de suprématie professionnelle, de situation financière, de position sociale... Rares sont les exceptions dans les civilisations passées ou contemporaines, sinon peut-être dans l'Égypte ancienne où les hommes attachaient autant de soin que les femmes à la toilette.
Il est vrai qu'aujourd'hui, on voit de plus en plus d'hommes se soucier de leurs cheveux, de leur peau, de leurs rides et ne plus refouler leur part de féminité... L'image machiste se modifie donc. Avouer ses émotions pour un homme de l'an 2000 n'est plus nécessairement un signe de faiblesse.

Et il ne se sent plus atteint aux tréfonds de sa virilité quand l'envie lui vient de rectifier son apparence par une intervention de chirurgie esthétique, pour se sentir bien dans son corps et son âme, pour donner de lui une image conforme à ses désirs et aux attentes de la société dans laquelle il vit.
De nombreuses femmes s'aperçoivent d'ailleurs que leur mari leur emprunte subrepticement leur crème... Mais ils ne l'avouent que difficilement et certains feront plus difficilement la démarche d'en acheter pour eux.
L'homme change. Pour sa santé, mais aussi pour des raisons narcissiques, il fait du sport, contrôle son alimentation, fume moins, boit moins aussi, soigne son corps et sa peau. Il traque les surcharges graisseuses très précocement. Il se rend dans des instituts de beauté pour hommes, de plus en plus nombreux, évidemment. Il achète des produits de soins de beauté, dont la gamme ne cesse de se développer, spécifiquement conçus pour lui. Et la demande masculine ne fait que croître.
Dans une société hypercompétitive, les hommes ont compris l'impact d'un physique avantageux. Ils sont devenus soucieux de leur apparence, car il ne suffit plus d'afficher les signes de la réussite professionnelle pour être séduisant. Il faut aussi savoir garder une apparence jeune et sportive.
Souvent les hommes avancent des motivations plus professionnelles que personnelles. mais de nouveaux comportements s'installent.

La séduction masculine

L'homme a-t-il besoin d'être beau pour séduire ? On serait tenté de répondre non ; que tout est dans l'âme, dans le charme, dans les gestes, les attitudes... Que la beauté est d'abord intérieure... Mais tous ne semblent pas d'accord. C'est le cas, par exemple, des conseillers en image et de bien des femmes...
• **L'avis du « conseil en look ».** Regardez ce vieux jogger, pourtant svelte et dont vous admirez les performances et le dynamisme ; s'il est chauve et a le visage flétri comme une petite

pomme, il vous apparaît tout de même vieux, comme aux yeux de son entourage familial et professionnel. Si vous voulez contrôler votre apparence et continuer à paraître jeune, vous pouvez maîtriser nombre de petits problèmes comme un bedon qui alourdit votre silhouette, une calvitie qui vous fait prendre vingt ans de plus, des cicatrices d'acné qui marquent votre visage, ou encore ces poches aux paupières inférieures qui vous font paraître fatigué, même à votre retour de vacances.

N'oubliez pas que votre physique se dégrade chaque jour. Les femmes le savent qui soignent leur peau et camouflent leurs imperfections par un savant maquillage. Pourtant, les hommes sont plus qu'elles sujets aux altérations cutanées liées à l'exercice de sports de plein air ou à l'agression du rasage.

Or l'apparence n'a jamais autant compté qu'aujourd'hui. Certains l'ont bien compris !

Les hommes médiatisés n'hésitent plus à recourir à la chirurgie esthétique, mais gardent leur petit secret pour eux. Du moins en France. Ne vous étonnez donc pas de l'allure dynamique de certains politiciens ou de certaines vedettes.

La chirurgie esthétique n'est pas réservée aux femmes. Vous aussi y avez droit !

• **L'avis des femmes.** Certaines femmes tenteront de vous décourager et de vous faire abandonner votre projet en utilisant des arguments apparemment pleins de bon sens : « j'aime qu'un homme soit ridé ; cela lui donne un air distingué ». Réservez plutôt votre air distingué pour vos 75 ans !

Mais les femmes modernes sont de plus en plus nombreuses à souhaiter que les hommes aient une allure en harmonie avec la leur. Certaines vont même suggérer à leur compagnon d'améliorer son look. Si elles choisissent ses vêtements ou le conseillent, parfois plus au fait des progrès de la chirurgie esthétique, elles pourront même l'inciter à se faire opérer, alors qu'il acceptait sa calvitie, ses bajoues ou son embonpoint comme une fatalité.

CHIRURGIE ESTHÉTIQUE OU PSYCHOTHÉRAPIE ?

Ne vaudrait-il pas mieux entamer une psychothérapie que d'envisager une intervention chirurgicale ?
J'adresse parfois des patients, avec leur accord, chez un psychologue ou un psychanalyste , quand le cas me semble particulièrement difficile. Mais j'ai pu noter, tout aussi bien, qu'une intervention esthétique peut apporter le même bénéfice psychologique qu'une psychothérapie ou une analyse. Le but recherché est en effet le même. Mais en général, c'est le patient qui fait son choix. Il va chez le psy pour qu'il l'aide à s'accepter tel qu'il est, alors qu'il va chez le chirurgien pour qu'il le transforme.

Il faut plus de courage pour monter sur une table d'opération que pour s'allonger sur le divan. Et l'on est en droit de se demander s'il est préférable de passer dix années chez le psy à essayer de s'accepter tel qu'on est, ou bien de bénéficier d'une intervention esthétique qui réglera le problème en quelques semaines, cicatrisation comprise.
Certes l'intervention comporte des risques, mais l'analyse aussi. Alors, comment décider de la solution qui convient le mieux ?

On peut considérer que si la demande esthétique est bien définie, très focalisée sur un défaut, il est hautement probable que sa correction chirurgicale sera réellement bénéfique pour le patient.
Au contraire, si le candidat déclare « ne pas se plaire », mais ne pas savoir exactement ce qui lui déplaît en lui... s'il a déjà bénéficié de plusieurs interventions « en cascade », sortant de l'une pour enchaîner immédiatement sur une autre, s'il se déclare insatisfait après de nombreuses reprises d'une intervention, déclarant que « personne n'a compris ce qu'il voulait »... , alors, il est probable que la chirurgie n'est pas la solution.

Qui séduit-on ? Se fait-on opérer pour soi, pour l'autre, ou pour les autres ?

Quand les détracteurs de la chirurgie esthétique posent cette question, ils sous-entendent qu'il s'agit d'une chirurgie pour sujets mal dans leur peau et complexés de tout acabit.

En fait, si la demande est bien personnelle, personne ne peut nier être sensible au regard et au jugement des autres ou de l'autre. Ainsi, on se fait opérer pour séduire la personne que l'on aime, pour s'intégrer dans son entourage professionnel, dans la société, et pour se plaire à soi-même. Et puis, c'est bien connu : il faut d'abord s'aimer soi-même pour être aimé...

Pour quel résultat ?

La chirurgie esthétique ne transforme pas les traits, mais elle révèle la beauté et le charme d'un visage qui pouvaient être masqués par une disgrâce ou un flétrissement dû à l'âge qui attiraient négativement le regard.

Il est évident qu'un petit défaut physique ne rend pas laid, mais on a souvent tendance à se focaliser dessus. On perd ainsi beaucoup d'énergie, on se sent moins sûr de soi. Se plaire donne un réel pouvoir.

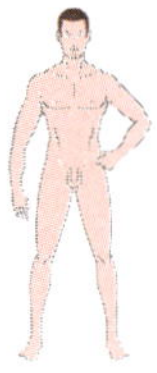

QUI EST LE CHIRURGIEN ESTHÉTIQUE ?

Depuis 1981, la chirurgie esthétique est une compétence officiellement reconnue par le Conseil de l'Ordre des médecins, seule autorité officielle en matière d'exercice de la médecine. Le libellé exact de la discipline est plus précisément chirurgie plastique reconstructrice et esthétique.
Ce qui signifie que tout plasticien est avant tout chirurgien et que tout chirurgien esthétique doit aussi être plasticien.

La formation du chirurgien esthétique

Au terme de 7 ou 8 années d'études de médecine pour l'obtention du doctorat en médecine, l'internat, qui est un concours très sélectif, permet, par un cursus de 5 années supplémentaires de formation pratique, d'accéder au titre de spécialiste en chirurgie plastique reconstructrice et esthétique.
Les chirurgiens esthétiques ont pu avoir des formations variées, mais depuis la reconnaissance de la spécialité, tous les praticiens souhaitant exercer la chirurgie esthétique et possédant une formation valable ont été qualifiés par le Conseil de l'Ordre comme chirurgiens plasticiens.
Actuellement 450 médecins sont reconnus par le conseil de l'Ordre compétents en chirurgie plastique reconstructrice et esthétique.
Mais près de 3 000 praticiens exercent « en chirurgie esthétique » ! Ce sont des médecins généralistes, des gynécologues, des oto-rhino-laryngologistes, des stomatologistes, des ophtalmologistes, qui après avoir assimilé quelques rudiments de la spécialité lors de congrès ou de stages « se lancent » dans la chirurgie esthétique ; et ce qui est plus grave entraînent leurs patients dans l'aventure...
Surtout, ils abusent la clientèle à qui ils laissent croire qu'ils sont compétents, comme en témoignent faussement leurs ordonnances, leurs cartes de visite, leur plaque.

Les sociétés savantes

Les plasticiens, comme les autres médecins, appartiennent à des sociétés savantes au sein desquelles ils poursuivent des activités scientifiques et une formation continue, notamment par le biais de congrès. Parmi les nombreux regroupements professionnels mentionnant dans leur libellé la spécialité de chirurgie esthétique, deux sociétés seulement exigent de leurs membres qu'ils soient plasticiens, et sont donc dignes de confiance.

❐ La Société française de chirurgie plastique reconstructrice et esthétique, la SOFCPRE, regroupe des plasticiens de tous horizons, dont certains membres ont néanmoins des orientations plus plastiques qu'esthétiques.

❐ La Société française des chirurgiens esthéticiens plasticiens, la SOFCEP, regroupe des chirurgiens plasticiens dont l'activité prédominante est la chirurgie esthétique.

Ces deux sociétés ne se sentent toutefois pas autorisées à publier la liste de leurs membres. Tout au plus peuvent-elles garantir la qualité de membre pour le chirurgien que vous avez sélectionné. Elles ne s'autorisent pas à diffuser la liste de leurs membres, mais rien n'interdit de vérifier auprès d'elles si le chirurgien que l'on désire consulter en fait partie. En dehors de ces deux sociétés qui offrent toutes les garanties de sérieux, toutes les autres sociétés dites savantes comptent dans leurs rangs des praticiens dont la formation n'est pas garantie.

CHIRURGIE ESTHÉTIQUE OU MÉDECINE ESTHÉTIQUE ?

La médecine esthétique n'est pas une spécialité reconnue par le conseil de l'Ordre. Cette discipline regroupe en fait des gestes de dermo-esthétique et de cosmétologie : peelings, épilation, traitements au laser, injections dans les rides... La frontière est souvent mal établie avec la dermatologie qui, elle, est une véritable spécialité. Mais, surtout, certains praticiens peu scrupuleux tentent d'étendre leur champ d'activité à des pratiques chirurgicales comme la liposculpture alors qu'ils n'ont pas reçu la formation chirurgicale de base indispensable.

CHOISIR SON CHIRURGIEN

On ne peut confier à la légère son visage, son corps et sa santé à un chirurgien sans prendre toutes les garanties voulues sur sa formation ses qualifications et son éthique.
Parfois, c'est le bouche-à-oreille qui fonctionne. On s'enquiert, on demande aux amis, aux proches. On connaît quelqu'un qui a été opéré et est heureux du résultat obtenu et, qui recommande instamment... Cette façon de procéder peut parfois déboucher sur une bonne piste, mais quelque peu risquée toutefois, car on ne peut juger un chirurgien sur un cas ou deux, et un opéré satisfait ne signifie pas que le chirurgien est excellent.
Souvent, on ne sait à qui s'adresser, ou l'on veut rester discret, et l'on ne demande pas à ceux qui pourraient nous aider efficacement, comme un médecin traitant. On peut ainsi tomber dans les pièges qui sont très nombreux.
C'est ainsi qu'on peut être victime de la publicité racoleuse des cliniques, ou bien courir le risque de consulter un praticien non qualifié, car les praticiens non reconnus comme plasticiens qui continuent à exercer la chirurgie esthétique sont en effet pléthore. Malheureusement aussi existent de nombreux circuits de « conseils en look » ou des instituts de beauté qui recommandent parfois vivement un praticien. Mais ces conseils « gratuits » leur rapportent souvent beaucoup... Voici quelques informations qui peuvent vous éviter bien des déboires.

Le Conseil de l'Ordre : un choix rationnel

Le Conseil de l'Ordre des médecins, l'autorité officielle qui qualifie les médecins, est le seul organisme qui soit habilité à renseigner un patient sur la compétence d'un chirurgien...
Mais l'Ordre ne vérifie pas systématiquement le libellé sous lequel se présente un médecin, et il n'agit contre les praticiens « faussaires » que sur plainte.
La seule façon sûre de vérifier la compétence d'un praticien est donc de se renseigner auprès du Conseil national de l'Ordre des médecins, ou du Conseil départemental. Seuls ces Conseils sont habilités à distribuer la liste des praticiens titulaires de la qualification en chirurgie plastique, reconstructrice et esthétique.

Conseil national de l'Ordre des médecins
180, Bd Haussmann
75008 Paris
Tél. : 01 53 89 32 00

Conseil départemental de la ville de Paris
14, Rue Euler
75008 PARIS
Tél. : 01 44 43 47 00

VRAI

Il faut se méfier des cliniques proposant des consultations gratuites. Une telle démarche est contraire à la déontologie médicale.

Mieux vaut s'adresser à un praticien qu'à une clinique.

Toutes les autres sources d'information comportent des biais... Ainsi, même sur les annuaires téléphoniques, on trouve à la rubrique de chirurgie plastique des médecins non reconnus...

• **Le 3615 ORMED.** Il est également possible de consulter le minitel 3615 ORMED, le serveur officiel du Conseil national de l'Ordre des médecins. On peut donc ainsi obtenir la liste des chirurgiens qualifiés de son département ou de sa ville ou vérifier que le praticien que l'on va consulter est qualifié.
Cependant, pour des raisons déontologiques, le Conseil de l'Ordre ne peut recommander un chirurgien en particulier.
Mais cette liste permet aux patients qui désirent avoir recours à des actes de chirurgie plastique reconstructrice ou esthétique de s'adresser à un praticien pour lequel ils auront l'assurance de sa formation et de sa qualification officielle dans cette discipline.

L'INSCRIPTION AU CONSEIL DE L'ORDRE

Tout médecin exerçant à l'hôpital, en cabinet privé, ou en tant que salarié est obligé de s'inscrire au tableau du Conseil de l'Ordre.
Avant d'inscrire un médecin, le Conseil vérifie l'authenticité des diplômes du médecin, de ses titres et qualifications professionnelles, ainsi que ses conditions de moralité et d'indépendance professionnelle.

Les pièges de la publicité

Malgré ces protections, certains candidats à la chirurgie esthétique, insouciants ou trop confiants, peuvent être alléchés par des encarts publicitaires de cliniques, offres apparemment très sérieuses qui fleurissent dans la presse, dans les annuaires téléphoniques, ou encore dans de luxueuses brochures éditées par ces mêmes cliniques.

LES TITRES DU CHIRURGIEN ESTHÉTIQUE

Les chirurgiens plastiques et esthétiques ont, de par leur formation, un certain nombre de titres hospitalo-universitaires qu'ils peuvent faire figurer sur les en-têtes de leurs ordonnances, tels que :

Docteur LOUIS
Ancien interne des hôpitaux de Paris
Ancien chef de clinique chirurgicale
Assistant des hôpitaux de Paris

Chirurgie plastique et esthétique

Quant aux titres étrangers que l'on voit parfois apparaître sur certaines cartes ou ordonnances, il faut être extrêmement circonspect à leur égard. Seuls ceux qui ne possèdent pas les qualifications françaises étaleront des titres souvent invérifiables... Que l'on se méfie des titres étrangers : Clinique du Dr X au Brésil ou aux Etats-Unis. Il ne s'agit pas d'un titre reconnu, et le plus souvent, ce n'est qu'une allusion à une simple visite à un chirurgien étranger ou un stage de quelques mois.

VRAI

Les titres mentionnés sur minitel, dans les annuaires téléphoniques ou encore dans les annuaires professionnels diffusés par des intermédiaires — laboratoires, fabricants de matériel médical, associations — ne sont pas tous exacts, ou peuvent être ambigus à tout le moins.

Un médecin n'a pas le droit d'avoir un attaché de presse.

En effet, les cliniques profitent du code de déontologie qui interdit aux médecins de faire de la publicité, mais leur laisse le champ libre.
Ces cliniques, qui sont en fait des organismes commerciaux, font de grandes campagnes dans la presse écrite, parfois à la télévision, pour essayer de monopoliser le marché.
Le problème réel, c'est que ne travaillent dans ces cliniques que les chirurgiens qui sous-traitent avec elles et sont incapables d'acquérir leur propre clientèle.
Même l'inscription sur l'annuaire téléphonique peut aussi être trompeuse, et France Telecom n'est pas habilitée à contrôler

FAUX !

L'hyperspécialisation des chirurgiens esthétiques est une idée fausse qui circule dans le public. Nombreux sont en effet ceux qui croient que certains plasticiens ne « font » que des liposuccions tandis que d'autres ne « feraient » que des nez... Si certains chirurgiens peuvent préférer certaines opérations à d'autres, la plupart pratiquent toutes les interventions esthétiques.

les titres des médecins. De même, les Sociétés savantes de chirurgie plastique et esthétique n'ont pas vocation pour vous donner des listes de spécialistes. Elles peuvent tout au plus vous dire si tel ou tel médecin appartient à leur groupe.
Ne font en fait du racolage que ceux, établissements ou médecins, qui n'obtiennent pas naturellement leur clientèle et qui, par conséquent, sont moins compétents.
De toute façon, ce procédé est interdit, et l'une des missions du Conseil de l'Ordre est de réprimer ces dérives.

! Le seul recrutement honorable d'un médecin, c'est le bouche à oreille, la notoriété fondée sur la qualité des soins et des contacts humains.

Ces précautions élémentaires étant prises, il importe aussi que le candidat ait un bon contact avec le chirurgien qu'il a sélectionné. Il doit rechercher en celui-ci la compétence, la sûreté, la disponibilité, mais aussi la gentillesse, le sens du contact.
Et si paré de toutes ces qualités, il déplaît encore, il y en a d'autres...

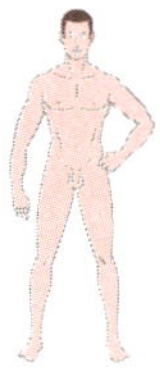

LA CONSULTATION

En chirurgie esthétique, la consultation qui est le premier contact avec le chirurgien représente parfois une démarche difficile pour le candidat anxieux qui s'y présente souvent seul. Et pourtant c'est un moment privilégié où tout se noue et se dénoue. Chaque consultation est différente car chaque patient est unique. De cette dernière va souvent dépendre la prise de décision opératoire.
Pour qu'une consultation soit réussie, il est indispensable de bien en connaître le déroulement.

DÉROULEMENT D'UNE CONSULTATION

Un dialogue singulier

■ Le consultant vient exprimer sa demande par la description et le vécu de sa disgrâce. Il est d'ailleurs préférable qu'il s'en tienne à cette description plutôt que de suggérer d'emblée l'intervention souhaitée, car le chirurgien proposera peut-être une méthode thérapeutique différente. Ainsi, qui souffre d'une calvitie grandissante peut-être à des greffons sans savoir qu'il vaudrait mieux dans un premier temps penser à la technique des lambeaux.

■ Quoi?.. Pourquoi ? Depuis quand ? Pour qui ? Etes-vous sûr ?..
Il est normal que le chirurgien questionne son patient sur ses doléances, ses attentes et ses motivations afin de mieux le conseiller. Il a en effet non seulement un rôle d'information mais aussi celui de conseil.
Rappelez-vous bien que c'est aussi à la qualité de son écoute que l'on reconnaît le bon chirurgien.

L'examen clinique

Le chirurgien examine non seulement la région qui fait l'objet de la demande mais souvent aussi d'autres éléments voisins, car il a souvent besoin d'une vision plus globale pour se faire un jugement. Ainsi, chez un patient qui souhaite une modification de son nez, il est indispensable d'évaluer l'ensemble du

BON À SAVOIR...

• Cela peut paraître évident mais... seul un médecin peut faire une consultation. N'acceptez pas de voir des intermédiaires comme des conseillères en esthétique, ainsi que cela se pratique dans certaines cliniques.C'est le chirurgien qui va vous opérer que vous devez voir.
• La consultation est payante. Les consultations gratuites sont interdites par le Conseil de l'Ordre et sont en fait des pièges pour attirer les patients.
• Une consultation ne se fait pas par téléphone ! Elle est personnalisée. Inutile de penser sélectionner « son » chirurgien en passant la journée à appeler les listes de l'annuaire.
• Quant à choisir celui qui vous proposera le prix le plus avantageux c'est peut être celui qui manque de clientèle souvent par défaut de talent et vous risquez bien dans ce cas d'en avoir pour votre argent...
• La lecture d'un livre ne saurait dispenser d'une consultation, mais elle peut servir de base utile à la discussion.
• Les brochures dites d'information adressées par les cliniques ne constituent qu'une publicité.
• Il est inutile de consulter plus de deux voire trois chirurgiens si vous avez choisi un praticien compétent reconnu par le Conseil de l'Ordre des médecins. Cela risque de vous coûter cher et la multiplication des avis risque fort de vous fausser les idées.

profil donc d'évaluer également le menton ; de même pour une demande portant sur le ventre l'examen complet de la silhouette est la règle. Pour la face, l'usage d'un miroir et même d'un miroir inversant est fréquent. Pour la chirurgie de la silhouette, une psyché est souvent utile. Enfin, bien souvent, pour compléter son examen, le chirurgien prend des Polaroïds qui constituent un bon outil de travail.

Dans certains cas, il envoie le patient chez un photographe pour prendre des clichés sur papier qui serviront à tracer des retouches, propositions thérapeutiques.
Certains chirurgiens utilisent une palette graphique, mais beaucoup y ont renoncé, car les possibilités de l'ordinateur dépassent très largement celles de la chirurgie, d'où le danger de faire miroiter au patient un résultat irréaliste.
Il vaut mieux montrer un « press book » dans lequel figurent des photos pré et post-opératoires d'autres patients, des cas très favorables et d'autres moins, afin que le patient puisse se situer dans cette fourchette.
Ceci est important, car ainsi il « visualise » bien ce qu'il peut attendre d'une intervention. Le chirurgien précise toutefois qu'il ne s'agit que d'exemples et que ce ne peut être une similitude de résultats. Ainsi, le patient pourra prendre sa décision en toute connaissance de cause.

Le plan thérapeutique

Le chirurgien résume alors ses principales constatations et propose un plan thérapeutique. Il peut aussi arriver qu'il déconseille une intervention.
Dans la plupart des cas, le chirurgien peut proposer une ou plusieurs solutions. Ce pourra être une solution médicale, ou une intervention chirurgicale.
Le chirurgien expose au patient les modalités techniques de cette intervention, son déroulement, le type d'anesthésie qui sera utilisé, la durée de l'hospitalisation s'il y a lieu, le bénéfice qu'il peut en attendre, sans oublier les limites, les aléas, et la rançon cicatricielle. Si plusieurs solutions sont envisageables, le chirurgien explique au candidat leur intérêt respectif. Enfin, il indique le prix de cette intervention.
Le consultant a souvent de nombreuses questions et il doit toujours se sentir à l'aise pour les poser ; aucune ne doit rester sans réponse.
Dès la fin de la consultation, c'est un climat de confiance réciproque qui doit s'être établi.

LES REFUS D'OPÉRER

Il n'est pas rare qu'un chirurgien refuse d'opérer un patient. Personnellement, je récuse environ 20 % des consultants.

Les raisons d'un refus sont variées et il est fondamental que le patient les comprenne bien. Sinon, il va renouveler sa démarche auprès d'autres médecins qui adopteront sans doute la même attitude jusqu'au moment où il tombera peut-être sur un praticien moins scrupuleux... Je pense même qu'il faut passer autant de temps avec ces patients récusés qu'avec ceux que l'on va opérer, afin de leur expliquer la situation.

- La demande peut être irréaliste, soit parce que la disgrâce est mineure, soit parce que l'attente du patient est excessive eu égard aux possibilités thérapeutiques.
- La demande se situe parfois dans un contexte psychologique peu favorable, comme une dépression. Dans ce cas, il peut s'agir d'un refus transitoire et le chirurgien pourra peut-être intervenir quelques mois plus tard.
- Parfois le contrat de soins est inenvisageable avec un patient qui n'accepte pas les risques et aléas inhérents à toute intervention. Il demande, ce qui n'est pas rare dans le cadre d'une réintervention, une « garantie de résultats ».
- Il arrive que le patient ne comprenne pas les explications fournies.
- Dans d'autre cas, l'intervention fait parfois courir au patient des risques disproportionnés, par rapport au bénéfice esthétique escompté.
- Le patient dysmorphophobe, qui ne supporte pas son physique, constitue une réelle contre-indication.

LES AUTRES CONSULTATIONS

Il faut compter en moyenne deux consultations avant une intervention. D'ailleurs, un délai de réflexion est souhaitable. On ne décide pas d'une intervention chirurgicale à la hâte. Mieux vaut réfléchir avant qu'après.

Ainsi le patient prendra un second rendez-vous, car il aura de nouvelles questions à poser, suscitées par les informations reçues lors de la première visite. C'est lors de cette deuxième consultation que sera fixée la date de l'intervention ce qui permettra de signer le devis actuellement obligatoire (voir encadré). Toutes les modalités pratiques seront précisées avec parfois remise d'un document écrit.

Les examens complémentaires pré-opératoires seront prescrits et un rendez-vous avec l'anesthésiste sera organisé.

Toutefois, même après cette deuxième consultation, un candidat peut encore hésiter ou de nouvelles questions peuvent surgir. Un troisième entretien pourra s'avérer nécessaire.

Le coût de la consultation

— De 300 à 800 francs. Aucun remboursement n'est possible par la Sécurité sociale pour une demande esthétique pure.

LE DEVIS

Le chirurgien doit obligatoirement, depuis le 1er janvier 1997, établir un devis au patient qui le contresigne. Outre la qualification du chirurgien ainsi que son numéro d'inscription auprès du Conseil de l'Ordre il précise la nature de l'acte envisagé, sa date d'exécution, le type d'anesthésie, le nom de l'établissement et le coût.

Le coût de l'intervention comprend les frais de clinique (frais de salle d'opération, et prix du séjour s'il y a lieu), les honoraires du chirurgien, ceux de l'anesthésiste, les frais d'assistance opératoire, les prothèses ou le matériel spécifique éventuellement utilisé, les photos prises par le chirurgien, et l'ensemble des soins post-opératoires, pour une durée de un à trois mois, qui sera précisée.

LE COÛT DE LA CHIRURGIE ESTHÉTIQUE

Les honoraires, pour une intervention, sont variables d'un praticien à l'autre. Ils sont fonction de la notoriété du praticien et parfois du standing de la clinique.
Néanmoins, en cas d'écart important, il faut se méfier. S'agit-il réellement de la même intervention ? Le praticien est-il vraiment compétent ? A-t-il une grande expérience ?

! Les écarts de prix entre deux praticiens se justifient par leur notoriété, c'est-à-dire leur expérience.

La chirurgie esthétique peut paraître onéreuse. En fait, c'est parce que le patient doit régler la totalité des prestations puisque la sécurité sociale n'intervient pas. Alors que pour une intervention de chirurgie générale, il n'a jamais à débourser de frais d'hospitalisation, qui sont élevés, mais dont il n'a jamais connaissance.

Prise en charge par la Sécurité sociale ?
Les interventions de chirurgie esthétique sont à l'entière charge de l'opéré. Néanmoins, certaines interventions, dites réparatrices, peuvent être partiellement prises en charge par la Sécurité sociale, mais dans ces cas, un dépassement d'honoraires est la règle. Ce dépassement peut éventuellement être pris en charge par les mutuelles.

SIDA ET CHIRURGIE ESTHETIQUE

Tout chirurgien esthétique est confronté au problème du sida. Dans le cadre d'interventions n'obéissant à aucun impératif vital, cette maladie pose des questions fondamentales qui soulèvent des considérations à la fois médicales, éthiques et médico-légales.
Il n'est plus possible aujourd'hui d'envisager une intervention de chirurgie esthétique sans se poser la question de l'éventuelle séroposivité du patient et les conséquences qui en découlent.

- Un chirurgien esthétique peut-il accepter d'opérer un patient sans savoir s'il est porteur du virus HIV ? Doit-il lui imposer un dépistage systématique ?

- Est-il licite de pratiquer une intervention de chirurgie esthétique sur un patient séropositif ?

Partagé entre ses aspirations humanitaires et ses contraintes éthiques et médico-légales, le chirurgien ne peut répondre à ces questions qu'en menant une réflexion avec des spécialistes des maladies infectieuses et des psychologues, et en se fondant sur sa pratique du dialogue avec des patients séropositifs candidats à une intervention de chirurgie esthétique.

CHIRURGIE ESTHÉTIQUE ET DÉPISTAGE DU SIDA

Le virus HIV et la chirurgie ont une interaction négative. D'une part, la séroposivité augmente la morbidité postopératoire. D'autre part, tout geste chirurgical peut favoriser le passage de la séropositivité au stade actif de la maladie.

Si les chirurgiens généralistes sont confrontés à cette problématique sans pouvoir y échapper — ils doivent opérer —, le chirurgien esthétique pratique une intervention facultative qu'il peut toujours refuser.

De plus, en raison même de ce caractère facultatif, la législation qui s'applique à la chirurgie esthétique est beaucoup plus sévère que celle qui régit la chirurgie générale.

Les obligations du chirurgien esthétique

En France, la chirurgie esthétique est soumise à une obligation aggravée de moyens et à une obligation négative de résultats.

- L'obligation aggravée de moyens signifie que tout doit être mis en œuvre pour minimiser le risque de l'intervention, encore plus que pour un geste de chirurgie générale, car l'intervention en chirurgie esthétique ne résulte pas d'une indication impérative.

- L'obligation négative de résultats implique que le chirurgien n'a pas le droit d'aggraver l'état d'un patient par un acte de chirurgie esthétique. C'est la raison pour laquelle le chirurgien doit connaître la sérologie de son patient.

Même si le ministère de la Santé recommande de ne pas recourir au dépistage systématique du sida, la sérologie doit faire partie du bilan pré-opératoire.

Pour un dépistage systématique

La remise d'une ordonnance des examens pré-opératoires incluant un dépistage du virus HIV implique un accord tacite du patient. Rarement il manifeste des réticences et une brève explication suffit à les lever : une telle mesure est plus destinée à protéger le patient lui-même, et les autres patients, que le chirurgien et son équipe. Accepterait-il de se faire opérer par un chirurgien séropositif ? Nombre de chirurgiens sont prêts à produire leur propre test au patient. Tout le monde est ainsi à égalité. Le patient est déculpabilisé et ne ressent plus le test comme une manifestation de pouvoir médical abusif. D'autant que tous les patients sont soumis au même examen et que la séroposivité n'interdit pas de pratiquer une intervention.

CHIRURGIE ESTHÉTIQUE ET AUTOTRANSFUSION

La chirurgie esthétique n'est jamais pratiquée en urgence. Elle est programmée. Ce qui permet d'éviter les transfusions sanguines. Ainsi, pour toute intervention au cours de laquelle un saignement important peut survenir — plasties abdominales importantes et liposculptures majeures —, il faut programmer une autotransfusion. Ceci concerne environ 2 % des actes de chirurgie esthétique.

En chirurgie plastique, il est exceptionnel de procéder à une transfusion sanguine. Si celle-ci peut être prévisible, pour une très importante liposuccion par exemple, on procède à une autotransfusion — la transfusion du propre sang du patient. Quelques semaines avant l'intervention, le patient donne son sang comme un simple donneur, deux ou trois fois de suite à une semaine d'intervalle. Ce prélèvement est suffisamment limité pour ne pas provoquer de troubles. Seule une supplémentation en fer est administrée pour prévenir toute carence. Le patient aura ainsi eu le temps de restaurer son stock de globules jusqu'à l'intervention. Le sang conservé au centre de transfusion sera réadministré lors de l'opération évitant toute contamination, notamment virale, par du sang étranger.

CHIRURGIE ESTHÉTIQUE ET SÉROPOSIVITÉ

Face à un patient séropositif, le chirurgien esthétique se demande s'il est licite d'opérer celui-ci, d'un point de vue médical, éthique et médico-légal. En effet, il lui faudra confronter, et parfois affronter, les opinions du patient, de l'équipe soignante et les siennes propres. Avant de décider de l'intervention, le patient est adressé à un spécialiste des maladies infectieuses

afin d'établir son statut immunitaire. Si l'avis du spécialiste est favorable, le patient ne doit pas renoncer à son projet.
Bien plus, une intervention de chirurgie esthétique lui permet de se réinvestir immédiatement dans l'avenir et lui apporte un réconfort moral. Le fait qu'un chirurgien, qui n'y est pas obligé, accepte de l'opérer, lui donne confiance dans ses chances de survie.

! La chirurgie esthétique apporte au patient séropositif le même bénéfice psychologique que la reconstruction mammaire chez une femme amputée du sein à la suite d'un cancer. Il s'agit ici d'un réinvestissement narcissique qui l'aide dans son travail de deuil.

Interventions sur les patients séropositifs

On constate actuellement une augmentation des demandes d'intervention chez les patients séropositifs, en particulier en milieu citadin et chez les hommes. Pour ceux-ci, une telle demande reflète des préoccupations narcissiques plus fréquemment exacerbées au sein d'une population homosexuelle ou bisexuelle. Les suites de ces interventions pour lesquelles l'avis des infectiologues et des psychologues était favorable sont identiques à celles des patients non porteurs du virus HIV.

EN CONCLUSION

Tous les candidats à la chirurgie esthétique doivent être l'objet d'un test de recherche du virus HIV. Et une autotransfusion doit être programmée si on pense en avoir besoin. Les patients séropositifs peuvent bénéficier d'un geste de chirurgie esthétique.

L'ANESTHÉSIE

L'anesthésie est un ensemble de techniques qui permet la réalisation d'un acte chirurgical en supprimant la douleur. Il existe deux grands types d'anesthésie : l'anesthésie générale et l'anesthésie locorégionale.
Une anesthésie est toujours pratiquée par un médecin possédant sa qualification de spécialiste en anesthésie réanimation. C'est un praticien hautement qualifié qui fait bénéficier le patient d'un confort et d'une sécurité encore accrus par les avancées technologiques récentes.

ANESTHÉSIE ET CHIRURGIE ESTHÉTIQUE

Le type d'anesthésie sera choisi en fonction de l'intervention prévue, sa nature et sa durée, de l'état de santé et des préférences du patient, du résultat des examens complémentaires prescrits, et enfin des habitudes du chirurgien. Le choix final relève toutefois de la décision et de la responsabilité du médecin anesthésiste, qui pratiquera l'anesthésie et avec lequel le patient aura pu s'entretenir avant l'intervention au cours de la consultation pré-anesthésique. Seule l'anesthésie locale peut être pratiquée par le chirurgien hors la présence du médecin anesthésiste.

L'ANESTHÉSIE LOCALE

Réservée aux interventions de petite étendue, l'anesthésie locale consiste à administrer un produit anesthésiant approprié dans la zone opératoire concernée.
Une anesthésie locale étendue pourra éventuellement bénéficier d'une prémédication plus ou moins poussée libérant le patient de son anxiété. L'administration de l'anesthésie locale peut également être précédée d'une application de gel anesthésiant, ce qui la rend encore plus confortable. La durée d'action de l'anesthésie locale est de 2 à 3 heures.

LA NEUROLEPTANALGÉSIE

Ce mode d'anesthésie consiste à administrer par voie générale des produits sédatifs et anesthésiants. La neuroleptanalgésie est ensuite complétée par une anesthésie locale pratiquée par le chirurgien.
L'intérêt de cette méthode très fine est de supprimer totalement l'anxiété et la perception de la douleur au moment des phases chirurgicales délicates et, notamment, lors de la pratique d'une anesthésie locale complémentaire par le chirurgien. Le patient ne ressent alors aucune douleur et ne garde aucun souvenir ; généralement, il ne perd pas conscience et somnole superficiellement comme dans un sommeil naturel, mais avec toute la surveillance anesthésique habituelle. La ventilation du patient reste spontanée, sans qu'il ait besoin d'assistance respiratoire.

Cette anesthésie rapidement réversible permet au patient de récupérer très vite, en quelques minutes, de prendre une collation et de retourner chez lui accompagné. On parle donc d'anesthésie ou de chirurgie ambulatoires.
Après un laps de temps déterminé par l'anesthésiste, les traitements contre la douleur seront poursuivis par la prise orale de médicaments classiques, comme le paracétamol.
Des recommandations seront faites par l'anesthésiste lors de la sortie du patient, notamment l'interdiction de conduire le jour même un véhicule ou de procéder à des actes décisionnels importants. La prise d'alcool est aussi interdite.

- Il faut prévoir une personne accompagnante pour la sortie, et pour la nuit à domicile.
  En cas de nécessité, vous pourrez joindre téléphoniquement l'équipe soignante.
  Ainsi la neuroleptanalgésie permet de procéder actuellement à de nombreux actes de chirurgie esthétique, mais trouve cependant ses limites pour des interventions plus lourdes.

L'ANESTHÉSIE GÉNÉRALE

L'anesthésie générale est un état comparable au sommeil profond inhibant toute perception de la douleur et tout réflexe. L'anesthésie est produite par l'administration de médicaments, et/ou l'inhalation de vapeurs anesthésiques à l'aide de dispositifs appropriés. Les produits modernes rapidement métabolisés par l'organisme donnent actuellement des réveils plus agréables qu'autrefois, la douleur post-opératoire étant soulagée de façon remarquable par des produits de plus en plus efficaces et de mieux en mieux maîtrisés et supportés.
Les produits utilisés en association et aux doses appropriées sont en général :

— un narcotique ou un gaz ;
— un analgésique de type morphinique, pour supprimer la douleur, certains produits étant mille fois plus puissants que la morphine.

L'ANESTHÉSIE LOCORÉGIONALE

L'anesthésie locorégionale consiste à n'endormir qu'une région déterminée du corps sur laquelle se déroulera l'opération. Son principe est de bloquer les nerfs de cette région par l'administration, à proximité de ceux-ci, d'un produit anesthésiant. La rachi-anesthésie ou l'anesthésie péridurale — anesthésie de la partie inférieure du corps — sont deux formes particulières d'anesthésie locorégionale ayant quelques rares indications en chirurgie plastique. Il est théoriquement possible de les employer pour procéder à des liposculptures des cuisses et du bas abdomen.

LA SURVEILLANCE PENDANT L'ANESTHÉSIE ET AU RÉVEIL

L'anesthésie, quel qu'en soit le type, est pratiquée dans une salle d'opération équipée d'un matériel adéquat, adapté à

chaque patient et vérifié avant chaque utilisation. Tout ce qui entre en contact avec le corps du patient est soit à usage unique, soit désinfecté et stérilisé suivant un protocole réglementaire rigoureux. La surveillance habituelle comporte, outre la tension artérielle continue, l'électrocardiogramme permanent, l'oxymétrie permettant de contrôler en permanence la qualité de l'oxygénation du patient. L'utilisation d'une assistance respiratoire permet, grâce à la remarquable fiabilité du matériel utilisé actuellement, la surveillance constante de la respiration de l'opéré, de toutes les composantes respiratoires, et de tous les gaz circulants qui sont dosés en permanence et automatiquement.
En fin d'intervention, le patient est conduit dans une salle post-interventionnelle équipée des éléments de surveillance déjà cités et pris en charge par un personnel qualifié, pour y être surveillé avant de rejoindre sa chambre ou de quitter l'établissement dans le cas d'une chirurgie ambulatoire.

LA CONSULTATION D'ANESTHÉSIE

Depuis un décret promulgué en 1994, la consultation d'anesthésie est strictement obligatoire et indispensable avant la pratique d'une anesthésie. C'est un examen clinique complet.
Cette consultation programmée avant l'intervention permet à l'anesthésiste de cerner le profil médical du patient. On rassemble ainsi tous les éléments de ses antécédents médicaux et chirurgicaux, ses facteurs de risque, sur les plans cardiovasculaire — hypertension, infarctus —, respiratoire — asthme, tabagisme, bronchite chronique —, allergique, et d'autres pathologies telles le diabète, les maladies rénales et du sang, un ulcère de l'estomac, des problèmes neurologiques, dentaires, et autres. L'anesthésiste demandera les examens qui lui paraîtront nécessaires selon l'intervention et l'état du patient. Dans certains cas, seule une prise de sang sera nécessaire pour vérifier la coagulation.

LE BILAN REQUIS AVANT UNE ANESTHESIE

- Numération formule sanguine plaquettes
- Taux de prothrombine
- Temps de céphaline Kaolin
- Groupe sanguin Rhésus
- Urée
- Glycémie
- Ionogramme sanguin
- HIV
- Sérologie des hépatites A, B ET C
- Electrocardiogramme ou radiographie pulmonaire, en fonction de l'âge

Dans d'autres cas, il sera nécessaire de procéder à des examens de laboratoire plus poussés, de faire pratiquer un électrocardiogramme ou d'autres examens jugés utiles. Selon les cas, les traitements en cours seront poursuivis ou stoppés ou complétés. Les recommandations seront prodiguées au patient, tandis qu'un dossier d'information et un questionnaire lui seront remis.

- Le choix final des techniques utilisées relève de la décision et de la responsabilité du médecin anesthésiste qui pratiquera l'anesthésie et avec qui le patient doit s'entretenir avant l'intervention.

LES RISQUES DE L'ANESTHÉSIE

Tout acte médical, même conduit avec compétence et dans le respect des données acquises de la science comporte un risque.

Les conditions actuelles d'exercice de l'anesthésie permettent le dépistage rapide et le traitement d'éventuelles anomalies.

Elles comportent en outre des règles précises notamment pour la consultation d'anesthésie — laquelle apprécie chaque cas individuel — et pour la surveillance de l'anesthésie elle-même et de la période de réveil.

- Si de rarissimes accidents souvent très médiatisés existent, des centaines de milliers d'anesthésies de tout type sont pratiquées chaque année sans le moindre problème.

PRÉCAUTIONS ET CONSIGNES

- Ne pas fumer durant les 15 jours précédant l'anesthésie. Le tabac fragilise l'organisme.
- Ne pas boire d'alcool durant les 48 heures précédant l'anesthésie. L'alcool peut interférer avec les produits anesthésiques.
- Ne rien boire et ne rien manger au moins 6 heures avant une anesthésie générale.
- Après une intervention en ambulatoire, il faut être accompagné pour rentrer chez soi et prévoir une compagnie à domicile pendant les 24 heures suivant l'intervention.
- Après une anesthésie générale, boire de l'eau dès que possible. Recommencer à s'alimenter progressivement.
- Ne prendre aucun médicament à l'exception de ceux prescrits.

L'INTERVENTION

Pour qu'une intervention connaisse une réussite totale, il faut soigneusement la programmer, et savoir s'y préparer ainsi qu'à ses suites. On n'agira donc pas sur un coup de tête. Après avoir bien mûri son projet avec son chirurgien, on choisira le moment le plus favorable et les conseils pré et post-opératoires qui suivent devraient vous assurer du succès.

AVANT L'INTERVENTION

Programmer l'intervention

Pour choisir le moment idéal pour son intervention chacun tiendra compte de nombreux critères personnels mais voici quelques règles générales.
La première condition est d'être en parfaite santé et en pleine forme.
De manière idéale, on programmera son intervention après les vacances. Mais d'autres choisiront peut-être la période qui les précède, afin de bénéficier d'un temps de repos plus long.
En tout cas, on évitera certainement une période de stress ou de grande fatigue, le lendemain d'un examen ou d'une échéance professionnelle importante, un retour de voyage avec un important décalage horaire. Une fatigue importante ne ferait qu'allonger la durée de convalescence.
Finalement, la meilleure période est celle où l'on a du temps devant soi, et où l'on peut prendre un arrêt de travail. Il n'est jamais urgent de se faire opérer.

Se préparer à l'intervention

Une bonne préparation à l'intervention est un gage de réussite, voici quelques conseils.

- Couchez-vous tôt la veille pour arriver en forme.
- Evitez de fumer les jours précédents.
- Evitez de boire de l'alcool la veille.
- Il n'y a pas de régime alimentaire particulier à suivre, sinon se montrer modéré dans sa façon de s'alimenter.

❒ Conformez-vous aux conseils de l'anesthésiste et ne prenez aucun médicament autre que ceux autorisés durant la semaine précédant l'intervention, en particulier pas d'aspirine.

❒ La prise d'arnica peut être intéressante, car elle diminue parfois l'importance des ecchymoses post-opératoires.

❒ Si par hasard vous rencontriez un petit problème de santé type grippe, fièvre ou éruption cutanée dans la semaine qui précède l'intervention, contactez immédiatement votre chirurgien. Un traitement précocement entrepris permettra de ne pas différer l'intervention.

❒ Restez bien strictement à jeun 6 heures avant toute anesthésie.

❒ Venez à la clinique avec des vêtements adaptés à l'intervention. Des vêtements amples pour une chirurgie de la silhouette, une casquette pour les opérations du cuir chevelu, des lunettes de soleil pour les paupières...

❒ Prenez une douche avec un antiseptique juste avant l'entrée au bloc opératoire. Et, pour une intervention sur le cuir chevelu, faites un shampooing le matin même.

L'ENTOURAGE DU PATIENT

Il est normal que l'entourage du patient essaye de le dissuader de son projet, car c'est une façon de lui réaffirmer qu'il l'aime tel qu'il est. Il est donc fréquent qu'il soit réticent. On pourra éventuellement le mettre en contact avec le chirurgien qui saura bien souvent lui expliquer le sens de la démarche entreprise. Dans les suites opératoires, il est préférable que le patient soit entouré des siens, car une petite phase dépressive qui n'est nullement pathologique peut survenir dans l'attente des résultats.

LE LIEU DE L'INTERVENTION

Les cliniques

La plupart des interventions de chirurgie esthétique sont pratiquées au sein de cliniques. Reconnues comme telles, les cliniques sont des établissement de soins privés et sont donc contrôlées régulièrement par la DRASS, la Direction régionale de l'action sanitaire et sociale, ce qui vous donne l'assurance qu'elles répondent bien à toutes les normes de sécurité. Les cliniques offrent donc des plateaux techniques très satisfaisants.
En effet, même si l'intervention se déroule en ambulatoire sans hospitalisation, il est indispensable qu'elle soit réalisée avec toutes les conditions de sécurité dans des blocs opératoires aux normes et équipés de salles de réveil. Elles présentent souvent de plus des conditions hôtelières qui agrémenteront votre séjour d'un confort particulièrement appréciable.

Les hôpitaux

La chirurgie esthétique est également pratiquée dans quelques services hospitaliers de chirurgie plastique, lesquels attirent certains patients qui imaginent trouver là une solution plus économique. Mais la chirurgie esthétique, même pratiquée en milieu hospitalier, est toujours payante. Et les consultations esthétiques dans les services hospitaliers aboutissent, pour les rendez-vous opératoires, à des listes d'attente avec des délais souvent très longs, qui vont jusqu'à un an voire deux.
De plus, les interventions sont parfois effectuées par un jeune chirurgien en formation, puisque l'une des vocations hospitalières réside dans l'enseignement et la formation des étudiants.
Enfin, la relation patient-chirurgien sera souvent moins personnalisée à l'hôpital qu'en privé : le patient sera pris en charge par une équipe, et non par un praticien privilégié.

Les office surgeries

Les interventions esthétiques sont parfois réalisées dans des ministructures chirurgicales appelées *office surgeries*.

Si certains offrent effectivement des conditions satisfaisantes, ils sont rares ! Pas plus d'une dizaine en France actuellement. Beaucoup de praticiens, souvent non titulaires de la compétence en chirurgie plastique réparatrice et esthétique — ce qui peut leur interdire de travailler en clinique —, officient dans des structures sous-équipées. Il est souvent difficile pour le public de faire la différence avec des office surgery valables.

APRÈS L'INTERVENTION

Si le chirurgien a bien expliqué en détail à son patient les suites de son intervention, il ne devrait pas avoir de surprise.

Les suites de l'intervention

Les suites opératoires sont décrites dans l'ouvrage à la suite de chaque intervention.

D'une façon générale, les suites immédiates sont marquées par une gêne relative plus que par des douleurs qu'il ne faut pas craindre. On dispose en effet aujourd'hui d'antalgiques puissants qui aident l'opéré à dépasser cet inconfort immédiat. Par ailleurs, un œdème, et des ecchymoses peuvent survenir sur la zone opérée.

L'ARRÊT DE TRAVAIL

La Sécurité sociale ne prend pas en charge l'arrêt de travail relatif à une intervention de chirurgie esthétique pure.

A la sortie de clinique, il faut suivre les indications données par le chirurgien. Selon leur caractère, certains préféreront rester chez eux, à lire, à vaquer à de tranquilles occupations...

D'autres voudront avoir une vie plus sociale, rencontrer des amis, de la famille. Mais l'essentiel est d'abord de bien se reposer. Dans les jours suivant l'intervention, le résultat n'est pas encore appréciable et une certaine angoisse peut se manifester dans l'attente du résultat.

Si des manifestations anormales apparaissent ou inquiètent l'opéré, il doit impérativement contacter rapidement son chirurgien, son anesthésiste, ou la clinique : il s'agit sans doute d'un simple aléa, mais, dans tous les cas, on pourra en minimiser les conséquences en agissant sans retard.

LE DRAINAGE LYMPHATIQUE

Pour accélérer les suites de certaines interventions, on a recours au drainage lymphatique, une méthode de massage qui favorise la circulation lymphatique. Très efficace, cette méthode doit être pratiquée manuellement par des kinésithérapeutes ou des esthéticiennes qui ont suivi une formation particulière. La lymphe circule dans tout le corps au travers d'un réseau lymphatique . Son rôle consiste entre autres à véhiculer les déchets de l'organisme.

Les indications

En améliorant la circulation de la lymphe, le drainage manuel trouve son intérêt dans certaines opérations ayant occasionné un œdème important. Ainsi, le drainage lymphatique est très utile après une liposculpture et aussi après un lifting, car il aide à chasser l'œdème plus rapidement. Il diminue les phénomènes inflammatoires post-opératoires. Il accélère donc le délai d'obtention des résultats.

Le protocole

Il faut généralement attendre deux semaines après l'intervention pour commencer les séances de drainage.

Le déroulement

Le patient est allongé sur une table de massage. Avant de commencer le traitement de la zone intéressée, le praticien vide les réservoirs lymphatiques en les comprimant, puis ses doigts exercent sur la zone concernée une pression douce qui accélère la circulation lymphatique. Il est à noter que le drainage favorise la diurèse. Le patient ressent généralement une forte envie d'uriner en fin de séance.

La durée de la séance

— De 45 minutes à 1 heure.

Le nombre et le rythme des séances

— De 2 à 3 fois par semaine, pendant 3 à 4 semaines.

Le coût de la séance

— De 150 à 300 francs.

Conseils post-opératoires

- Abstenez-vous de boire de l'alcool et de fumer.
- Ne prenez que les médicaments prescrits, mais jamais d'aspirine pendant 10 jours encore.
- Vous pouvez rapidement faire un shampooing, même après une intervention sur le cuir chevelu.
- Vous pouvez prendre une douche. Des films adhésifs, transparents et occlusifs appliqués sur les sutures permettent de se doucher ou de prendre un bain avant complète cicatrisation.
- Les ecchymoses seront masquées sur le corps par l'habillement, et sur le visage par des correcteurs de teint.
- Il est interdit d'exposer la cicatrice au soleil, et, en été, la chirurgie de la face impose de porter des lunettes de soleil, un chapeau, et de mettre de l'écran total.
- Reprenez le sport après un laps de temps plus ou moins long, en fonction de l'intervention subie et de la discipline que vous pratiquez.
- Faites-vous suivre par votre chirurgien même après une complète cicatrisation. Personnellement, j'ai l'habitude de revoir mes patients au moins pendant un an .

Complications et aléas

Tout acte chirurgical peut se compliquer. Il faut tout faire pour l'éviter, notamment par le choix du chirurgien et le respect des consignes opératoires. Cependant, il existe un taux incompressible de complications qui constituent un désagrément ou prolongent les suites sans nécessairement grever le résultat final. Les complications spécifiques à chaque intervention seront décrites dans le chapitre correspondant. Ici ne seront exposées que celles qui sont communes à toutes les interventions.

• **Les complications anesthésiques.** Elles sont exceptionnelles, particulièrement en matière de chirurgie esthétique, car on peut, contrairement aux autres spécialités chirurgicales, récuser les patients qui présentent un terrain déficient.

• **Les complications générales.** Elles sont, elles aussi, exceptionnelles. Elles sont plutôt liées à un terrain défectueux, mais elles seront minimisées par un bilan pré-opératoire soigneux et une approche rigoureuse.

• **Les complications locales**

▶ **Immédiates.** Elles sont essentiellement représentées par les complications hémorragiques ou infectieuses. Les complications hémorragiques, à type d'hématome post-opératoire, différent des ecchymoses qui sont normales et pourront très rarement nécessiter une évacuation. Les complications infectieuses sont généralement prévenues par une antibiothérapie prophylactique. Leur survenue nécessiterait un réajustement du traitement.

▶ **Secondaires.** Elles sont de deux types : les complications cicatricielles, qui sont développées au chapitre de la cicatrisation, et les mauvais résultats esthétiques.

Les petites imperfections de résultats qui surviennent particulièrement pour certaines interventions, comme les rhinoplasties, feront l'objet d'une retouche secondaire. Une petite asymétrie de résultat dans une liposculpture, la persistance d'un minime bourrelet, tous ces petits défauts sont aisément corrigés et rapidement oubliés.

Les vrais mauvais résultats sont ceux que même une intervention secondaire ne pourra améliorer. Le choix rigoureux du chirurgien devrait les rendre exceptionnels (voir ci-après).

Cette énumération peut sembler alarmante, mais il faut savoir que les complications sont rares, et que l'immense majorité des interventions de chirurgie esthétique se passe bien.

LES RÉSULTATS

La plupart des interventions donnent d'excellents résultats. Si la réussite d'une intervention dépend bien entendu de la compétence et de la dextérité du praticien, la motivation du patient en est une des conditions impératives. Il faut savoir cependant qu'un résultat n'est pas jugé de la même façon par un patient et par un chirurgien esthétique. Souvent, le patient oublie son allure pré-opératoire. Les photos prises avant l'intervention sont un bon moyen de juger objectivement du résultat. Quand les résultats sont conformes à l'attente du patient, ce qui est la règle, il est fréquent de le voir modifier son look. Il se sent un nouvel homme et souhaite une autre vie. D'autres patients qui veulent rester discrets sur leur intervention modifient leur coiffure, un détail, juste pour détourner l'attention.

Toutefois, les résultats d'une intervention ne sont pas immédiatement appréciables. Dans la plupart des cas, il faut savoir attendre et faire preuve de patience. Si l'amélioration est très vite perceptible, le résultat d'un lifting n'est définitif qu'au bout de 6 mois, celui d'une liposculpture entre 1 et 4 mois, lorsque l'œdème aura fondu, et celui d'une rhinoplastie entre 6 mois et un an.
Quant aux cicatrices, l'opéré doit être patient, car elles peuvent rester inflammatoires au cours de la première année. Leur aspect ne pourra être apprécié qu'après un an.

! Pour une même intervention, la date d'appréciation des résultats est différente de celle de l'appréciation des cicatrices, pour lesquelles il faut compter une année.

Un patient peut malgré tout être insatisfait des résultats obtenus. Plusieurs cas peuvent se présenter.
S'il s'agit d'une déception légère, car le résultat n'atteint pas ce qu'on attendait de l'intervention, mieux vaut retourner voir son chirurgien. Une explication permettra sans doute de mieux faire le point et le praticien proposera peut être une retouche.
Si, par contre, on estime être victime d'une complication grave et irréparable, il est sans doute souhaitable d'avoir la « version »

du chirurgien avant d'aller faire le tour des autres chirurgiens, ou d'aller voir un avocat pour entamer une procédure judiciaire.
En fait, les mauvais résultats esthétiques sont de deux ordres. Les petites imperfections techniques peuvent être réparées moyennant une réintervention, qui aura souvent lieu en ambulatoire et sous anesthésie locale. Les complications plus importantes ne peuvent que difficilement être réparées. Ces dernières sont heureusement fort rares et devraient l'être encore plus si on s'adresse à des chirurgiens compétents.

Les retouches

Il est très souvent possible d'effectuer des retouches. Mais cela ne signifie pas que l'intervention a échoué.
Ainsi, une reprise de cicatrice pourra être utile. De même, une liposculpture pourra être retouchée et aboutir à un résultat inespéré en une seule fois, car l'élasticité cutanée se sera révélée très bonne autorisant une aspiration plus importante.
La décision d'effectuer une retouche ne devra jamais être précipitée. Par exemple, on estime que, pour un nez, il faut attendre un an dans la plupart des cas.

La pérennité des résultats

La plupart des interventions ont des résultats stables et durables à long terme. Mais cela n'exclut pas que le patient doive continuer à s'entretenir en menant une vie saine et active.
Le tabagisme et l'alcool n'aident pas la cicatrisation et affectent l'élasticité de la peau.
Dans tous les cas de liposculpture le résultat ne sera durable que si le patient maintient son poids de forme. Une liposculpture n'est pas une cure d'amaigrissement, et une alimentation variée et équilibrée sera le garant de la perennité des effets spectaculaires de l'intervention.
De la même façon, les interventions de rajeunissement n'enrayent pas la poursuite du vieillissement.

LA CICATRISATION

La cicatrisation est un phénomène qui est différemment perçu par l'opéré ou par le chirurgien. Pour l'opéré, la cicatrisation est le reflet de la guérison. Mais dans l'esprit du chirurgien, cette étape est le début d'un long processus de maturation de la cicatrice qui évoluera sur une année au minimum. C'est dire que la qualité d'une cicatrice ne peut être évaluée qu'à partir de cette date.

Schéma de la cicatrisation normale
Une fois effectuée la suture de l'incision, commence le long processus de cicatrisation.

- Une plaie qui a été suturée, c'est-à-dire dont les berges ont été rapprochées, cicatrise environ en 10 jours. Les berges sont réunies par une prolifération conjonctive solide et la continuité épidermique est rétablie.

- Lors de l'ablation des fils, la cicatrice est généralement d'aspect satisfaisant et le reste pendant environ un mois.

- Puis débute la phase inflammatoire de la cicatrisation, qui s'étend jusqu'au 3e mois. La cicatrice s'épaissit, devient rouge et boursouflée, et parfois même occasionne des démangeaisons. Cette période est très inquiétante pour le patient qui croit alors à une dégradation de sa cicatrice. Il doit donc être averti du caractère transitoire mais normal de ces phénomènes.

- A partir du quatrième mois, ces phénomènes s'apaisent et la qualité de la cicatrice s'améliore considérablement au cours de la première année.

- La cicatrice finale est donc appréciée à un an. Elle est souvent discrète. Et le temps viendra encore l'améliorer, si bien qu'elle se fait oublier.
  Mais parfois, malgré tout le soin apporté à la réalisation et à la surveillance de la cicatrice, la rançon cicatricielle reste importante car nous ne maîtrisons pas totalement la cicatrisation.

Les facteurs de la cicatrisation

A défaut de maîtriser le processus cicatriciel, on en connaît les facteurs qu'il faudra soigneusement contrôler.

Les facteurs extrinsèques donc contrôlables

- Le tabac, en détruisant la micro-circulation capillaire de la peau, retarde la cicatrisation et peut même être responsable de nécrose. Il est donc conseillé de cesser ou de diminuer sa consommation tabagique avant et juste après une intervention.

- Le soleil pigmente les cicatrices récentes. Mais, contrairement au bronzage qui est transitoire, la pigmentation cicatricielle risque bien d'être définitive. L'éviction solaire est recommandée. Sinon, un écran total doit être appliqué sur toute cicatrice pendant au moins un an.

Les facteurs intrinsèques

- Certaines régions du corps cicatrisent moins bien que d'autres. Sur la face, les paupières cicatrisent très bien, car la peau est fine, alors que la région située derrière l'oreille occasionne parfois des cicatrices hypertrophiques. Sur le corps, la région de l'épaule et celle située en regard du sternum, occasionnent parfois des cicatrices inesthétiques.

- L'âge. Les personnes âgées cicatrisent souvent très bien, alors que les enfants font des cicatrices trop épaisses.

- La peau. On sait que les peaux noires ou métis sont sujettes à des cicatrices hypertrophiques ou chéloïdes (qui présentent, au-delà d'un an, une hypertrophie). Mais les patients à peau claire peuvent aussi former ce type de cicatrices. C'est la raison pour laquelle le chirurgien esthétique examine toujours les cicatrices de son futur opéré, s'il en a, afin d'essayer d'évaluer son potentiel cicatriciel, tout en sachant que l'on peut très bien cicatriser à un endroit et très mal à un autre.

Les cicatrices pathologiques ou « vicieuses »

• **Les cicatrices hypertrophiques.** Dans certains cas, la phase cicatricielle inflammatoire se prolonge au-delà des délais normaux. On parle alors de cicatrice hypertrophique. Elle reste rouge, boursouflée, prurigineuse, au-delà de 3 mois. Divers traitements peuvent être entrepris qui calment cette exubérance.

• **Les cicatrices chéloïdes.** Si au bout d'un an ces phénomènes ne se sont pas amendés, il s'agit d'une cicatrice chéloïde, rouge et indurée. Le traitement en est difficile, car c'est la façon de cicatriser du patient lui-même qui en est la cause

L'amélioration des cicatrices « vicieuses »

Il n'existe pas de médication miracle pour traiter une cicatrisation « vicieuse », mais on connaît de nombreux moyens efficaces.

- Les massages cicatriciels, parfois sous forme de palper-rouler avec application locale de pommade, ont un effet très favorable.

- L'application de crèmes corticoïdes pourra renforcer l'effet des massages.

- Le port de plaques de silicone sur une cicatrice qui devient boursouflée contribuera efficacement à son aplanissement.

- Les infiltrations de corticoïdes dans la cicatrice sont particulièrement efficaces, surtout sur une cicatrice jeune.

! Tous les traitements d'amélioration des cicatrices « vicieuses » sont d'autant plus efficaces qu'ils sont entrepris précocement sur une cicatrice jeune.

- La reprise cicatricielle reste donc parfois la solution, et elle peut être pratiquée si elle permet de mettre en œuvre précocement des traitements adjuvants précites.

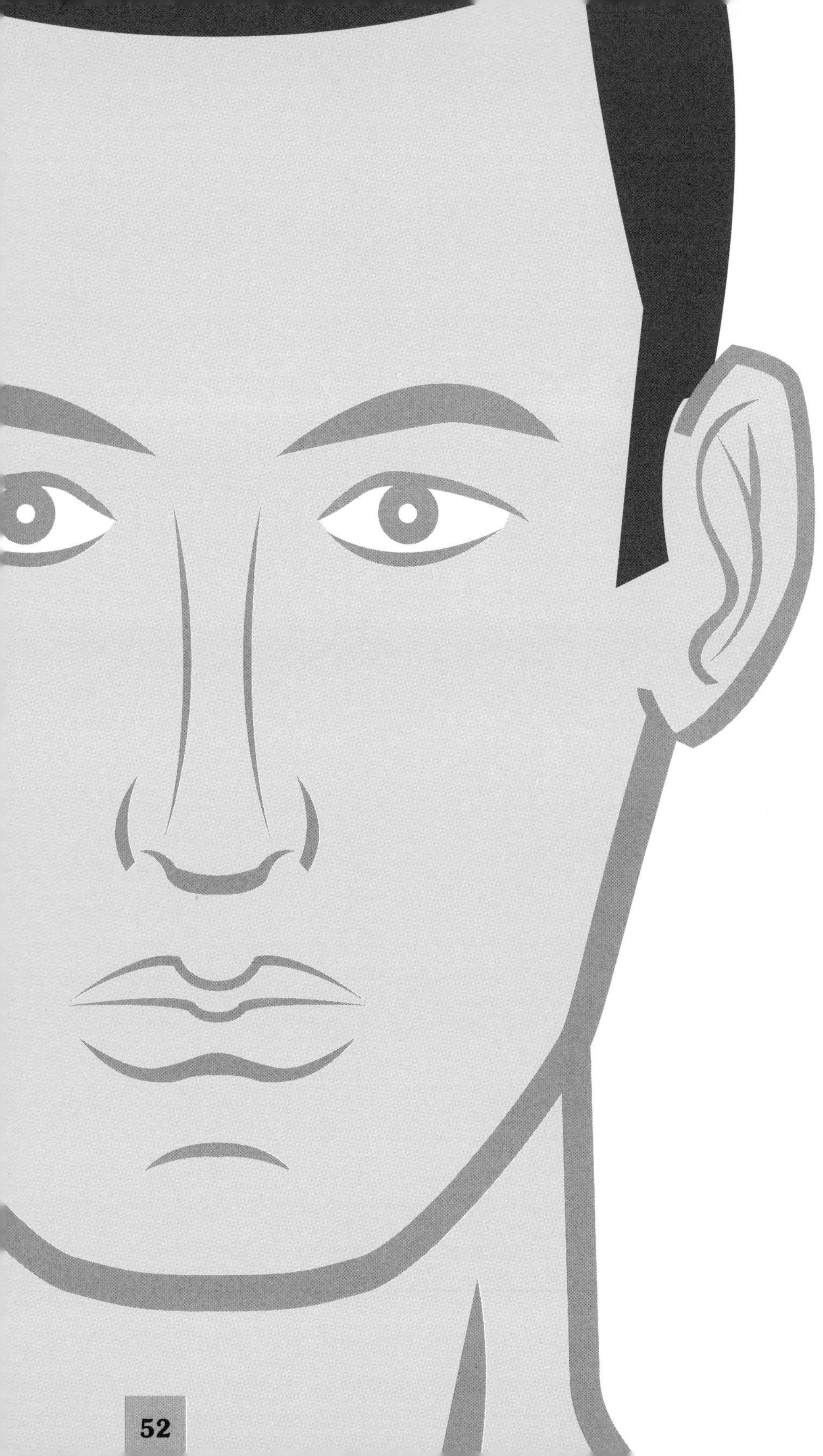

Le

visage

LE NEZ

Chaque année en France, 5 000 hommes se font refaire le nez ! Ils ne souhaitent pas avoir un beau nez, ils veulent seulement qu'il ne se remarque pas. Et on ne voit parfois que lui, bien exposé au regard des autres, impossible à dissimuler. Et s'il est par trop dysharmonieux, on le remodèle, qu'il ait l'air naturel et, surtout, qu'il se fasse oublier, dans un visage qui trouve enfin son équilibre.

En France, il se pratique quelque 15 000 rhinoplasties par an dont 5 000 concernent les hommes. Et un tiers des interventions pratiquées sur le visage de l'homme sont des rhinoplasties. C'est dire l'importance du nez dans l'équilibre d'un visage. La plupart des disgrâces qui affectent le nez peuvent être corrigées, qu'elles soient apparues à la puberté ou qu'il s'agisse de défauts résultant d'un traumatisme.
Il n'y a pas de nez idéal ou de beau nez, seulement des nez harmonieux qui s'intègrent bien dans un visage. C'est ce qu'il faudra bien définir avec le chirurgien, au cours des consultations pré-opératoires, en précisant la modification souhaitée et le résultat attendu, afin que le nez corrigé paraisse naturel.

LES INDICATIONS

La rhinoplastie est une intervention très ancienne. On raconte qu'en Inde, quelques centaines d'années avant notre ère, elle était déjà pratiquée... par des potiers, qui réparaient le nez amputé des femmes adultérines. De nos jours la rhinoplastie esthétique intéresse tous ceux dont les traits du visage souffrent d'un déséquilibre en raison des proportions de leur nez.

A qui s'adresse cette intervention ?

- A tous ceux qui souffrent de l'apparence de leur nez et de ses défauts, quel que soit leur âge. Il n'y a pas d'âge idéal pour bénéficier d'une rhinoplastie. Mais l'intervention ne sera pas la même à 20 ans ou à 60, âge auquel on pratique une chirurgie plus « conservatrice ».

- Tantôt aux sujets jeunes, car la transformation du nez, qui a lieu à la puberté, a fait apparaître des proportions disgracieuses. L'adolescent vit souvent très mal cette transformation, et il arrive même qu'il « focalise » tous ses maux sur ce nez. On attendra cependant que le visage ait atteint ses proportions définitives, entre 16 et 18 ans, pour envisager une intervention.

- Tantôt aux hommes d'âge mûr. Après 40 ans, on pratiquera des corrections de moindre ampleur car des modifications trop importantes pourraient être mal perçues par l'entourage.

- Certaines rhinoplasties corrigent les séquelles d'un traumatisme avec fracture nasale, qui laisse des déformations de l'arête nasale et une gêne respiratoire par déviation de la cloison nasale.

- Africains et Asiatiques désirent parfois corriger certaines caractéristiques ethniques, comme un nez épaté ou trop peu projeté.

LA RHINOPLASTIE CORRIGE

La racine ou angle nasofrontal
trop creusé ou insuffisamment dessiné (nez grec semblant en continuité avec le front).

Les problèmes respiratoires
obstruction nasale ou sifflement.

L'arête
parfois déviée (visible de face), ou accusant une bosse, ou un effondrement du dos du nez.

La pointe
tombante ou trop relevée (nez en trompette), hyperprojetée (nez de Pinocchio), trop large (visible de face) ou, inversement, pincée (visible de face).

La columelle
(portion séparant les deux narines) pendante, rentrante ou déviée.

Les narines et les ailes du nez

L'angle nasolabial

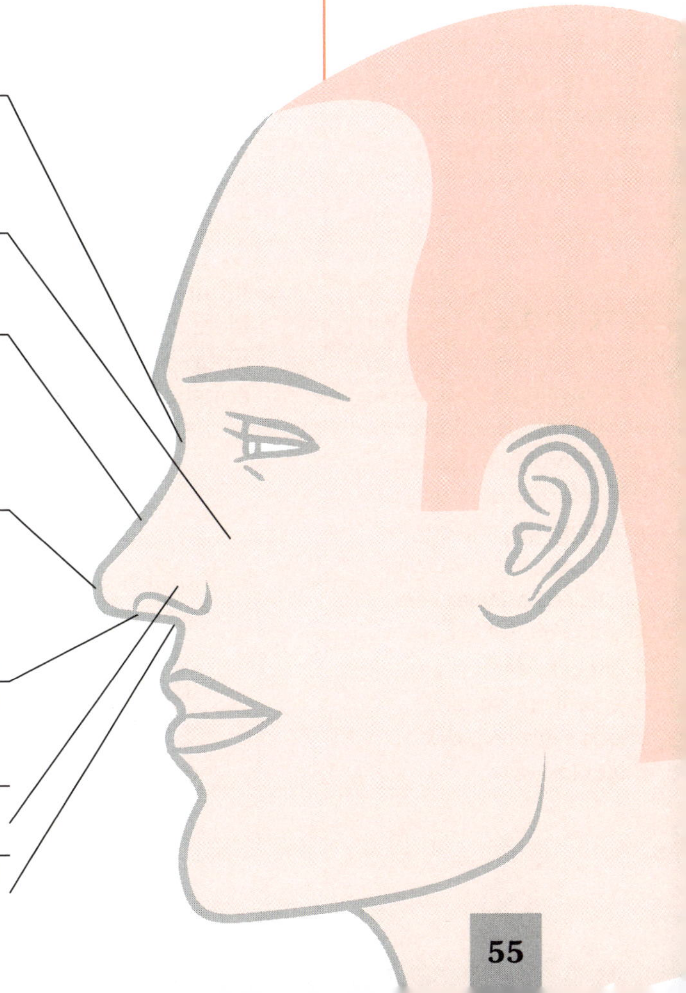

ATTENTION !

Non ! On ne peut pas apporter la photographie de telle ou telle personnalité et demander au chirurgien de modifier son nez en conséquence. Aucun chirurgien n'acceptera d'accéder à ce caprice. Outre le caractère farfelu, pour ne pas dire pathologique, d'une telle demande, il y aurait un trop grand risque de déséquilibrer le visage, et les résultats ne correspondraient jamais à l'attente du candidat.

ATTENTION !

Il est inutile de s'adresser à un chirurgien plasticien qui ne pratique que des rhinoplasties ou à un oto-rhino-laryngologiste. La plupart des chirurgiens plasticiens orientés vers la chirurgie esthétique pratiquent des interventions variées et pas seulement des rhinoplasties.

Ce qu'on peut en attendre

- La rhinoplastie est une intervention très valorisante. Elle ne laisse aucune cicatrice et est indécelable par les autres.

! La correction est définitive, son impact psychologique est particulièrement important, notamment chez l'adolescent qui retrouve confiance en lui.

LA CONSULTATION

Première consultation

Le patient expose les défauts qu'il perçoit sur son nez ainsi que les motivations qui le poussent à demander une rhinoplastie.
Le chirurgien examine le nez de face, de profil, et même les deux profils, qui sont presque toujours dissymétriques, et apprécie l'équilibre global de la face. Il termine par un examen endonasal, pour évaluer la rectitude de la cloison nasale.
Il demande ensuite au patient de faire prendre par un professionnel des photographies en noir et blanc, grandeur nature, sur papier, en incidences de face, des deux profils, deux de 3/4, et une incidence basale.
Il fait prendre conscience au candidat qu'il n'existe pas de nez idéal. Qu'un nez donné convient à un visage donné.
Enfin le chirurgien appréciera la qualité de la motivation qui constitue le meilleur garant de la réussite de l'intervention.

Les dimensions globales du nez

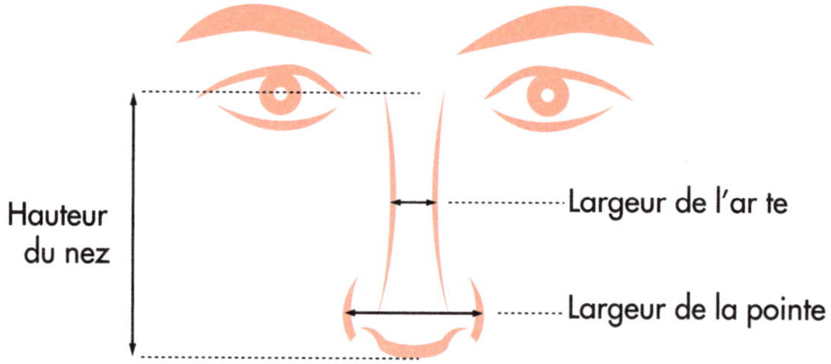

Deuxième consultation
Le chirurgien examine les photos et y trace des retouches. Il propose alors au patient une rhinoplastie personnalisée. Ce travail peut également s'effectuer à l'ordinateur.
Le chirurgien présente au patient un miroir inversant pour qu'il se voie tel qu'il est. Ce type de miroir pourra ainsi mettre en évidence une éventuelle asymétrie souvent passée inaperçue du patient.

! Les photographies retouchées ne donnent qu'une idée approximative du résultat. Elles n'assurent aucunement que la réalité sera tout à fait identique.

LE MIROIR INVERSANT

Un miroir ne donne pas un reflet exact de notre visage. Notre image, que nous découvrons dans un miroir, n'est pas celle que les autres reçoivent. Ce qu'ils voient, c'est une image inversée, comme sur une photo. N'avez-vous jamais remarqué que vous êtes très différent selon que vous vous regardez dans un miroir ou sur une photo ? Si oui, votre visage est sans doute asymétrique. Ainsi, le miroir inversant restitue notre image « réelle », celle que les autres perçoivent. Ce qui entraîne bien des surprises chez celui qui se découvre ainsi. Mais laquelle des deux images, d'ailleurs, est réelle ? Et de toute façon la symétrie n'existe pas dans la nature.

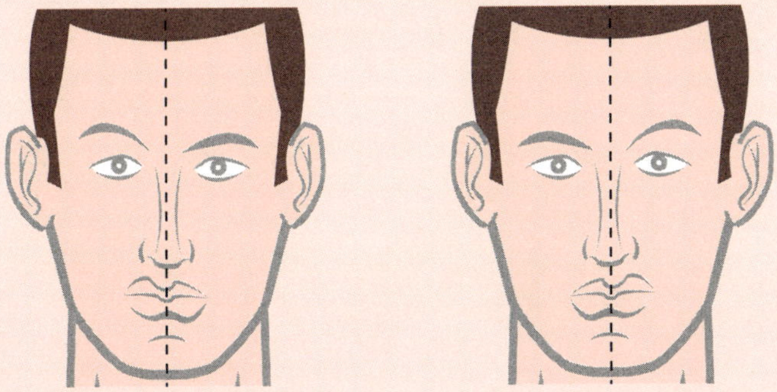

Avec miroir normal — Avec miroir inversant

L'ORDINATEUR

Utilisé par certains chirurgiens pour préfigurer les résultats, la retouche photographique par palette graphique sur ordinateur offre une idée plus flatteuse que le travail de retouche sur photos. Mais il faut se souvenir que c'est un chirurgien qui tiendra le bistouri et que l'ordinateur n'apportera rien de plus.

VRAI !

La Sécurité sociale ne prend pas en charge l'intégralité des frais de l'opération même si l'on corrige une déviation de la cloison nasale lors d'une rhinoplastie.

Le coût

Il est fonction de l'importance du geste, selon qu'il s'agit d'une rhinoplastie totale ou d'une simple rhinoplastie de pointe. Il dépend aussi du type d'anesthésie et de la nécessité ou non d'un séjour en clinique.

— De 8 000 à 25 000 francs.

La prise en charge

— La Sécurité sociale peut prendre partiellement en charge l'intervention dans le cas d'une déviation nasale.

L'arrêt de travail

— Environ 10 jours, la durée de port du plâtre, s'il y a lieu. Mais, dans le cas d'une activité professionnelle ne nécessitant pas de contact avec le public, la reprise du travail peut s'effectuer après 48 heures. A l'ablation du plâtre, les ecchymoses peuvent encore être visibles et pourront être masquées par un correcteur de teint.

LE MASSIF NASAL

Le nez est constitué d'un squelette ostéocartilagineux responsable de sa morphologie. Ce squelette est tapissé de tissus mous, la peau à l'extérieur et la muqueuse à l'intérieur.

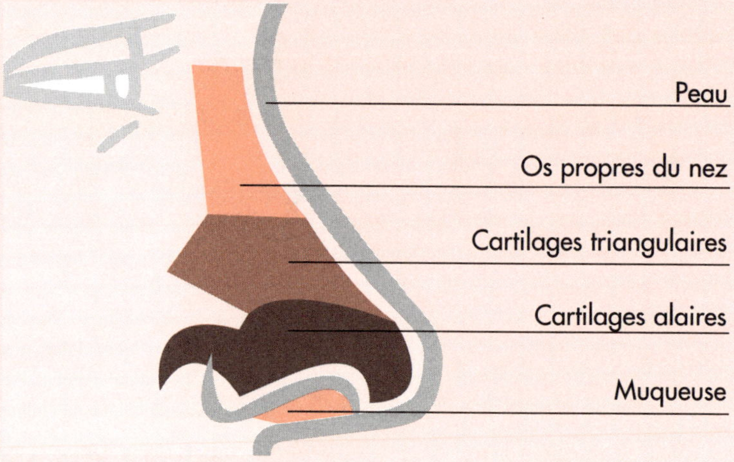

L'INTERVENTION

L'intervention type est une rhinoplastie au cours de laquelle le chirurgien intervient sur l'arête et la pointe.

Les précautions pré-opératoires

Le patient peut conserver sa barbe, mais mieux vaut raser la moustache. Elle repoussera très vite. Bien souvent, le patient n'en aura plus envie, car elle est fréquemment utilisée pour masquer un nez inesthétique.
Un nettoyage de peau fait par une esthéticienne est intéressant pour éliminer, s'il y a lieu, les comédons.
Si le patient porte des lunettes, il doit se munir de lentilles ou de lunettes sans appui nasal.

Le déroulement

- **L'anesthésie.** En fonction de l'importance de l'intervention et des gestes éventuellement associés, l'intervention se déroule sous anesthésie générale, neuroleptanalgésie, ou anesthésie locale.
- **Les gestes.** Les incisions sont endonasales ou intranarinaires, c'est-à-dire cachées à l'intérieur du nez. Elles ne laissent donc pas de cicatrice extérieure.
  Le chirurgien isole le squelette ostéocartilagineux qui est libéré de ses attaches, avec la peau à l'extérieur et la muqueuse à l'intérieur. La charpente ostéocartilagineuse peut alors être remodelée.
  Il régularise l'arête nasale par râpage ou ostéotomie de la bosse et ostéotomies latérales. Ces gestes visent à modifier le profil nasal.
  Il redresse la cloison nasale, s'il y a lieu.
  Il remodèle la pointe du nez grâce à un travail très minutieux sur les cartilages. Il redrape la peau et la muqueuse sur la nouvelle base osseuse et cartilagineuse.
- **Le pansement.** Ce nouvel édifice est consolidé par une contention efficace faite de mèches grasses endonasales assurant une contention interne et de stéristrips — des bandelettes adhésives — et d'un plâtre pour la contention externe.

ATTENTION !

Ne pas prendre d'aspirine avant et 15 jours après l'intervention. Elle favorise le saignement.

LES PLUS TECHNIQUES

• La voie externe de Réty
Il s'agit d'une incision pratiquée sur la peau de la columelle permettant d'intervenir sur des nez difficiles, ou multi-opérés. La cicatrice qui en résulte est très discrète.

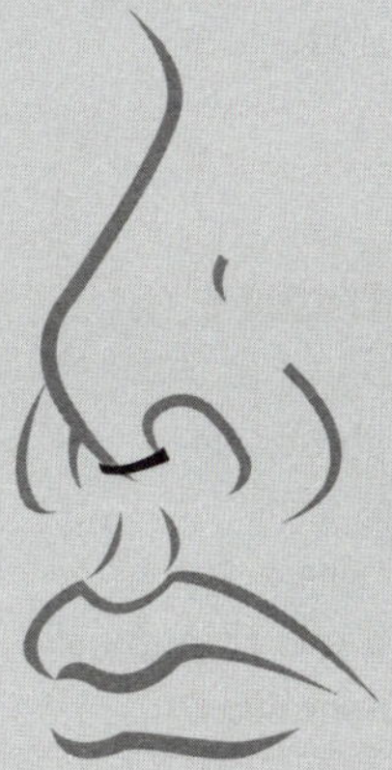

La voie externe de Réty

• La lumière froide permet d'éclairer l'intérieur du nez.

FAUX !

« Un chirurgien fait toujours le même nez. » C'était vrai autrefois, car tout le monde souhaitait le même type de nez. De plus, les techniques étaient alors assez standardisées. Aujourd'hui, on respecte la spécificité de chaque visage, et la rhinoplastie est « personnalisée » à la carte. Cela est devenu possible grâce au large éventail de techniques dont nous disposons, et particulièrement grâce aux greffons cartilagineux de réinclusion.

ATTENTION !

Les prothèses en silicones sont à proscrire dans le cas d'une rhinoplastie d'augmentation.

La durée de l'intervention

— Elle varie entre 1 et 2 heures selon les modifications à apporter et les éventuels gestes associés.

Le séjour en clinique

— La durée du séjour n'est en général que de 24 heures.

— L'intervention peut même s'effectuer en ambulatoire, c'est-à-dire dans la journée, pour une rhinoplastie de pointe.

Les Variantes de l'intervention type

■ Rhinoplastie de pointe

Une pointe trop forte, naturellement ou à la suite de traumatismes répétés, comme chez les sportifs, nécessitera une modification isolée, sans retouche du squelette osseux, qui détermine la ligne de profil.

Il s'agit donc d'une rhinoplastie partielle.

■ Rhinoplastie d'augmentation

Le nez peut être ensellé, ce qui signifie que l'arête est creusée, ou insuffisamment projetée. Il est nécessaire alors de recourir à des greffes cartilagineuses, voire à une greffe osseuse.

Des greffons cartilagineux seront facilement obtenus à partir de résections limitées de cartilage de la pointe du nez, de la cloison nasale ou du cartilage de l'oreille.

Souvent, à la fin de leur carrière, les sportifs, boxeurs, rugbymen ou karatékas, qui ont eu le nez écrasé, se font faire une rhinoplastie d'augmentation avec une greffe osseuse.

■ Remodelage des narines

On a recours à cette intervention pour corriger ce que l'on appelle des nez ethniques, dont les narines peuvent être épatées, ce qui est souvent le cas chez les Africains ou les Asiatiques.

Un nez africain peut être remodelé par réduction narinaire uniquement.

Un nez asiatique peut également faire l'objet d'une réduction narinaire, mais celle-ci est souvent accompagnée d'une projection d'arête et de pointe.

LA PROFILOPLASTIE

Il s'agit d'une intervention dans laquelle le chirurgien est amené à retoucher à la fois le nez et le menton, simultanément ou en deux temps.

À qui s'adresse cette intervention ?
Elle concerne des patients qui présentent un déséquilibre du profil tel qu'une intervention ne corrigeant que le nez ou le menton n'aboutirait pas à un résultat esthétiquement correct. Ce déséquilibre apparaît d'une façon évidente, le plus souvent sur les photos partiellements retouchées.

Une ou deux interventions ?
Dans ces cas, contrairement aux idées reçues, il vaut mieux procéder à une petite correction sur le nez et le menton plutôt que de bénéficier d'une rhinoplastie isolée. Si le patient hésite, le chirurgien lui proposera d'effectuer l'intervention en deux temps. Toutefois, il est impératif que la décision soit prise de façon ferme, car la première intervention sera faite en fonction de la correction à apporter lors d'un deuxième temps opératoire.

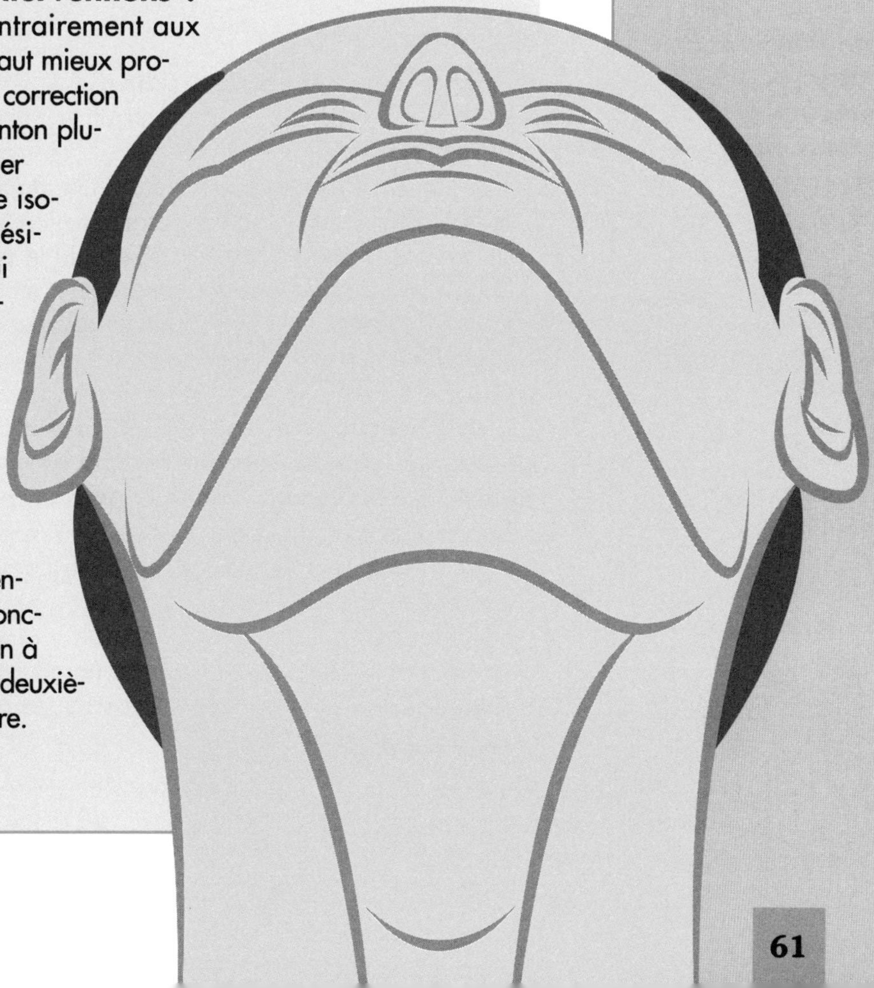

FAIRE

Les deux premiers jours
S'installer en position assise dans le lit, adossé à des oreillers

Boire la nuit pour apaiser la sécheresse provoquée par la respiration buccale

Manger légèrement, de préférence des aliments froids.

À l'ablation du plâtre
Appliquer un correcteur de teint pour masquer les ecchymoses.

LES SUITES OPÉRATOIRES

La convalescence dépend de l'âge du patient, de sa forme physique et de l'intervention pratiquée.

Immédiates

- L'aspect du visage, œdémateux, est impressionnant. La lèvre supérieure et les paupières sont bouffies. Les joues et les paupières inférieures sont marquées d'ecchymoses.
- Le patient est obligé de respirer par la bouche pendant plusieurs jours, car le nez est obstrué par des mèches.

! Les améliorations sont rapides et spectaculaires. Les ecchymoses disparaissent en 8 jours.

- On procède à l'ablation des mèches dans les 3 à 6 jours suivant l'intervention. Le patient a la sensation d'être fortement enrhumé. On facilite sa respiration par instillation d'huile goménolée.
- A l'aide de bâtonnets, on élimine les croûtes internes entre le huitième et le quinzième jour.
- Dans le même laps de temps, les fils se résorbent.
- Le plâtre est retiré entre le huitième et le douzième jour. Mais il vaut mieux le remettre pour la nuit pendant une quinzaine de jours encore.

! Le nez est montrable dès l'ablation du plâtre ; sa pointe est exagérément relevée, mais après quelques jours, l'intervention devient indécelable.

Secondaires

- La gêne respiratoire persiste pendant quelques semaines.
- Au bout de 3 semaines, on a un bon aperçu du résultat final mais le nez reste gonflé à la racine et sur les côtés. Il est engourdi et insensible.

❒ Le gonflement est visible assez longtemps, mais il n'est habituellement perceptible que par le chirurgien et l'opéré.
C'est la pointe qui est la plus longue à dégonfler, elle peut rester œdématiée durant un an si la peau est grasse et épaisse.

! Le résultat définitif est atteint au bout de 6 mois à un an. La modification est alors invisible.

Complications et aléas

❒ Les mauvais résultats esthétiques peuvent résulter d'une imperfection technique ou d'un aléa de cicatrisation.
En effet, une rhinoplastie met en jeu cinq types de tissus : peau, graisse, muqueuse, cartilage et os. Or certaines réactions tissulaires sont difficilement prévisibles. C'est ce qui explique que la rhinoplastie soit l'intervention esthétique la plus sujette aux retouches. Elles sont bénignes, mais elles concernent toutefois 5 à 10 % des cas.
❒ Une persistance minime du défaut initial par insuffisance de correction ou à l'inverse un excès de correction.
❒ Une asymétrie insuffisamment corrigée.
❒ Une petite gêne respiratoire.
❒ De minimes irrégularités de l'arête.
❒ Une insatisfaction de l'opéré, qui est parfois déçu, car le résultat n'est pas conforme à son attente, d'où l'importance du « contrat de soins ».

! La plupart des irrégularités et des déformations résiduelles d'une rhinoplastie sont faciles à corriger.

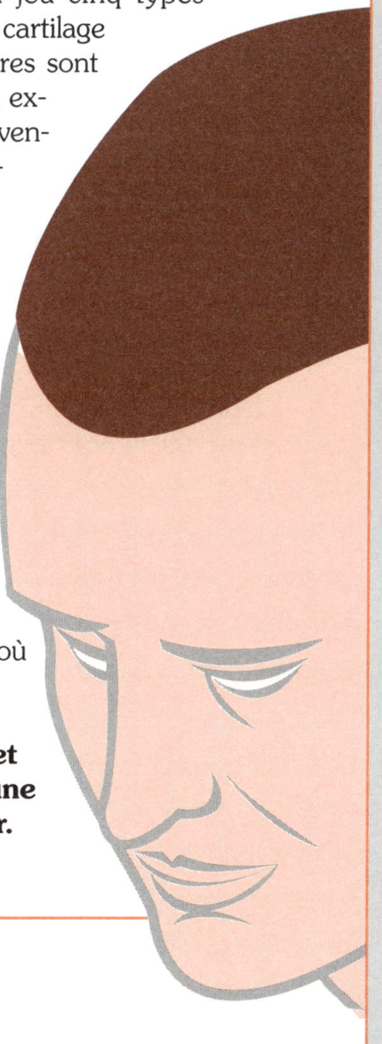

ATTENTION !

Ne pas porter de lunettes à l'ablation du plâtre car le nez est encore fragile.

Pendant 1 mois, ne pas se moucher violemment.

Pendant 2 mois, faire attention au froid.

Pendant 2 mois et plus ne pas pratiquer de sport violent et éviter les chocs.

Pendant 3 mois, ne pas trop toucher le nez opéré, même si la tentation est forte.

Ne pas exposer le nez au soleil sans protection pendant 3 à 4 mois.

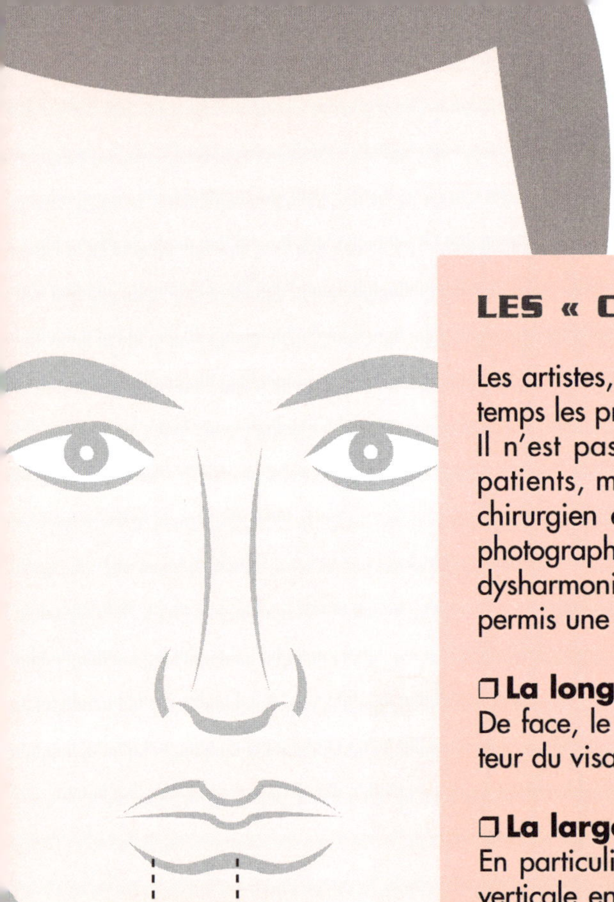

LES « CANONS » DE LA BEAUTÉ

Les artistes, peintres et sculpteurs, ont défini depuis longtemps les proportions idéales du visage.
Il n'est pas question de vouloir les reproduire sur les patients, mais leur connaissance est indispensable au chirurgien esthétique qui, en traçant ces repères sur les photographies, démasquera ainsi facilement l'origine des dysharmonies d'un visage, et mieux que ne le lui aurait permis une simple observation clinique à l'œil nu.

❒ La longueur du nez
De face, le nez représente idéalement le tiers de la hauteur du visage.

❒ La largeur du nez
En particulier de sa pointe de face : on peut tracer une verticale entre l'angle interne de l'œil et le bord externe des ailes du nez.

❒ La projection du nez de profil
La pointe doit être projetée en avant d'une verticale idéalement tracée depuis la partie la plus projetée du front et venir affleurer le menton.

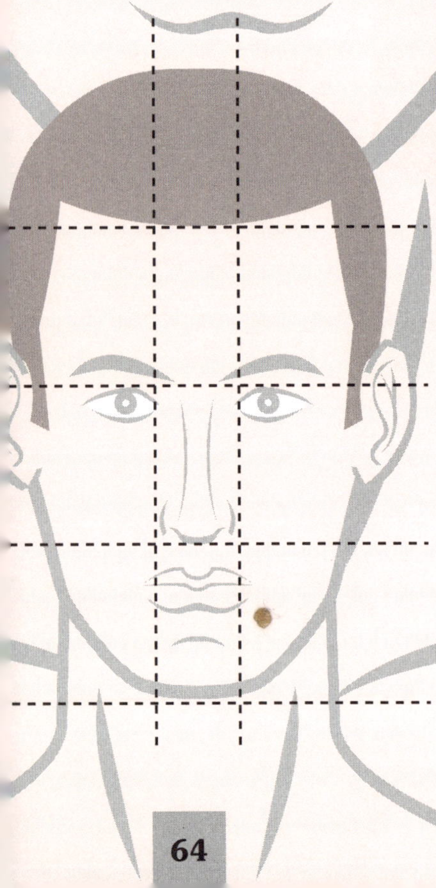

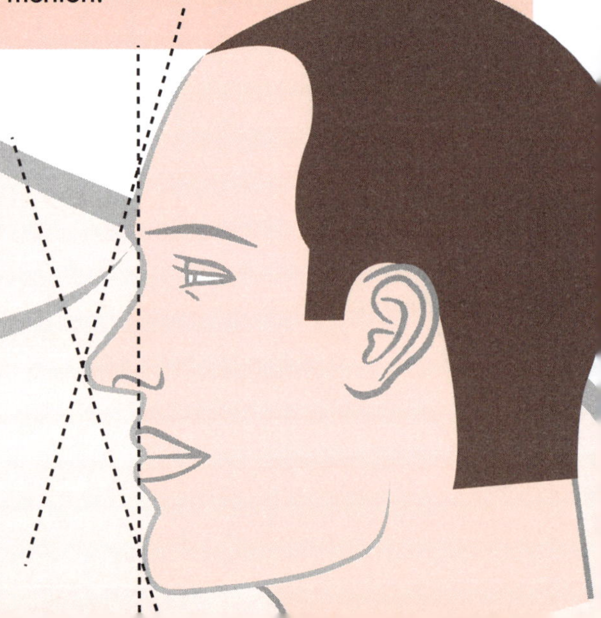

LES RÉSULTATS

Si les effets de la rhinoplastie sont déjà appréciables au bout d'un mois, le résultat définitif ne peut être estimé qu'un an après l'opération. Il est jugé naturel si l'intervention passe inaperçue aux yeux des étrangers et est oubliée par l'opéré. Ainsi, un changement de coiffure, de même que le port ou le rasage de la moustache ou de la barbe, attirent le regard sur une autre partie du visage. Si le résultat objectif chirurgical est noyé dans une entreprise globale de revalorisation faciale cosmétique et capillaire, il passera d'autant plus inaperçu. Enfin, le résultat est acquis de façon définitive.

La retouche

Il s'agit d'un geste complémentaire de raffinement plus que du traitement d'une complication.
Il faut attendre au moins un an avant une réintervention, qui sera effectuée en ambulatoire et souvent sous anesthésie locale. Ce délai ne doit pas être raccourci malgré la pression psychologique de l'opéré.

Le devenir du nez opéré

Un nez opéré ne change pas — c'est le visage qui se modifie avec l'âge — mais il continue à remuer. Surtout chez ceux qui soutiennent n'avoir pas bénéficié d'une rhinoplastie !

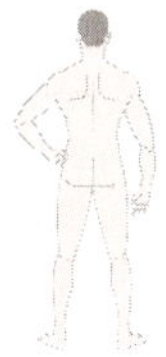

FAUX !

Un nez opéré se voit de loin.

FAUX !

Un nez refait est toujours stéréotypé.

VOIR AUSSI

L'anesthésie, p. 33
La consultation, p. 23
Le menton, p. 66

LE MENTON

Un menton fuyant ou, à l'inverse, trop projeté, en galoche dit-on, rompt l'harmonie des traits. Le menton étant plutôt un symbole de virilité, les hommes demandent généralement qu'on l'augmente, mais les réductions se pratiquent également.

Le menton correspond à la partie médiane du maxillaire inférieur ou mandibule. C'est l'un des reliefs du visage qui lui donne, au même titre que le nez ou les pommettes, son expression et même son expressivité.
Le menton, dont la forme et la projection sont très variables, est chargé de symbolisme. Il est en tout cas signe de masculinité. Caractère encore plus souligné en des époques variées et dans de nombreuses sociétés par le port de la barbe ou du bouc. Le poil encore, comme les cheveux, symbole de virilité ! Mais aussi, camouflage d'un menton fuyant.

Un signe de masculinité

Comme la mâchoire de l'homme est plus proéminente que celle de la femme, l'imaginaire collectif prête au menton bien des vertus.
Un menton carré, bien dessiné, est la marque d'un homme décidé, volontaire, sûr de lui, animé d'un esprit d'entreprise. Ou, à tout le moins, d'un gagnant, d'un fier compétiteur.
S'il porte une fossette, celle des héros de western, de film noir ou d'amour, c'est encore plus évident ! Ainsi, l'homme confronté à la violence de la vie ou des sentiments, l'homme furieux, projette le menton en avant, le redresse, le regard porté au loin. Il signale ainsi son énergie, sa détermination, son appétit de vivre, d'aller au-devant de son destin, sa volonté de le façonner.
Vaincu, en proie à la peur, il rentre le menton. Il marque sa soumission. Partant de cette attitude, l'imaginaire attribue à celui dont le menton fuit, se perd dans le cou, des caractères de faiblesse, de veulerie, de mollesse. Il ne peut être un chef, un meneur, un séducteur...
Bien entendu ces interprétations n'ont aucune valeur scientifique. Elles sont toutefois intéressantes, car elles attestent bien du vécu de ces disgrâces par les patients qui ressentent une véritable souffrance psychologique. Leur correction chirurgicale, souvent bénigne, rétablit l'équilibre du profil, l'harmonie du visage et, souvent, aussi l'harmonie intérieure.

L'ANATOMIE DE LA MANDIBULE

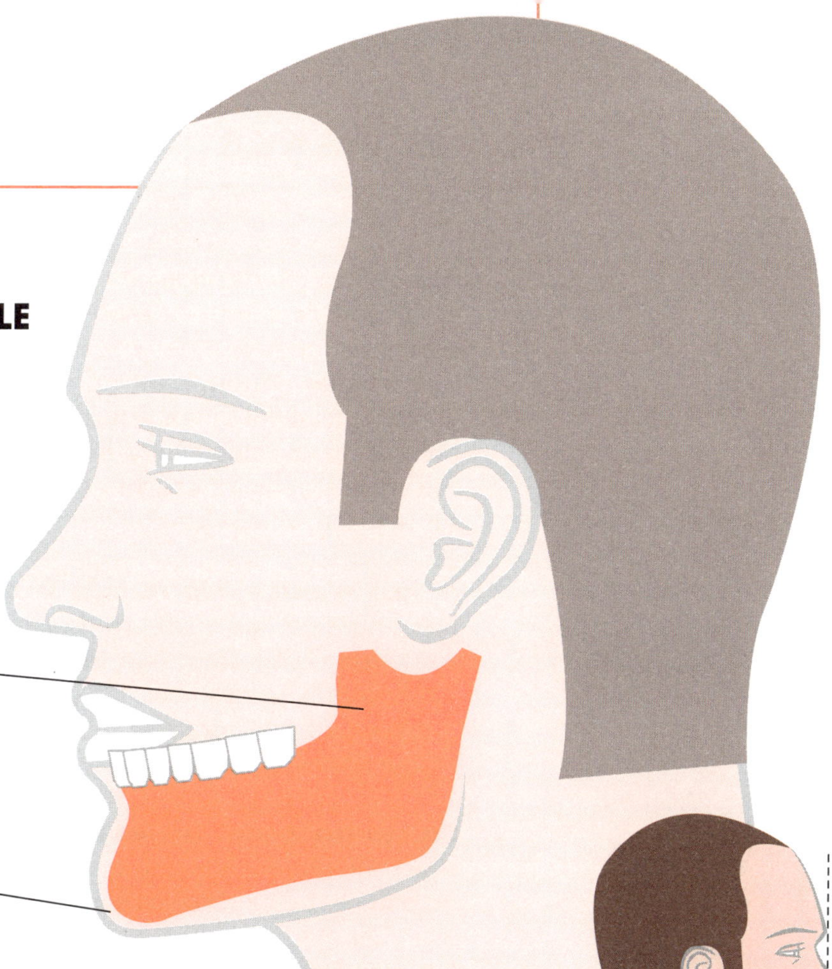

Parties osseuses
mandibule ou
maxillaire inférieur

Parties molles
muscles et graisse
peau

LES INDICATIONS

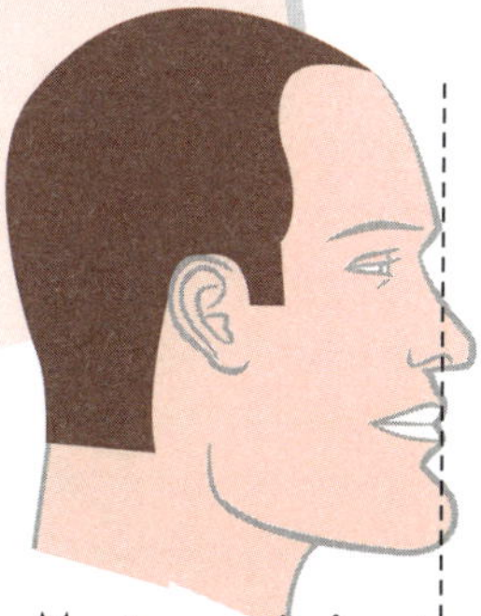
Menton proéminent

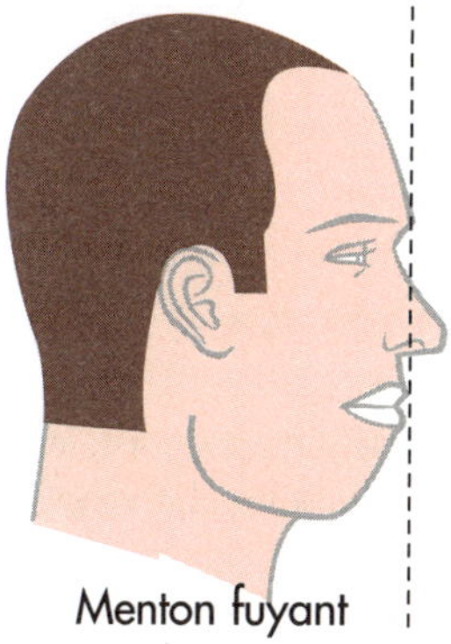
Menton fuyant

L'équilibre de la face répond non pas à des canons comme on les a décrits à certaines époques, l'antiquité grecque ou la Renaissance, par exemple, mais à certaines règles moins strictes dont l'intérêt est de pouvoir classifier les déséquilibres faciaux.

Idéalement, de profil, une ligne verticale tirée depuis la partie la plus saillante du front doit tomber à l'aplomb du menton ou à peu près.

Si le menton est en arrière de cette ligne, il est fuyant. Si, au contraire, il arrive très en avant, il est proéminent.

Avant toute intervention de chirurgie esthétique, il faut vérifier si l'articulé dentaire — c'est-à-dire l'affrontement des dents — est correct ou non.
Si l'articulé dentaire est défectueux, c'est un chirurgien maxillo-facial qui doit intervenir ; l'intervention sera souvent précédée d'un traitement orthodontique.
Si l'articulé dentaire est correct, l'intervention ne portera que sur le menton ; elle est du ressort du chirurgien esthétique.

À qui s'adressent ces interventions ?

- A tous ceux qui souffrent de l'apparence de leur menton, quel que soit leur âge. La demande émane souvent d'hommes jeunes, mais il n'y a pas d'âge idéal. On attendra cependant une complète ossification du visage, vers 18 ans, pour intervenir.

Ce qu'on peut en attendre

- Ces interventions sont très valorisantes et ne laissent aucune cicatrice. Leurs résultats sont définitifs.

Ce qu'elles ne corrigent pas

- En cas de dysharmonie faciale importante, une rhinoplastie associée peut s'avérer indispensable. C'est alors une profiloplastie qui s'impose.

! Les contre-indications

La mise en place d'une prothèse de menton est contre-indiquée chez un homme pratiquant un sport violent, karaté, judo ou rugby, par exemple, en raison des risques de déplacement ultérieur de la prothèse.

LE NEZ OU LE MENTON

Le plus souvent, le patient vient consulter en décrivant une demande de correction du menton. Mais il n'est pas rare que la demande initiale se porte sur le nez qui est injustement incriminé par le patient alors que le problème provient du menton. Dans ce cas, le chirurgien lui fera prendre conscience de la nécessaire correction du menton en analysant avec lui les photos de profil.

LA CONSULTATION

Première consultation
Le chirurgien procède à un examen de la déformation faciale et de l'articulé dentaire. Des radiographies peuvent alors être prescrites.
Il demande au patient de faire prendre par un professionnel des photographies en noir et blanc, grandeur nature, sur papier mat. Une de face, une de chaque profil, et une de chaque 3/4.

Deuxième consultation
Le chirurgien examine les photos, sur lesquelles il trace, à l'aide des repères anatomiques habituels, une image retouchée qu'il propose au patient.
Ce travail peut également s'effectuer sur un ordinateur. Les photographies retouchées ne donnent qu'une idée approximative du résultat. Elles n'assurent aucunement que la réalité sera tout à fait identique.
On pourra également apprécier sur ces clichés si l'équilibre facial ne nécessite pas un geste associé sur le nez.

Le coût
— Pose d'une prothèse, de 10 000 à 18 000 francs.
— Avancée osseuse, de 8 000 à 12 000 francs.
— Plastie musculaire, de 8 000 à 15 000 francs.
— Meulage, de 8 000 à 12 000 francs.
— Ostéotomie, de 12 000 à 15 000 francs.

La prise en charge
— Il n'y a pas de prise en charge par la Sécurité sociale, sauf si l'intervention découle d'un problème dentaire associé.

L'arrêt de travail
— Pose d'une prothèse, 2 jours.
— Avancée osseuse, 5 jours.
— Plastie musculaire, 3 jours.
— Meulage, 2 jours.
— Ostéostomie, 1 semaine.

À SAVOIR

Quelle que soit l'intervention, les fils sont toujours retirés au bout d'une semaine.

VRAI

La prothèse mentonnière ne s'use pas, à l'inverse de celle pour les seins. Il n'y a donc pas besoin de la changer. Même si l'on se caresse le menton...

Une prothèse ne se sent pas, même lors d'un baiser.

LE MENTON FUYANT

LES AVANTAGES

La pose d'une prothèse est une intervention simple.

La prothèse, indétectable au toucher, est très bien tolérée. Elle ne gêne ni l'élocution, ni la mastication.

L'IMPLANT OU PROTHÈSE

Il s'agit d'un matériau implanté devant la mandibule et sous les muscles. Il peut être en silicone solide, un matériau inerte totalement différent des anciennes prothèses mammaires qui contenaient du silicone liquide. On peut utiliser également le Goretex, fait de polytétrafluoroéthylène.

Insuffisamment développé, le menton se trouve en retrait de sa position idéale. De plus, la mauvaise définition de l'angle cervico-mentonnier aggrave ce défaut.
Pour projeter le menton, il existe trois techniques : la mise en place d'une prothèse appelée implant, qui est pratiquée dans 90 % des cas, l'avancée osseuse et la plastie musculaire.

MISE EN PLACE D'UNE PROTHÈSE

Le déroulement

- **L'anesthésie.** L'intervention a lieu sous neuroleptanalgésie.
- **Les gestes.** L'incision est effectuée soit à l'intérieur de la bouche, ce qui ne laisse aucune trace, soit sous le menton laissant une cicatrice très discrète. Pour poser la prothèse, le chirurgien confectionne une loge située juste au ras de l'os derrière les muscles. Puis il introduit la prothèse qui, une fois en place, n'aura pas besoin d'être fixée.
- **Le pansement.** Installation d'une mentonnière modelante pour une durée de 24 heures.

La durée de l'intervention
— 45 minutes.
Le séjour en clinique
— L'intervention a lieu en ambulatoire.

Les suites opératoires

- Une alimentation semi-liquide est conseillée pendant quelques jours.
- Très rarement, on note des problèmes de sensibilité du menton qui s'atténuent en 2 à 3 mois.
- Une infection sera prévenue par une antibiothérapie.

Complications et aléas

Un déplacement de la prothèse peut survenir nécessitant parfois une retouche.

L'AVANCÉE OSSEUSE

Le déroulement

- **L'anesthésie.** L'intervention a lieu sous anesthésie générale.
- **Les gestes.** L'incision est effectuée dans la bouche. Le chirurgien isole un fragment de mandibule qui est basculé en avant pour projeter le menton. Ce fragment est fixé dans sa nouvelle position par des fils d'acier.

La durée de l'intervention
— 1 heure.
Le séjour en clinique
— 24 heures.

Complications et aléas

Il arrive très rarement qu'on note une perte de sensibilité du menton et de la lèvre inférieure par étirement nerveux.

LA PLASTIE MUSCULAIRE

Une plastie des muscles du menton permet, dans les cas modérés, d'obtenir un beau relief sans adjonction d'une prothèse. Elle se déroule sous neuroleptanalgésie. L'incision est endobuccale. Le résultat est excellent si la correction nécessaire n'était pas trop importante.

La durée de l'intervention
— 45 minutes.
Le séjour en clinique
— L'intervention a lieu en ambulatoire.

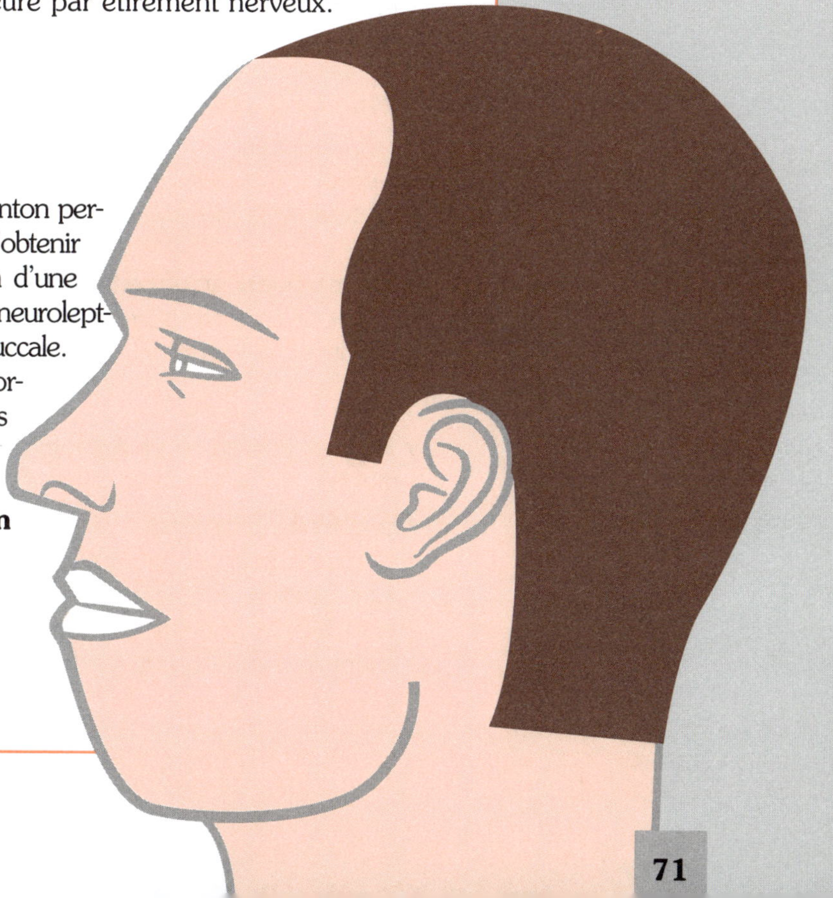

À SAVOIR

Les injections de graisse permettent également de projeter un menton fuyant dans les cas modérés.

LE MENTON PROÉMINENT

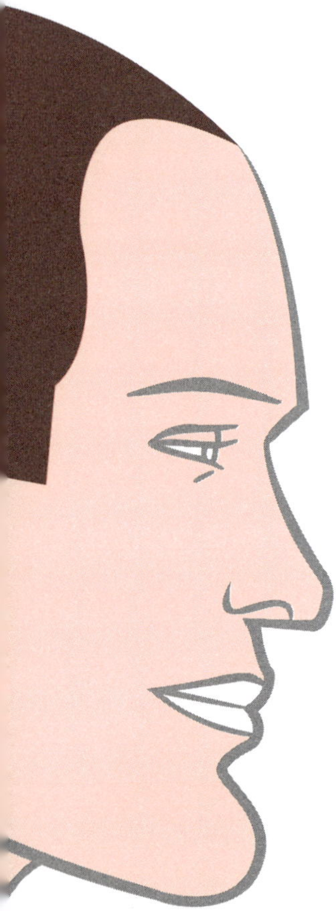

L'examen clinique permettra d'apprécier si c'est bien la mandibule qui forme une saillie excessive, et non les seules parties molles. En cas de doute, le praticien pourra éventuellement s'aider de radiographies.

L'intervention vise à diminuer la projection de la mandibule. Pour un cas modéré, un simple meulage sera suffisant. Sinon, ce sera l'indication d'une ostéotomie, c'est-à-dire une découpe osseuse.

LE MEULAGE

Le déroulement

- **L'anesthésie.** L'intervention a lieu sous neuroleptanalgésie.
- **Les gestes.** Par une incision endobuccale, entre la lèvre et la gencive, le chirurgien découvre la mandibule. Il procède au meulage de la pointe et suture l'incision.

La durée de l'intervention
— 45 minutes.
Le séjour en clinique
— L'intervention a lieu en ambulatoire.

Les suites opératoires

Elles sont très simples et le résultat est appréciable dès la résorption de l'œdème.

L'OSTÉOTOMIE

Le déroulement

- **L'anesthésie.** L'intervention a lieu sous anesthésie générale.
- **Les gestes.** Par une incision endobuccale, on découpe une tranche osseuse sur laquelle on réinsère ensuite la pointe du menton. Le montage est fixé par des fils d'acier.

Les suites opératoires

- Elles sont souvent douloureuses, car le menton est une zone de grande mobilité.
- La consolidation osseuse se fait en quelques semaines.
- On note rarement une perte de la sensibilité du menton et de la lèvre inférieure par étirement du nerf mentonnier.

La durée de l'intervention

— 1 heure.

Le séjour en clinique

— 24 heures.

LES RÉSULTATS

L'intervention corrige de façon définitive et stable le menton. Le but recherché, le rééquilibrage du visage, est atteint. On peut se présenter à tous, de face et de profil. Tout naturellement...

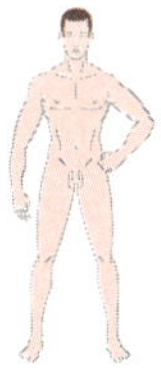

FAIRE...
QUELLE QUE SOIT L'INTERVENTION

Pendant 2 jours, ne prendre que de l'alimentation liquide.

Au 3e jour, on peut prendre des aliments hachés ou en purée.

VOIR AUSSI

L'anesthésie, p. 33
La consultation, p. 23
Le double menton, p. 80
La liposculpture, p. 236
La lipostructure, p. 268
Le nez, p. 54
La profiloplastie, p. 61

LES OREILLES DÉCOLLÉES

Les enfants qui ont les oreilles décollées ne manqueront pas de découvrir leur petite différence, au plus tard à l'entrée à l'école. Les cheveux ne peuvent indéfiniment masquer les oreilles. Reste alors l'otoplastie.

L'otoplastie est une intervention bénigne qui supprime définitivement une disgrâce cause de bien des tourments, quel que soit l'âge auquel on la pratique. Cette chirurgie du pavillon de l'oreille est destinée à corriger des défauts congénitaux souvent héréditaires dans le dessin et le modelage du cartilage.

Ainsi, dès leur plus jeune âge, certains enfants présentent cette malposition du squelette cartilagineux de l'oreille caractérisée par le défaut de plicature du cartilage et de ses courbes habituelles. Souvent ce sont les deux oreilles qui sont touchées, et pas toujours de façon symétrique. Mais il arrive qu'une seule soit décollée.

On dit que les oreilles sont décollées lorsque les plis du cartilage sont peu accentués. Elles sont faunesques quand la partie supérieure du pavillon est anguleuse au lieu d'être arrondie. Comme celles de monsieur Spock.

Ces disgrâces, qui suscitent souvent des quolibets impitoyables, peuvent être facilement corrigées chez l'enfant, dès l'âge de sept ans. Mais aussi plus tard, à l'âge adulte, si pour une raison quelconque, on n'a pas songé plus tôt à bénéficier d'une intervention si légitime.

LES INDICATIONS

À qui s'adresse cette intervention ?

- Aux enfants, dès qu'ils en formulent la demande. Il faudra toutefois attendre qu'ils aient 5 ou 6 ans, lorsque la croissance du pavillon sera achevée.
- Aux adolescents auxquels on ne l'imposera cependant jamais. On attendra qu'ils réclament eux-mêmes l'intervention.
- Aux adultes, sans limite supérieure d'âge.

Ce qu'on peut en attendre

- Une correction harmonieuse et définitive. L'oreille semble naturelle car elle a été reconstituée et non simplement collée sur le crâne, ce qui lui donnerait alors l'aspect d'une « oreille chirurgicale ».

Ce qu'elle ne corrige pas

▪ Une otoplastie ne peut augmenter ou réduire la taille d'une oreille.

LA CONSULTATION

Au cours de la consultation, le chirurgien, à l'aide d'un miroir et de photos Polaroid prises de profil, de face et de dos, analyse la déformation qu'il explique au patient ou à ses parents.

- Il évalue la symétrie ou l'absence de symétrie des oreilles.
- Il analyse la déformation principale ainsi que les éventuelles déformations associées. Le décollement peut être total sur toute la hauteur de l'oreille ou partiel, supérieur ou inférieur.

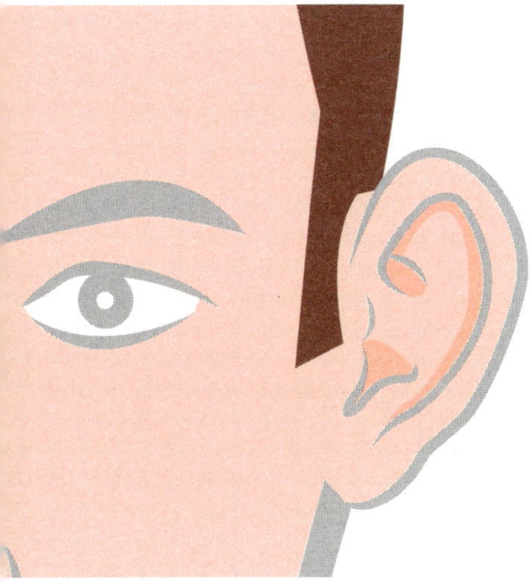

Oreille décollée
avec cartilage insuffisamment replié.

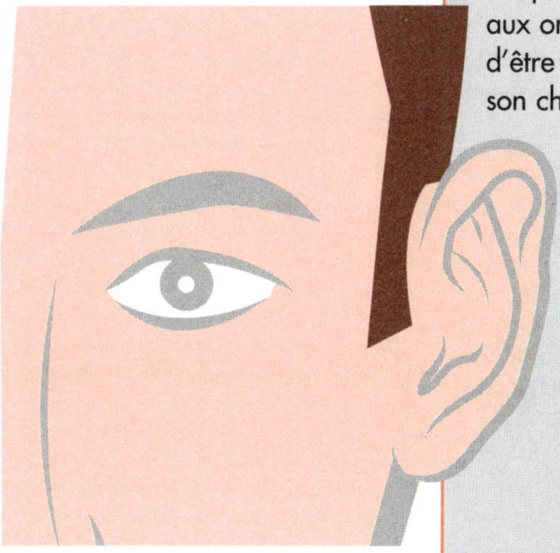

La même oreille
après correction chirurgicale.

! L'oreille est décollée quand le cartilage de l'anthélix est insuffisamment replié.

VRAI

L'intervention ne modifie pas l'audition.

VRAI

Le sparadrap sur les oreilles du bébé ne sert à rien, pas plus que le bonnet ou les bandes collantes.

VRAI

Ne pas prêter l'oreille aux on-dit. Se contenter d'être à l'écoute de son chirurgien.

VRAI

Les oreilles décollées ne viennent pas d'une mauvaise position des oreilles du bébé dans le berceau.

VRAI

On ne rase plus les cheveux avant l'opération.

VRAI

On n'opère pas seulement les enfants ou les adolescents. Il n'est jamais trop tard pour corriger ce qui aurait dû être fait plus tôt.

Le coût

— De 5 000 à 15 000 francs selon l'uni ou la bilatéralité et le type d'anesthésie.

La prise en charge

— L'intervention est systématiquement prise en charge par la Sécurité sociale, mais les dépassements d'honoraires sont la règle.

L'arrêt de travail

— Inutile, il reste à la convenance de l'opéré.

L'ANATOMIE DE L'OREILLE

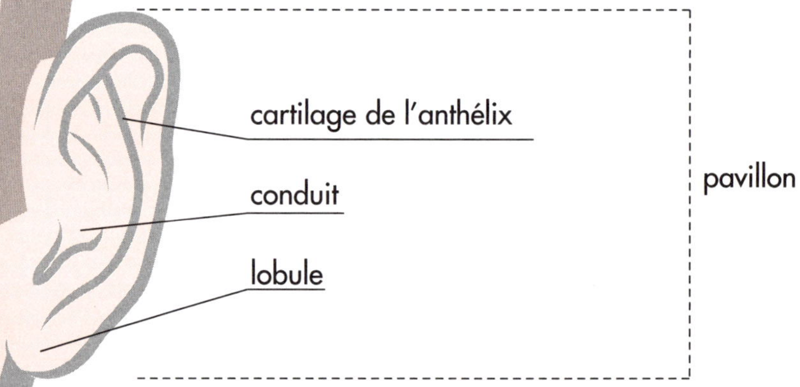

L'INTERVENTION

L'otoplastie consiste à remodeler le cartilage auriculaire en l'affaiblissant et à le contraindre à se plicaturer sur lui-même afin de le rapprocher du crâne pour restituer une apparence normale à l'oreille. L'intervention porte à la fois sur la peau et le cartilage.

Le déroulement

- **L'anesthésie.** L'intervention a lieu sous neuroleptanalgésie dans la plupart des cas. Une anesthésie générale pourra être pratiquée pour un enfant de moins de 10 ans. Une anesthésie locale pourra suffire pour un adulte.

- **Ma technique.** Elle est rapide et fiable, car elle est simple et n'a rien de mutilant à l'inverse de certaines anciennes techniques qui consistaient à sectionner le cartilage, ce qui laissait à l'oreille une forme anguleuse peu naturelle.
  On procède à l'ablation d'une bande de peau à l'arrière de l'oreille, et à un affaiblissement du cartilage par striation.
  Le cartilage est ensuite plicaturé et fixé par quelques points de suture. Suture cutanée.
- **Le pansement.** Pose d'un turban épais à garder 24 heures en guise de pansement.

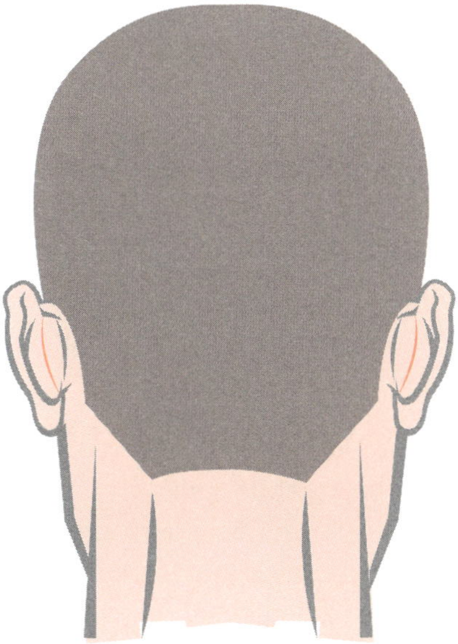

La cicatrice reste très discrète

La durée de l'intervention

— De 1 h à 1 h 30.

Le séjour en clinique

— Le séjour est fonction de l'âge du patient, des gestes éventuellement associés, et de l'anesthésie. L'intervention a lieu en ambulatoire et est suivie d'une nuit d'hospitalisation.

ATTENTION !

Ne pas se faire couper les cheveux avant l'intervention, car ils aideront à masquer les sutures en post-opératoire immédiat.

Ne pas porter pendant un mois de lunettes avec des branches type golf car elles peuvent frotter sur la cicatrice.

Éviter tout sport dans le mois suivant l'intervention, et les sports violents pendant les 2 mois suivant l'intervention.

Ne pas se baigner en piscine pendant les 10 jours suivant l'intervention.

FAIRE

Se laver les cheveux avant l'intervention.

Se nettoyer les oreilles avant l'intervention, conduit et pavillon.

Attendre l'ablation des fils de suture pour se faire couper les cheveux

Dormir avec un bandeau durant 3 semaines après l'intervention pour éviter que l'oreille, encore fragile, ne se déforme du fait d'une mauvaise position pendant le sommeil.

Autres interventions sur le pavillon de l'oreille

Oreilles de rugbyman. Les nombreux chocs et traumatismes survenant dans les mêlées entraînent la formation d'hématomes qui n'ont pas été évacués, ce qui provoque une fonte du cartilage. L'oreille n'a plus vraiment de forme. Il faut la remodeler.

Oreilles de faune. Le pavillon présente une forme pointue.

Lobe trop volumineux. Il peut être réduit.

LES SUITES OPÉRATOIRES

Immédiates

- L'intervention est peu douloureuse et la convalescence rapide.
- Le jour même ou le lendemain, le patient sort de clinique.
- L'ablation du pansement a lieu dès le lendemain.
- Au début, il éprouve une sensation d'oreilles comprimées.
- Les oreilles sont gonflées, douloureuses au toucher, et très sensibles au froid pendant quelques jours.
- On peut se laver les cheveux au bout d'une semaine.
- Au 15e jour, on procède à l'ablation des fils.
- Pendant un mois, il faut porter un bandeau la nuit.
- Au début, on note parfois une hypercorrection qui disparaît par la suite.

! Le résultat est appréciable dès le 10e jour.

Secondaires.

- Dans les mois qui suivent, surveiller l'évolution de la cicatrice.

Complications et aléas

Immédiats

- L'apparition d'un hématome ou d'une infection est très rare.

Secondaires

- Les cicatrices peuvent être hypertrophiques, notamment chez l'enfant. Elles seront traitées par l'administration d'un corticoïde.
- De petites imperfections esthétiques peuvent survenir, qui seront réglées si nécessaire par une retouche. Ce sont : une petite asymétrie par insuffisance de correction unilatérale ; une récidive partielle de la déformation.
- Le principal défaut est constitué par l'excès de correction, c'est-à-dire des oreilles hyperplaquées, ce qui n'est jamais naturel. Normalement, les oreilles doivent être apparentes de face de chaque côté du crâne.

LES RÉSULTATS

L'otoplastie donne d'excellents résultats. Les oreilles décollées retrouvent une forme et une symétrie absolument naturelles. La cicatrice derrière l'oreille est minime et reste discrète même si l'on porte les cheveux très courts.

! La correction est définitive même quand elle a lieu pendant l'enfance.

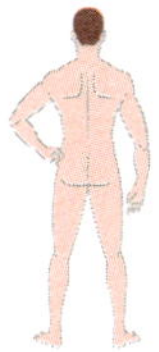

LE PLUS

Les sutures cutanées peuvent être faites avec un fil résorbable notamment pour les enfants.

VOIR AUSSI

L'anesthésie, p. 33
La consultation, p. 23

LE DOUBLE MENTON

Il a du jabot cet homme, disait-on autrefois du notable engoncé dans son col dur, un cou de sénateur, le double menton conquérant. Or cette apparente prospérité est aussi un signe héréditaire d'embonpoint précoce, de vieillissement. Mais la liposculpture, si l'on s'y prend à temps, permet de redresser le menton et... d'être bien boutonné.

Au début, vers la quarantaine émolliente, ce n'est rien. Juste un peu de difficulté à fermer les cols de chemise. On ignore, superbe. Mais ça s'aggrave ! Avec le temps, l'excès de poids, la peau qui se distend,le double menton s'installe et la cravate souligne la courbe disgracieuse. Cet empâtement progressif n'est pas difficile à corriger, mais il faut y prendre garde et ne pas attendre, car, passé la cinquantaine, ce sont la graisse, la peau, voire les muscles qui seront concernés et il faudra alors envisager des interventions plus complexes associant la liposculpture au lifting.

LES INDICATIONS

C'est l'os hyoïde qui marque la pointe de l'angle cervico-mentonnier. Pris dans la graisse, il peut plus ou moins s'empater au point de pratiquement disparaître.

• Si l'os hyoïde est haut placé, l'angle est fermé, aigü ou en angle droit, et le cou est long et bien galbé. Mais l'angle peut être affecté par un dépôt graisseux formé entre la peau et les muscles et sous les muscles. La liposculpture regalbera le cou.

• Si l'os hyoïde est placé bas, l'angle est ouvert et le cou lui-même est court et mal dessiné avec un aspect de « faux double menton ». L'angle s'estompe encore plus avec un dépôt de graisse. Dans ce cas, la liposculpture améliorera le galbe du cou sans toutefois rétablir un angle parfait.

• Les indications sont conditionnées, comme toujours en matière de liposuccion, par la qualité de la peau. Il vaut donc mieux intervenir le plus tôt possible.

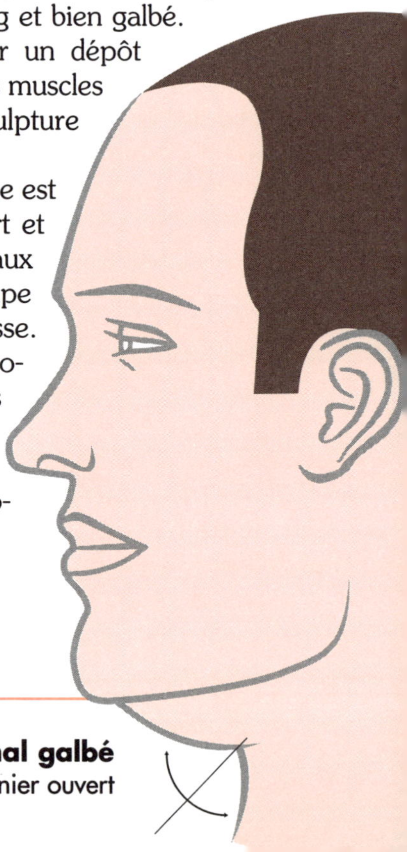

Cou mal galbé
angle cervico-mentonnier ouvert

À qui s'adresse cette intervention ?

- Aux sujets jeunes et d'âge moyen, chez lesquels les résultats sont excellents et durables, car la peau est élastique.

- Chez les hommes âgés, en raison de la perte d'élasticité de la peau, la liposculpture transformerait un double menton en un jabot de dindon. La peau déshabitée de la graisse aurait tendance à pendre. Il faut alors pratiquer une liposculpture complétée par un lifting cervico-facial.

Ce qu'on peut en attendre

- La disparition d'un amas de graisse localisé et le redrapage de la peau, qui s'ensuit, rétablissent un bon galbe du cou.

Ce qu'elle ne corrige pas

- Il faut être prudent sur l'indication chez l' homme de la soixantaine dont la peau est souvent aussi en excès. Les excès cutanés, la peau qui pend, relèvent du lifting.

- Si l'os hyoïde est bas situé, le cou restera court et l'angle cervico-mentonnier ouvert, même en l'absence de graisse.

LA CONSULTATION

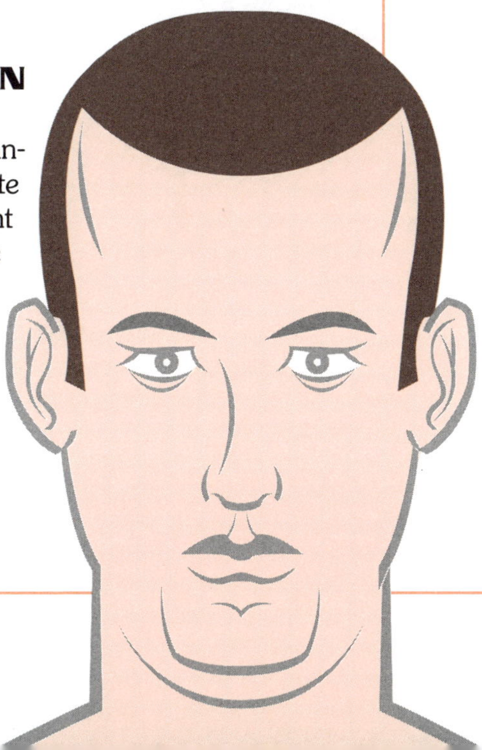

Le chirurgien évalue l'épaisseur du pannicule adipeux en le pinçant et teste l'élasticité cutanée. Il mesure également l'angle cervico-mentonnier et repère la hauteur de l'os hyoïde.

Le coût
— De 8 000 à 15 000 francs.
L'arrêt de travail
— Aucun arrêt de travail n'est nécessaire.

L'INTERVENTION

Le principe est le même que celui de toute liposculpture : il s'agit de retirer l'excès de graisse localisé.

Le déroulement

- **Le tracé.** Le chirurgien dessine sur le patient assis les contours du double menton.
- **L'anesthésie.** L'intervention se déroule sous anesthésie locale ou neuroleptanalgésie.
- **Les gestes.** On infiltre dans la zone un mélange destiné à la fois à anesthésier le patient, à diminuer le saignement et à faciliter l'aspiration de la graisse.
  Les incisions, de 2 à 3 mm, sont effectuées dans le pli sous-mentonnier et de chaque côté sous la mandibule.
  On aspire l'excédent de graisse à l'aide de canules très fines. Puis on suture. Les cicatrices sont très discrètes, quasi invisibles.

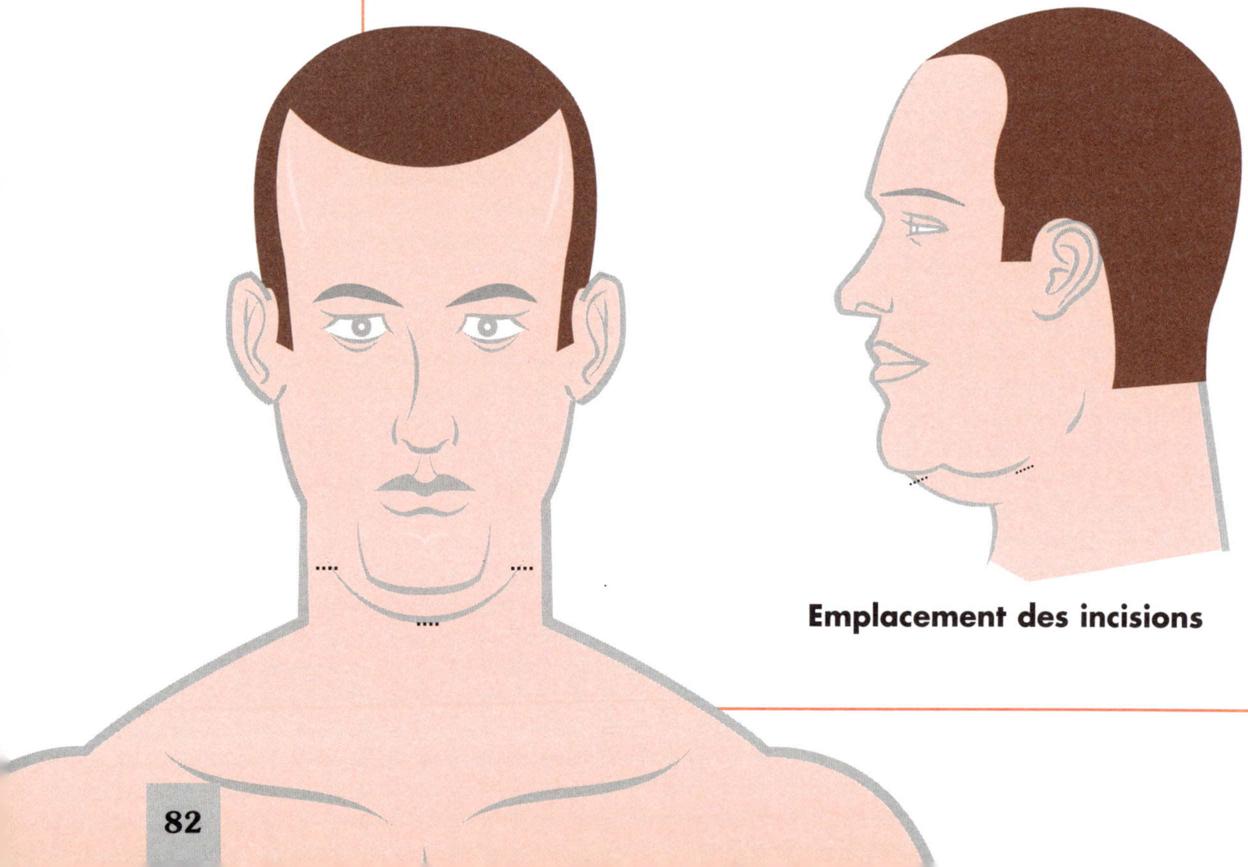

Emplacement des incisions

- **Le pansement.** Il est mis en place sur les incisions et on installe éventuellement une mentonnière de contention pour 24 heures

La durée de l'intervention
— De 20 à 30 minutes
Le séjour en clinique
— L'intervention a lieu en ambulatoire.

Les interventions associées
- Liposculpture des joues et du bas du visage.
- Lifting cervico-facial.

LES SUITES OPÉRATOIRES

- ❐ L'œdème est lége et les ecchymoses disparaissent en quelques jours.
- ❐ Une belle amélioration est visible une dizaine de jours après l'intervention.

! Le résultat définitif est jugé au bout de 30 à 45 jours.

LES RÉSULTATS

Le cou retrouve son galbe naturel. Aucune cicatrice n'est visible. Le résultat est stable et durable.

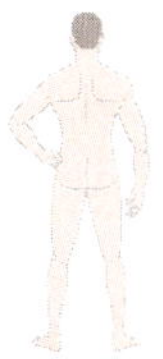

FAIRE

Les deux premiers jours, porter un col roulé après l'intervention en hiver, ou un foulard de style Ascott en été.

Attendre 3 jours pour se raser, ou appliquer une crème dépilatoire sauf sur les incisions.

ATTENTION !

Ne pas prendre d'aspirine, avant et après l'intervention, car cela pourrait provoquer un saignement.

Ne pas s'exposer au soleil.

VOIR AUSSI
L'anesthésie, p. 33
La consultation, p. 23
Les joues, p. 278
Le lifting, p. 88
La liposculpture, p. 236

LES POMMETTES

Les pommettes ornent les joues, auxquelles elles donnent relief et jeunesse. Elles rappellent les joues pommelées de l'enfant et éclairent le regard dont elles augmentent l'expressivité. Chez certains, dont le visage est par trop plat, il suffit d'augmenter leur relief pour rendre le visage plus gai et plus harmonieux.

Les hommes ne se soucient généralement pas de leurs pommettes... Mais si leur visage est triste, plat et sans relief, c'est bien souvent parce que leurs pommettes sont insuffisamment développées et qu'il faut les augmenter.
L'augmentation de pommettes est une intervention esthétique qui, en rééquilibrant le visage, donne des effets très rajeunissants. Il s'agit là d'une demande peu fréquente, et elle est presque toujours motivée. Il est bien rare qu'elle relève du caprice. C'est souvent un homme jeune qui vient consulter en décrivant ce qu'il ressent : inexpressivité et tristesse de son visage sans savoir ce qui pourrait l'égayer.
Parfois, c'est l'entourage qui fait prendre conscience de ce défaut à un homme qui s'entend fréquemment demander pourquoi il semble triste, lui qui se sent plutôt guilleret.

LES INDICATIONS

L'augmentation de pommettes consiste à donner plus de relief à cette région du visage.

À qui s'adresse cette intervention ?

■ A ceux qui ressentent leur visage comme étant trop plat par absence de relief malaire. On rencontre plutôt cette demande chez des hommes jeunes, mais cette intervention peut être réalisée à tout âge.

Ce qu'on peut en attendre

■ Un visage plus harmonieux et plus expressif.

ANATOMIE DE LA POMMETTE

La pommette est plus une entité morphologique qu'anatomique. Elle est située devant l'os malaire et constituée de parties molles, c'est-à-dire des muscles de la région recouverts de graisse et de peau. Selon le développement de l'os malaire, des muscles et de l'épaisseur de la couche graisseuse, la pommette est plus ou moins saillante, charnue et structurée.

LA CONSULTATION

L'examen clinique consiste à examiner le visage et à analyser la constitution de la pommette, son relief osseux et ses parties molles. Le chirurgien demande au patient de faire prendre par un photographe des clichés en noir et blanc, grandeur nature, tirés sur papier mat. Un de face, un de chaque profil, et un de chaque 3/4. Lors de la seconde consultation, il analyse les photos, et y trace des retouches.
Le chirurgien présente au patient un miroir inversant pour qu'il se voie tel qu'il est. Ce type de miroir pourra aussi mettre en évidence une éventuelle asymétrie souvent passée inaperçue du patient.

Le coût
— De 10 000 à 18 000 francs.
L'arrêt de travail
— De 2 à 3 jours.

L'INTERVENTION

Le chirurgien a le choix entre trois types de méthodes. Il peut insérer une prothèse, en silicone solide ou en Goretex, qui sera sculptée selon la morphologie du visage du patient. C'est la méthode la plus courante — elle est utilisée dans 90 % des cas — et c'est celle qui donne les résultats les plus stables.
Il peut aussi greffer un morceau d'os prélevé sur le crâne. Cette intervention lourde est plus spécialement utilisée en chirurgie réparatrice, et non en chirurgie esthétique.
Il peut enfin injecter de la graisse prélevée sur le ventre, mais cette méthode, appelée lipostructure, exige plusieurs séances successives car la graisse se résorbe.
Le choix est fonction de l'importance de la correction à réaliser et des préférences du chirurgien. Mieux vaut éviter les injections de graisse si l'on souhaite une importante correction.

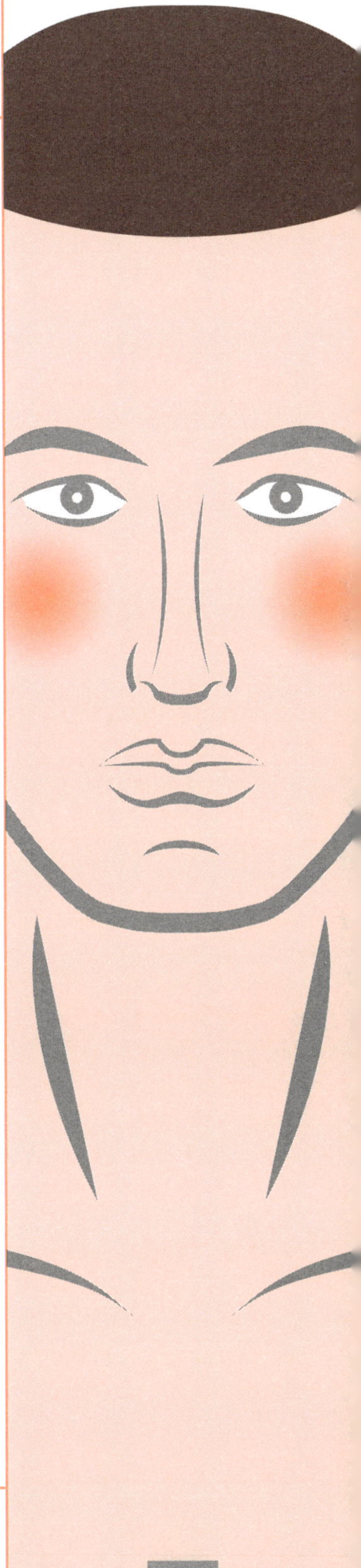

LES INJECTIONS DE GRAISSE OU LIPO-STRUCTURE

La lipostructure s'applique bien à l'augmentation de pommettes. De la graisse est prélevée sur le ventre, par exemple, puis, après préparation (lavage et centrifugation), est réinjectée dans les pommettes.
Ce procédé rapide et léger se pratique en ambulatoire sous neuroleptanalgésie.
Il donne des résultats intéressants, mais la graisse peut se résorber dans les mois qui suivent nécessitant une ou plusieurs séances complémentaires.

Le déroulement d'une mise en place de prothèse

- **L'anesthésie.** L'intervention se déroule sous anesthésie locale ou neuroleptanalgésie.
- **Les gestes.** Plusieurs voies d'abord sont possibles.
  La prothèse peut être introduite par la bouche par le sillon gingival supérieur, ce qui ne laisse pas de cicatrice.
  Elle peut être introduite par la paupière inférieure au ras des cils et laisse donc une cicatrice très discrète.
  Une loge est confectionnée à la mesure exacte de la prothèse qui, une fois insérée dans cette cavité, n'aura plus tendance à se déplacer. Il n'y a donc pas de nécessité de la fixer.
- **Le pansement.** Un pansement compressif est mis en place pour une durée de 24 heures afin de prévenir tout déplacement de la prothèse.

La durée de l'intervention
— Une heure.
Le séjour en clinique
— L'intervention a lieu en ambulatoire.

Les interventions associées

■ **Correction de menton**
Il n'est pas rare que l'hypoplasie des pommettes soit associée à une insuffisance de développement du menton. Les deux interventions seront facilement réalisées dans le même temps.

■ **Rhinoplastie**
De la même façon, une rhinoplastie peut aussi être associée à une augmentation de pommettes.

■ **Lifting**
La mise en place de prothèses de pommettes peut être pratiquée au cours d'un lifting cervico-facial majorant encore l'effet restructurant de cette intervention. Dans ce cas la pose des prothèses se fera par l'incision du lifting.

LES SUITES OPÉRATOIRES

Les suites opératoires sont généralement peu douloureuses.
- Le pansement est ôté au bout de 24 h.
- Un traitement antibiotique est prescrit pour 48 heures.
- L'œdème et les ecchymoses se résorbent en 8 à 10 jours.
- Si la prothèse a été insérée par la bouche, les fils sont résorbables ; il n'est donc pas nécessaire de les ôter.
- Si la prothèse a été insérée par la paupière inférieure, l'ablation des fils aura lieu au bout d'une semaine.

! Le résultat définitif est appréciable un mois après l'intervention.

Complications et aléas

L'intervention n'entraîne que de rares aléas.

Immédiats

- Si une infection survient, ce qui est très rare, elle est combattue par un traitement antibiotique adapté.

Secondaires

- La principale complication des prothèses est un déplacement, heureusement fort rare. Une retouche suffit à les remettre en place.

LES RÉSULTATS

L'expression et même pourrait-on dire l'expressivité du visage, et particulièrement du regard, est très améliorée.
Les résultats obtenus par la pose de prothèses sont stables et définitifs.
Il n'y a pas d'usure des prothèses qui n'auront donc pas besoin d'être changées.

FAIRE

Si la prothèse a été introduite par la bouche, faire des bains de bouche pendant 1 semaine.

ATTENTION !

Eviter pendant 4 semaines toute exposition solaire. Car cela pourrait entraîner une pigmentation cutanée définitive.

Les prothèses sont contre-indiquées chez les sportifs que leur activité expose régulièrement à des traumatismes sur le visage comme le rugby, le basket ou la boxe.

VOIR AUSSI

Les joues, p. 280
Les liftings, p. 88
La lipostructure, p. 268
Le menton, p. 66
Le nez, p. 54

«La jeunesse est une religion à laquelle il faut toujours finir par se convertir»
André Malraux

LES LIFTINGS

Dans un visage tout témoigne. De notre personnalité, de nos sentiments, de ce que nous avons vécu, et surtout de notre âge, car il porte rapidement les stigmates du vieillissement... Autant de marques très personnelles qu'un lifting, nécessairement adapté à chaque individu, se propose de corriger pour que chacun paraisse en conformité avec celui qu'il se sent être.

C'est notre visage qui trahit principalement notre âge. Et il semble bien maintenant qu'il soit devenu politiquement incorrect de vieillir. En effet, on constate que le vieillissement est actuellement souvent ressenti d'une façon très négative par certains, que ce soit pour des raisons personnelles, professionnelles ou affectives.

Nous ne nous voyons pas vieillir... Un jour, brusquement, le miroir nous renvoie de nous-même une image dans laquelle nous ne nous reconnaissons plus. Parfois, c'est l'entourage qui se charge sans trop de ménagement de nous faire remarquer combien nous avons changé.

Autrefois, la vieillesse était synonyme de sagesse. Aujourd'hui le modèle proposé à tous est celui de l'homme jeune, symbole de dynamisme et d'énergie. Ce que dit autrement Oscar Wilde dans *Le Portrait de Dorian Gray* : « La vie, en façonnant son âme, abîmerait son corps ».

Sans tomber dans l'excès d'un rêve faustien ni dans celui d'une démarche purement narcissique, c'est plutôt le souhait de la réhabilitation d'une image fracturée du moi qui est la motivation personnelle des candidats au lifting. Pour soi, pour les autres ou pour l'autre...

Le visage, un langage

Rien ne sert de se voiler la face. Ce ne pourrait être que pour dissimuler temporairement tout ce que l'on peut y lire, des épreuves du temps.

Car tout fait sens dans cette subtile architecture que constituent les traits de notre visage. Le front haut, on est sage. Le front plissé, on est intelligent. Les rides sont les marques de la réflexion, mais aussi celles du souci, de la fatigue... C'est le bon sens populaire qui parle, nourri de multiples observations. Les traces du temps vécu par chacun d'entre nous s'inscrivent sur le front, les tempes, les paupières, les pommettes, les joues, le cou, les lèvres...

L'ovale, que les Grecs anciens aimaient à dessiner du bout de leurs doigts sur le visage de l'autre pour toucher un peu de la beauté divine, avec le temps se déforme, s'affaisse, perd de sa douceur. Joue contre joue encore, dans l'embrassement, l'accolade, les hommes se manifestent, sans aucune connotation sexuelle, leur estime, leur profonde affection, leurs sentiments fraternels, se donnent du réconfort. C'est que les joues sont d'essence divine, elles aussi. Dieu, dit la légende, y a dessiné une fossette. Une empreinte coquine et coquette qui peu à peu se creuse, se fond dans les sillons des rides et perd sa juvénilité. Voici que le visage se burine, que le caractère s'y affirme... C'est bien ! Mais c'est aussi le signe que la peau perd de sa tonicité, car le temps est sournois. Il attaque sur toutes les faces. Il laisse ses traces.

Le vieillissement du visage

La peau s'affaisse sous le poids des ans et celui... de la pesanteur. Les traits s'effondrent provoquant une expression triste. Les plis naturels se majorent comme les sillons nasogéniens. Enfin la peau s'altère sous l'action conjuguée du vieillissement, de l'exposition solaire et du tabagisme, avec apparition de ridules, puis de rides, de cassures et de flétrissures cutanées avec des taches. La graisse épaissit également le visage affectant son ovale, et le cou, dont elle altère le galbe.

La graisse initiale subit le même sort que la peau, dont elle est solidaire, et glisse. La pommette s'affaisse et son relief s'efface. La joue devient bajoue. Par ailleurs, chez l'homme, la quantité de graisse a tendance à augmenter, et on observe souvent un certain degré d'empâtement du visage et du cou alors que le sujet n'a pas connu de réelle prise de poids. Le visage devient soufflé. Le relief de la mandibule s'estompe et l'ovale du visage s'empâte. Face et cou tendent à ne plus faire qu'un bloc.

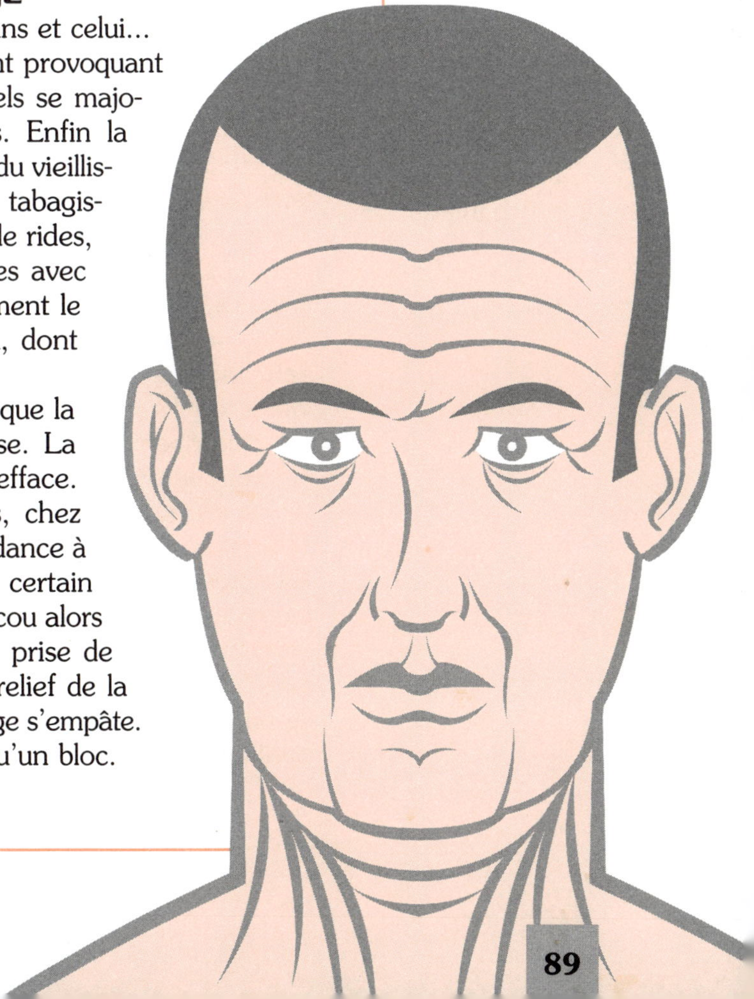

« Mais un jour viendrait où son visage serait ridé et parcheminé... où toute grâce et toute forme auraient abandonné son visage... Les joues se creuseraient, deviendraient flasques. Des pattes d'oie jaunâtres se formeraient peu à peu autour des yeux affaiblis... La bouche s'entrouvrirait ou s'effondrerait... Il y aurait ce cou ridé. »

Oscar Wilde,
Le Portrait de Dorian Gray.

Un double menton apparaît estompant l'angle cervico-mentonnier. Ce mode de vieillissement est le plus commun au sexe masculin. Mais, parfois, c'est l'inverse qui se produit. Le visage se creuse, et littéralement se squelettise.

Le visage, une architecture unique

C'est toute une architecture du visage que doit considérer le chirurgien esthétique avant d'entreprendre une intervention, dont le but premier est de rendre au patient sa bonne mine, sa vérité de nature. Ce qui l'amènera à évaluer tous les éléments constitutifs du visage, dans leur ensemble et dans leurs interrelations. Et comme chaque visage est unique, il n'y a donc pas un lifting, mais des liftings. Autant que de patients.

LES INDICATIONS

Le moment où l'on veut « réparer des ans l'irréparable outrage » est affaire d'appréciation. Certains, qui se sentent prématurément marqués, s'y prennent tôt. A la quarantaine, voire moins. D'autres, qui conservent une bonne mine, attendent la soixantaine, et même 70 ans, voire plus encore.
Il n'y a pas de limite supérieure d'âge pour bénéficier d'un lifting si l'état général le permet. Tous, en tout cas, pour des raisons personnelles affectives ou professionnelles, désirent paraître plus jeunes, et prendre un nouveau départ.
Au chirurgien de redonner au patient l'ovale de son visage, de retendre le cou, d'escamoter les bajoues, de relisser les joues, de rétablir les pommettes, d'atténuer les rides d'expression sur le front et autour des yeux, d'estomper les plis aux commissures des lèvres... Bref, de faire son travail d'artisan de la beauté.
Le patient ne retrouve pas sa jeunesse, mais l'effet de rajeunissement est spectaculaire. Le visage n'a pas changé, mais il est plus attrayant, plus reposé, plus conforme à la nature profonde et au sentiment qu'a de lui-même celui qui a demandé l'intervention. Miroir, mon beau miroir, j'ai l'âge de mon âme ?

LES TYPES DE LIFTINGS

Grâce aux techniques actuelles qui corrigent les différentes altérations des traits par un travail sur les éléments anatomiques correspondants, le lifting est une véritable entreprise de « restructuration » du visage.
Le chirurgien esthétique peut donc agir sur différentes régions, cervico-faciale, frontale ou temporale, en réalisant des liftings à ces différents étages de la face. De plus, pour chacun de ces liftings, des techniques chirurgicales différentielles passant dans des plans anatomiques plus ou moins profonds permettent de privilégier l'action sur telle ou telle structure. Si bien que le lifting, ou plutôt les liftings (et ils sont nombreux !) autorisent un remodelage tridimensionnel du visage parfaitement adapté aux demandes et aux besoins réels du patient.
Pour d'évidentes raisons de simplicité et de compréhension ne seront décrits ici que les liftings des différentes régions, sans entrer dans le détail des diverses techniques.

- **Le lifting cervico-facial**, cou et face, permet d'intervenir sur le cou, le double menton, les bajoues, les joues, les sillons nasogéniens, les pommettes.

- **Le lifting frontal** s'attache à rehausser la peau et les muscles du front.

- **Les liftings temporal et temporal profond** permettent d'agir sur la patte d'oie des yeux, l'affaissement de la queue des sourcils et les pommettes.

- **Le lifting endoscopique** est une méthode d'intervention utilisée dans le lifting frontal ou temporal.

- **Le mask lift** est un lifting profond du haut du visage qui obéit à des indications très particulières dans la mesure où il modifie la morphologie du visage.

Voir...
Le lifting cervico-facial, en p. 97

Le lifting frontal, en p. 106

Les liftings temporal et temporal profond, en p. 111
Le lifting endoscopique, en p. 113
Le mask lift, en p. 115

DES TECHNIQUES ET DES OBJECTIFS

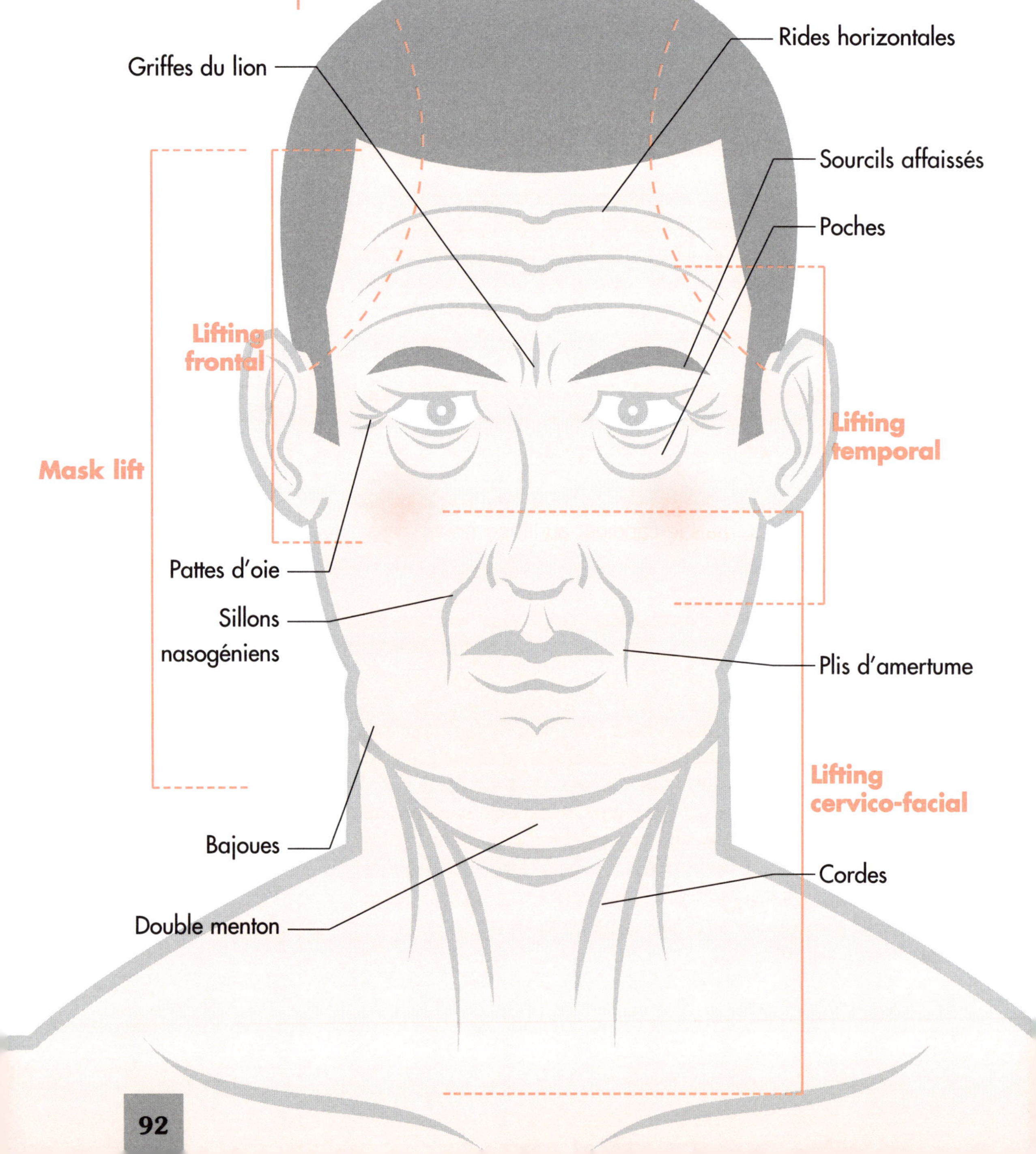

Ainsi, à côté des liftings classiques, les liftings localisés ont une action limitée et ne s'adressent qu'aux hommes jeunes ou en association avec une autre technique ou encore comme lifting secondaire.

! Quelle que soit la technique retenue, des milliers de liftings sont effectués avec succès chaque année.

Les conditions d'un lifting réussi

■ Afin de choisir le type de lifting nécessaire et la technique appropriée, le chirurgien demande au patient de montrer des photographies anciennes qui mettent bien en évidence son mode de vieillissement et la transformation de ses traits avec les années. Ainsi, à partir d'une technique de base uniforme — restructuration des muscles et redrapage de la peau —, le chirurgien pourra choisir le lifting adapté à l'état actuel du patient.

■ Ici, plus encore que pour toute autre intervention, il est essentiel que le chirurgien présente à son patient des résultats de liftings d'autres hommes. Certes il faut bien comprendre qu'il ne s'agit là que d'exemples, mais le candidat au lifting pourra ainsi mieux se rendre compte de ce qu'il peut attendre d'une telle intervention.

■ L'état général du patient doit faire l'objet d'un bilan d'autant plus complet que la candidat est plus âgé. Mais, s'il est correct, rien ne s'oppose à poser l'indication d'un lifting même chez un homme de 75 ans.

■ La motivation doit être attentivement écoutée et « entendue ». On évaluera le contexte psychologique dans lequel se situe la demande de rajeunissement et l'ancienneté de ce projet.

La qualité de la motivation est certainement le meilleur garant de la satisfaction de l'opéré. On interrogera donc le patient sur les événements récents qui l'ont poussé à consulter, les changements de vie affective (rencontre d'une compagne plus jeune, divorce...), professionnelle (recherche d'emploi), sa volonté de « renarcissisation », etc.

Il est à noter qu'un état dépressif ne constitue pas une contre-indication absolue, mais mérite une étude plus approfondie. L'avis d'un psychologue voire d'un psychiatre pourra être utile. On se méfiera par contre d'une demande brutale à la suite d'un choc affectif. Mieux vaut attendre un peu. En fait, chaque demande est spécifique.

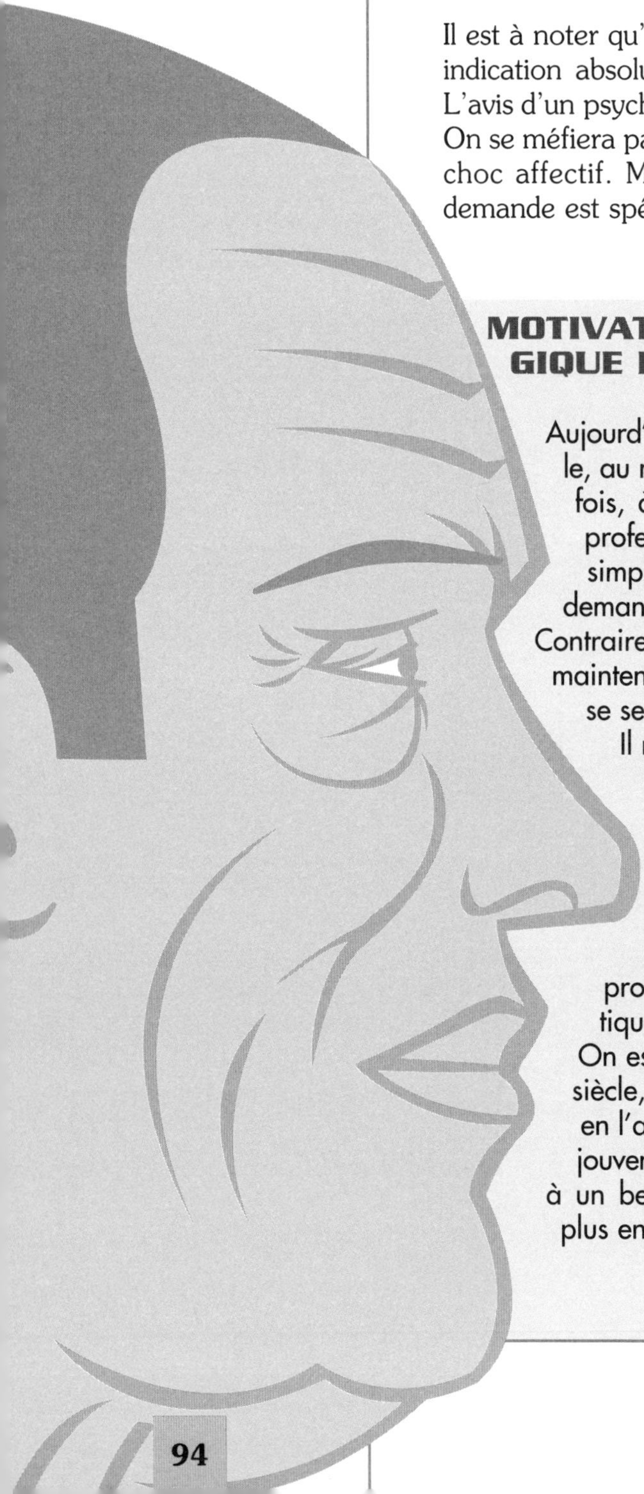

MOTIVATIONS ET PROFIL PSYCHOLOGIQUE DES CANDIDATS AU LIFTING

Aujourd'hui, le lifting n'est plus réservé à une élite sociale, au monde de la communication ni, comme autrefois, à celui du spectacle. L'allongement de la vie professionnelle active, l'allongement de la vie tout simplement rendent de plus en plus fréquentes les demandes de rajeunissement.

Contrairement à ce qui s'observait au début du siècle, maintenant, un homme de 60 ans en parfaite santé ne se sent pas vieux et ne veut surtout pas le paraître. Il ne s'agit pas d'un simple refus de vieillir, mais d'une demande légitime d'offrir aux autres, et à soi-même, une apparence plus en conformité avec son moi intérieur. Le lifting est un véritable désir de réhabilitation de l'image fracturée du moi.

La demande émane de tous les milieux socioprofessionnels, monde des affaires, sphère politique, milieux culturel, sportif ou militaire.

On estime que parmi les enfants nés en cette fin de siècle, plus de la moitié deviendra centenaire. Ainsi, en l'absence de découverte d'un produit miracle de jouvence, la chirurgie de rajeunissement est promise à un bel avenir et sera donc vraisemblablement de plus en plus pratiquée.

LA CONSULTATION

Avec le temps, le message renvoyé par le visage devient univoque. Ne se voient plus que l'inéluctable affaissement des structures, la fatigue du temps, liés au vieillissement. Il faut restructurer, relever — en anglais *to lift* — le physique et partant, bien souvent, le moral.
Le patient se plaint très souvent d'avoir l'air fatigué alors qu'il est en pleine forme.

▶ L'interrogatoire

Le praticien interroge le patient sur :
- son âge ;
- ses antécédents médicaux ;
- l'existence de liftings antérieurs ;
- son mode de vie et les facteurs de vieillissement cutané tels que le tabagisme, la pratique d'un sport au soleil, la consommation d'alcool, les habitudes alimentaires ;
- son état psychologique ;
- les motivations qui le poussent à vouloir bénéficier de cette intervention, son désir, par exemple, de rester séduisant, d'avoir l'air jeune et dynamique au travail, le désir d'une nouvelle vie, etc.

▶ L'examen clinique

C'est au chirurgien esthétique d'apprécier l'importance du vieillissement et son mode, car tous les visages ne vieillissent pas de la même manière.
Le chirurgien pratique une analyse lésionnelle et note :
- la position des sourcils, souvent affaissés ;
- l'état de vieillissement des paupières supérieures, qui peuvent être tombantes, et des paupières inférieures, qui peuvent être altérées par des poches ;
- la position des pommettes qui tendent à s'estomper ;
- la ptôse des joues qui deviennent bajoues, venant ainsi altérer l'ovale du visage ;

FAIRE

Arrêter de fumer au moins trois semaines avant l'intervention.
Le tabac détruit la micro-circulation capillaire de la peau du visage et accélère son vieillissement.
Surtout, le tabagisme constitue un facteur de risque important dans un lifting.

Se laver les cheveux la veille de l'intervention.

- le menton qui devient parfois double menton. Il évalue alors l'angle cercico-mentonnier en appréciant la position de l'os hyoïde ;
- le cou qui s'avachit et se flétrit et se marque parfois de cordes résultant d'une contraction des muscles peauciers.

Le chirurgien apprécie encore l'accentuation des sillons cutanés et des rides :
- sur le front raviné par des rides horizontales ;
- entre les sourcils, où s'inscrivent des rides verticales appelées communément « griffes du lion », qui donnent un air si sévère ;
- à l'angle externe de l'œil marqué par de fines ridules appelées patte d'oie ;
- l'accentuation des sillons nasogéniens ;
- l'apparition à la commissure des lèvres des plis d'amertume.

Il apprécie enfin le degré de vieillissement de la peau, son relâchement responsable de la ptôse des traits, ses cassures et des taches éventuelles.
Il termine son examen en se plaçant derrière le patient qui se regarde dans le miroir. Il simule par des tractions sur la peau les corrections que le patient désire et qu'il réalisera par l'intervention adaptée. Ainsi le patient comprendra l'amélioration qu'il peut attendre des interventions possibles.

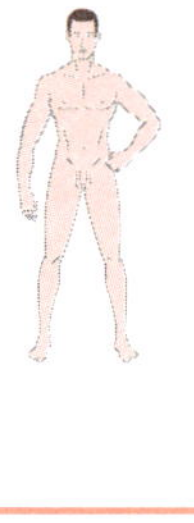

VOIR AUSSI

L'anesthésie, p. 33
Les cheveux, p. 126
La consultation, p. 23
Le double menton, p. 80
L'épilation, p. 224
Les injections de comblements, p. 210
Les joues, p. 280
La laserbrasion, p. 208
La liposculpture, p. 236
Les paupières, p. 118
La peau, p. 176
Les peelings, p. 200
Les pommettes, p. 84
Les rides, p. 198
La toxine botulique, p. 215

LE LIFTING CERVICO-FACIAL

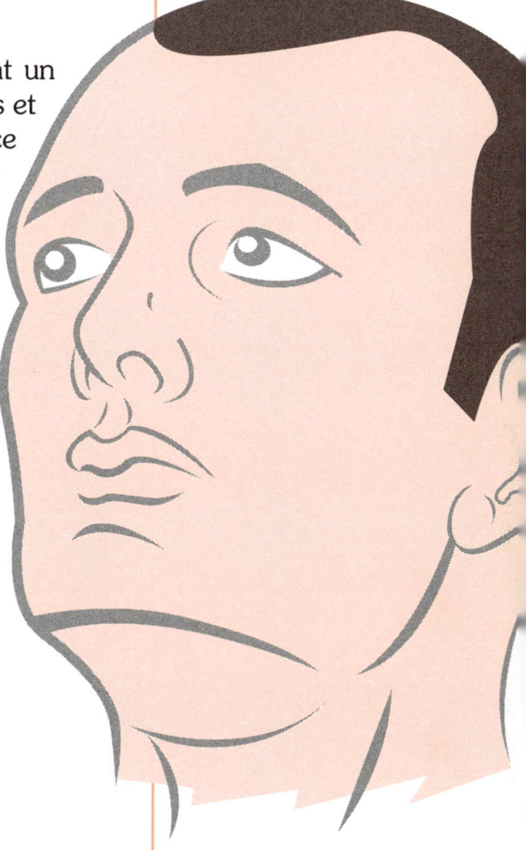

L'objectif du lifting cervico-facial est d'offrir au patient un cou mieux dessiné, un ovale du visage rétabli, des joues et des pommettes restructurées et bien en place. Pour ce faire, le chirurgien esthétique va littéralement replacer tout ce qui s'est affaissé sous l'effet de l'âge.

Le principe

Il s'agit de remettre en tension les muscles du visage et de redraper ensuite la peau par-dessus les plans profonds restructurés en lui imprimant un mouvement en haut et en arrière et en en enlevant l'excédent. Les tissus reprennent ainsi leur place.

Des techniques encore plus modernes se proposent d'agir sur les diverses structures soit globalement, soit en les dissociant (lifting composite). On peut aussi agir plus profondément au ras du squelette en désinsérant tous les tissus de couverture.

Le coût

— De 22 000 à 35 000 francs.

L'arrêt de travail

— Variable, il est d'environ 10 jours.

LE SYSTEME MUSCULO-APONÉVROTIQUE SUPERFICIEL (SMAS)

Les techniques actuelles ne consistent plus à tirer et à tailler. On est passé de la couture à l'architecture. Le lifting est devenu profond et non superficiel. Il restructure les tissus sous-jacents à la peau, c'est-à-dire le système musculo-aponévrotique superficiel — (SMAS) formé des muscles peauciers de la face ou muscles de la mimique — qu'on replace par un travail de plicature ou de lambeaux.

C'est la tension du système musculo-aponévrotique superficiel qui régit la régularité du visage et du cou. Pour le retendre et obtenir un lifting durable, il faut soit plicaturer les muscles, soit les décoller et les repositionner.

On peut ainsi regalber les pommettes, remonter les sillons nasogéniens et les commissures des lèvres et effacer les bajoues.

VRAI

On peut se faire lifter passé 70 ans.

On peut procéder à plusieurs liftings. L'opération peut être répétée 2 ou 3 fois.

Le lifting n'est pas douloureux.

LES INDICATIONS

Le lifting cervico-facial est recommandé à ceux qui présentent un vieillissement du cou et des deux tiers inférieurs du visage.

À qui s'adresse cette intervention ?

- A tous ceux qui présentent un aspect fatigué, un visage marqué par une accumulation de graisse entraînant la formation de bajoues, de sillons nasogéniens exagérés, d'un double menton et dont l'angle cervico-mentonnier a disparu. L'âge du premier lifting est très variable. Il dépend du vieillissement du patient et de ses desiderata. De 40 à 80 ans, et plus...

Ce qu'on peut en attendre

D'une façon générale, une correction des stigmates de vieillissement du cou et des 2/3 inférieurs du visage avec,

- au niveau cervical :
  - la suppression du double menton,
  - la restauration de l'angle cervico-mentonnier,
  - un regalbage du cou ;

- au niveau facial :
  - une restructuration des pommettes,
  - une atténuation des sillons nasogéniens,
  - la restauration de l'ovale du visage,
  - la suppression des bajoues.

Ce qu'elle ne corrige pas

- Le tiers supérieur du visage, front et sourcils, dont la correction relève d'autres liftings.

- Les paupières et le tour de bouche qui seront corrigés par des interventions spécifiques.

- les rides et ridules ne sont pas corrigées, car le lifting ne traite pas les altérations cutanées.

L'ANGLE CERVICO-MENTONNIER ET L'OS HYOÏDE

L'angle cervico-mentonnier, qui définit le galbe du cou est marqué par l'os hyoïde. La position haute ou basse de l'os hyoïde, sur lequel sont fixés de nombreux muscles du cou, détermine cet angle.
S'il est haut placé, l'angle cervico-mentonnier est fermé, aigu ou en angle droit, et le cou est long et bien galbé.
Au contraire, s'il est bas situé, l'angle est ouvert et le cou lui-même est court et mal dessiné avec un aspect de « faux double menton », même chez un homme jeune ne présentant aucun excès de graisse à ce niveau.

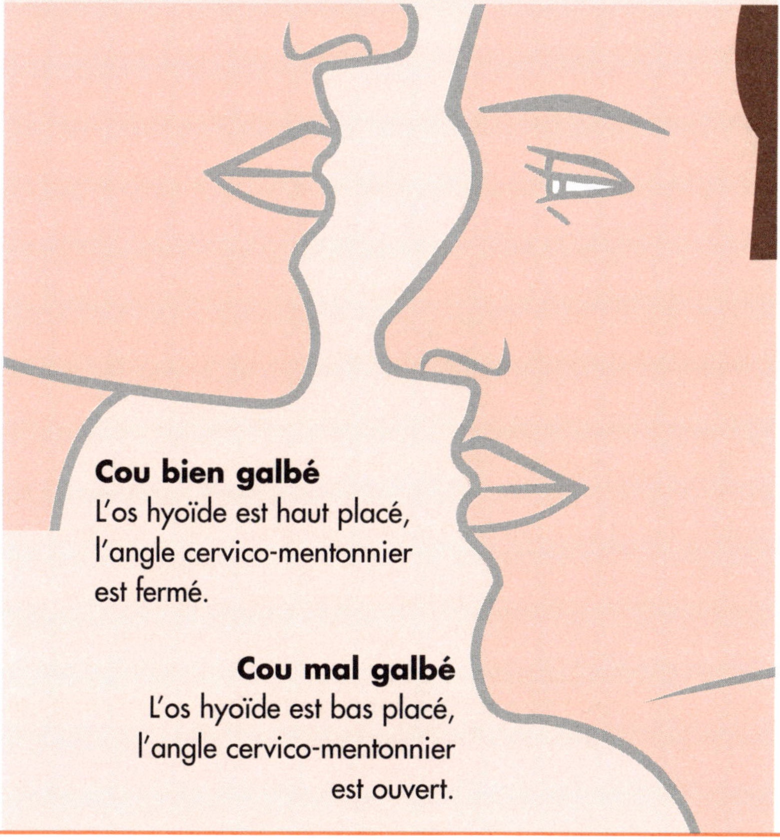

Cou bien galbé
L'os hyoïde est haut placé, l'angle cervico-mentonnier est fermé.

Cou mal galbé
L'os hyoïde est bas placé, l'angle cervico-mentonnier est ouvert.

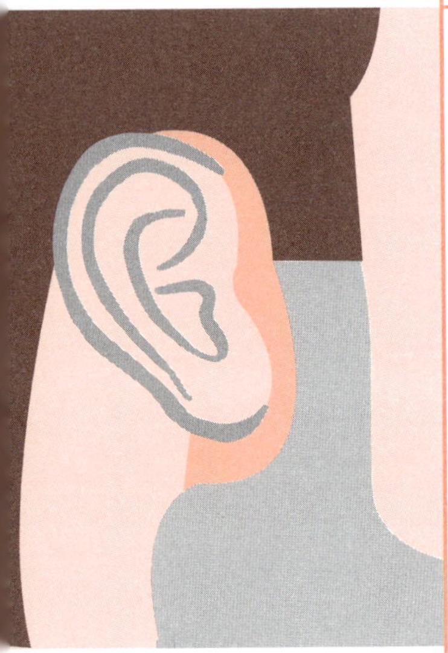

Espace glabre préauriculaire et sous le lobule

L'INTERVENTION

Le déroulement

- **Le tracé.** Le chirurgien marque sur le visage du patient l'emplacement des incisions, donc des futures cicatrices.
- **L'anesthésie.** L'intervention se déroule sous anesthésie générale ou neuroleptanalgésie.
- **L'incision.** Elle obéit chez l'homme à un tracé particulier conditionné par la barbe. L'implantation de la barbe et ses contours sont très variables d'un homme à l'autre, mais répondent à des normes précises. Elle ménage constamment une zone glabre, c'est-à-dire sans poils, devant l'oreille et sous le lobule.

  Lors d'un lifting, la peau subit un mouvement ascendant et en arrière, si bien qu'avec une incision classique comme chez la femme, les poils auraient tendance à pousser jusqu'à l'oreille, ce qui n'est pas souhaitable, tant pour des raisons esthétiques que pratiques, tenant alors à la difficulté de se raser. Ainsi, pour la première partie de l'incision, plusieurs modalités sont possibles.

  Généralement, l'incision débute dans la patte chevelue, qu'elle coupe transversalement, puis passe en avant de l'oreille dans le sillon qui la sépare de la joue, et contourne ensuite le lobe à quelque distance. Dans ce cas, si la pousse de la barbe est satisfaisante, la cicatrice est peu dissimulée, mais sa bonne qualité habituelle la rendra vite imperceptible (schéma 1).

  L'autre possibilité est d'adopter le tracé utilisé chez la femme, qui suit le relief antérieur de l'oreille et contourne le lobe. Cette façon de faire oblige, chez l'homme, à cause de la barbe, à détruire les bulbes pileux aberrants soit en per-opératoire en les extirpant de la face profonde de la peau, soit en pratiquant une épilation définitive (schéma 2).

  Le tracé est ensuite classique : derrière l'oreille, dans le sillon rétro-auriculaire, où elle se perd. Enfin elle s'infléchit horizontalement en arrière pour rejoindre les cheveux de la nuque dans lesquels elle se dissimule.

Les types d'incisions dans un lifting cervico-facial

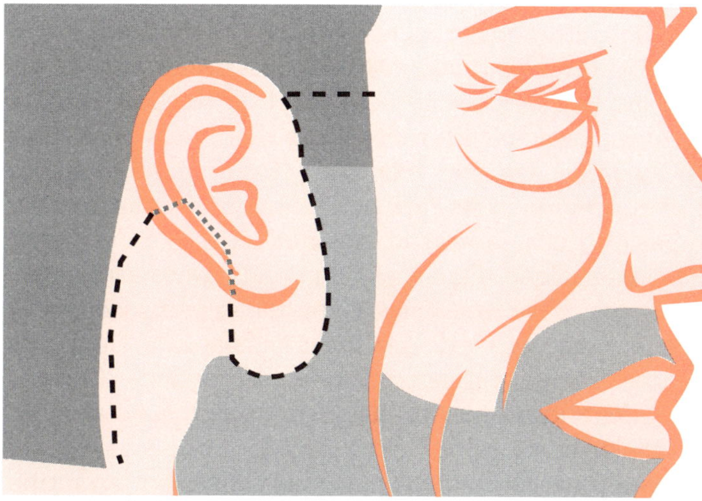

1. Tracé de l'incision devant l'oreille

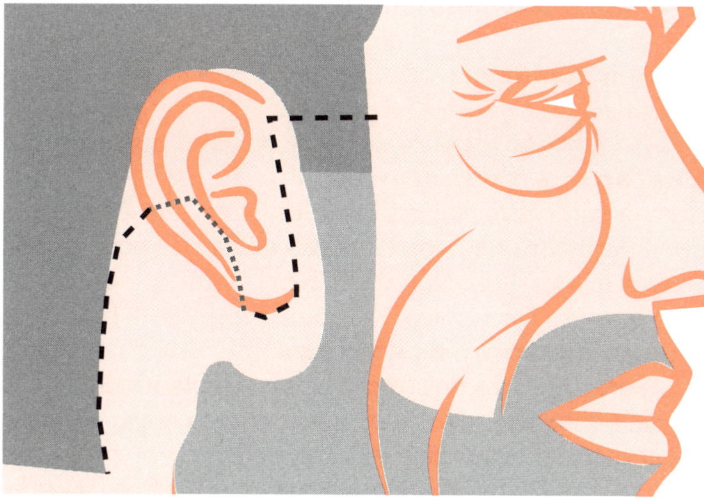

2. Tracé identique à celui pratiqué chez la femme

FAIRE

Avant l'intervention
Éviter de se faire couper les cheveux juste avant l'intervention, car ils aideront à mieux dissimuler les fils.

LE PLUS

Quand la peau est tirée en arrière, la barbe a tendance à pousser jusqu'au bord de l'oreille. Si cela gêne le patient, on pourra éventuellement lui conseiller quelques séances d'épilation définitive pour éradiquer ces poils ectopiques.

- **Les gestes**. On pratique une liposculpture des bajoues et du cou s'il y a un double menton.
  Puis on procède au décollement du plan cutanéo-graisseux sur une large étendue : cou, joues et pommettes.
  Le chirurgien repère le plan profond, appelé SMAS, sur lequel est effectué un travail délicat de restructuration en trois dimensions. Le SMAS est disséqué et refixé, ou plicaturé selon les cas, permettant le repositionnement des structures faciales. La peau est alors redrapée selon un mouvement en haut et en arrière, en évitant de lui imprimer toute traction intempestive pour un résultat plus naturel. L'excédent cutané est alors réséqué. On installe enfin des drains aspiratifs.
- **Les sutures**. Elles sont faites d'une façon particulièrement minutieuse pour obtenir des cicatrices de bonne qualité, tandis que le cuir chevelu est refermé avec des agrafes. Comme celles-ci n'étranglent pas les bulbes pileux, on évite ainsi les risques d'alopécie.
- **Le pansement.** On met en place un pansement en forme de casque pour une durée de 24 heures.

La durée de l'intervention
— 3 heures.
Le séjour en clinique
— 24 heures.

Les variantes techniques

Une incision complémentaire sous le menton peut être pratiquée pour permettre dans certains cas difficiles d'agir sur les muscles relâchés de la portion médiane du cou.

Les interventions associées

Dans le cadre d'un rajeunissement, une blépharoplastie est fréquemment associée, car des paupières sénescentes risquent de choquer dans un visage rajeuni. De même, on pourra associer selon les cas un resurfacing au laser, un peeling, ou une dermabrasion péribuccale.

LES SUITES OPÉRATOIRES

Immédiates

- L'intervention est peu douloureuse, mais elle est rendue inconfortable dès le lendemain par une sensation de tension du visage et une insensibilité.
- L'apparition d'ecchymoses et la formation d'un œdème sont habituelles.
- Au 1er jour, on procède à un retrait du pansement et des drains éventuels.
- Au 8e jour, les ecchymoses disparaissent et l'œdème se résorbe grâce à des anti-inflammatoires.
- Du 5e au 14e jour, on procède à l'ablation progressive des fils et des agrafes.
- Au 10e jour, la tension désagréable du visage régresse.
- Pendant un à deux mois, un certain degré d'insensibilité du avisage persiste. La précision de l'expression n'est retrouvée qu'à cette date.

! Le patient est « présentable » pour des relations sociales ou professionnelles au bout de 2 semaines.

Secondaires

- Les cicatrices continuent à évoluer pendant 2 à 3 mois, puis elles s'améliorent jusqu'au 12e mois.

! Le résultat du lifting se voit bien au bout de 3 mois. Il est encore meilleur à 6 mois.

Complications et aléas

Naturellement, la rigueur du geste ainsi que sa parfaite maîtrise technique permettent d'éviter la plupart des complications et aléas qui seront néanmoins citées pour mémoire, malgrès leur rareté.

FAIRE

Garder la tête surélevée plusieurs jours par des oreillers pour limiter la formation de l'œdème.

Faire un premier shampooing dès le lendemain mais ne pas sécher les cheveux avec un séchoir chaud.

Laisser pousser la barbe durant une dizaine de jours après l'opération car elle a le même rôle de camouflage que le maquillage chez la femme. Elle dissimule les ecchymoses.

FAIRE

Se raser devant l'oreille et plus en arrière sur le cou du fait de la transposition de la barbe qui a été reculée.

Il faut utiliser un écran total si l'on doit sortir au soleil.

ATTENTION !

Pas de surmenage la première semaine.
Il faut rester au calme.

Ne pas fumer pendant au moins encore trois semaines, car le tabac augmente
les risques de nécrose
et retarde la cicatrisation.

Utiliser un rasoir électrique pendant deux à trois mois. La peau des joues reste insensible pendant quelque temps.

Ne pas s'exposer au soleil pendant 3 mois pour éviter des problèmes de pigmentation définitive de la peau.

Immédiats

- La survenue d'un hématome peut être liée à une hypertension artérielle. Il sera évacué par ponction ou, plus rarement, par une reprise.
- L'infection sera prévenue par une antibiothérapie.
- Une nécrose cutanée limitée peut se rencontrer, notamment chez les grands fumeurs. Elle sera réglée par cicatrisation secondaire ne laissant que peu de séquelles.
- Une fistule salivaire est exceptionnelle. Elle guérit spontanément.
- Il peut arriver un petit retard de cicatrisation derrière l'oreille.

Secondaires

- En dehors des atteintes d'un rameau du nerf facial qui sont très rares et généralement régressives en quelques semaines, on a pu noter différentes séquelles comme la malposition du lobule de l'oreille, une alopécie temporale, des cicatrices élargies avec non repousse des cheveux à leur emplacement.
- On constate parfois une asymétrie post-opératoire, souvent liée à une asymétrie pré-opératoire. Enfin, une insuffisance de correction fera l'objet d'une retouche en ambulatoire.

LES RÉSULTATS

L'effet du lifting cervico-facial est réel, stable et durable. Il est même saisissant tant il est spectaculaire. Le patient en tire un grand réconfort psychologique.
Il montre un visage reposé et rajeuni, tout à fait naturel, d'où ont disparu les principaux stigmates de l'âge. En particulier dans son dessin et dans la disparition des excès cutanés et graisseux qui affectent sa morphologie.
L'ovale est rétabli, les plis du cou et des joues ne sont plus que mauvais souvenirs...
Si le visage continue de vieillir comme auparavant, l'effet de rajeunissement est définitivement acquis. Fait essentiel, les traits n'ont pas changé.

La pérennité des résultats
On estime que l'effet d'un lifting cervico-facial dure en général de 7 à 10 ans. Passé ce délai au terme duquel il est possible de refaire un lifting, les patients continuent à paraître plus jeunes que s'ils n'avaient pas été liftés. Même si le processus de vieillissement se poursuit, l'effet de rajeunissement est définitivement acquis. Attention toutefois à l'hygiène de vie ! Le tabagisme, la consommation d'alcool, la mauvaise alimentation, la sédentarité affectent le minois. Etre beau n'empêche pas de vivre sainement... même si l'on peut bénéficier de plusieurs liftings dans une vie.

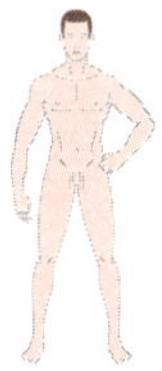

VRAI

Un lifting rajeunit d'environ 10 ans, mais tout dépend du patient.

Un lifting cervico-facial ne change pas les traits.

Le visage, après un lifting, continue à vieillir normalement.

ATTENTION !

Le lifting ne fige pas les traits du visage. C'était vrai autrefois, car on n'agissait que sur la peau. Aujourd'hui, le travail associé sur les muscles assure un aspect naturel.

Le lifting ne provoque pas de perte de cheveux.

Non ! Un lifting cervico-facial ne se repère pas tout de suite. Les familiers perçoivent un changement mais ne savent pas à quoi l'attribuer.

LE LIFTING FRONTAL

Le lifting frontal a pour objectif de corriger le vieillissement du tiers supérieur du visage, c'est-à-dire le front et la région orbitaire.
Le lifting frontal est une intervention qui a la possibilité d'être effectuée seule ou d'être effectuée en association avec un lifting cervico-facial.

LES INDICATIONS

Le lifting frontal restitue au patient un air plus reposé, plus jeune. Il est indiqué dans les cas d'altérations du front et du contour des yeux dues au vieillissement.

À qui s'adresse cette intervention ?

- A tous ceux qui présentent des rides frontales verticales ou horizontales, des sourcils tombants, le coin externe des yeux affaissé, ce qui leur donne un air soucieux, sévère et triste, voir rébarbatif.

- Aux hommes âgés de 40 ans à 70 ans et plus, si leur état général leur permet de supporter cet acte chirurgical.

- Aux jeunes adultes auxquels des défauts structurels donnent un air triste.

! Attention ! Une calvitie avancée, qui ne permet pas de dissimuler les cicatrices, peut être une contre-indication à un lifting frontal.

Ce qu'on peut en attendre

- Un rajeunissement du front et du regard par l'atténuation des rides horizontales et la suppression des rides verticales inter-sourcilières, « les rides du lion » ;
- Un relèvement de la ligne des sourcils ;
- Un front lisse et remodelé ;
- Un adoucissement de la forme des arcades sourcilières.

Ce qu'elle ne corrige pas

- Le lifting frontal, comme les autres, n'arrête pas le processus de vieillissement des parties du visage concernées. Toutes les rides ne sont pas supprimées. En particulier, les rides d'expression. La peau ne devient pas totalement lisse.

LA CONSULTATION

L'examen clinique précise la position du sourcil dont la queue, l'extrémité externe, doit être en regard du bord supérieur de l'orbite. La hauteur du front est mesurée ainsi que celle de la paupière supérieure. Le patient est ainsi examiné au repos et à la mimique en lui demandant de relever les sourcils. On apprécie le degré éventuel de calvitie.

Le coût

— De 18 000 à 25 000 francs.

L'arrêt de travail

— Variable. Environ 10 jours.

LE TEST

Face au miroir, placer les doigts de part et d'autre du visage, sur les tempes. Tirer et faire doucement remonter la peau pour retendre le front et faire remonter les sourcils. On a ainsi une idée approximative du résultat d'un lifting frontal.

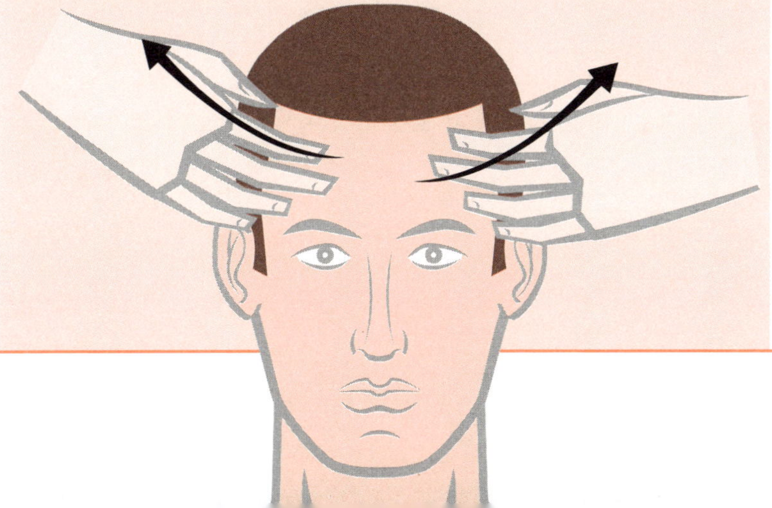

LE MOINS

Le lifting frontal est de plus en plus souvent remplacé par des techniques plus modernes et plus performantes, telles que le lifting frontal endoscopique, qui permet les mêmes gestes, mais fait l'économie de cette grande incision.

L'INTERVENTION

Le lifting frontal se propose de rehausser les tissus affaissés du front, et surtout d'en supprimer les rides par action sur le muscle frontal qui est affaibli par résection partielle.

Le déroulement

- **Le tracé.** Sur le patient éveillé, le chirurgien repère les rides frontales au repos et à la mimique, et il les trace au marqueur. Il évalue aussi la position idéale des sourcils. Puis il repère également le tracé de sa future incision.
- **L'anesthésie.** Neuroleptanalgésie ou anesthésie générale.
- **L'incision.** Plusieurs incisions sont possibles en fonction de l'implantation capillaire et particulièrement de l'existence et de la profondeur de golfes temporaux. Généralement, elle se fait dans le cuir chevelu, derrière la ligne frontale des cheveux, d'une oreille à l'autre. D'où la contre-indication chez le chauve. Une incision précapillaire, c'est-à-dire devant les cheveux, est possible. La cicatrice devient très discrète en quelques mois.

Incision intracapillaire

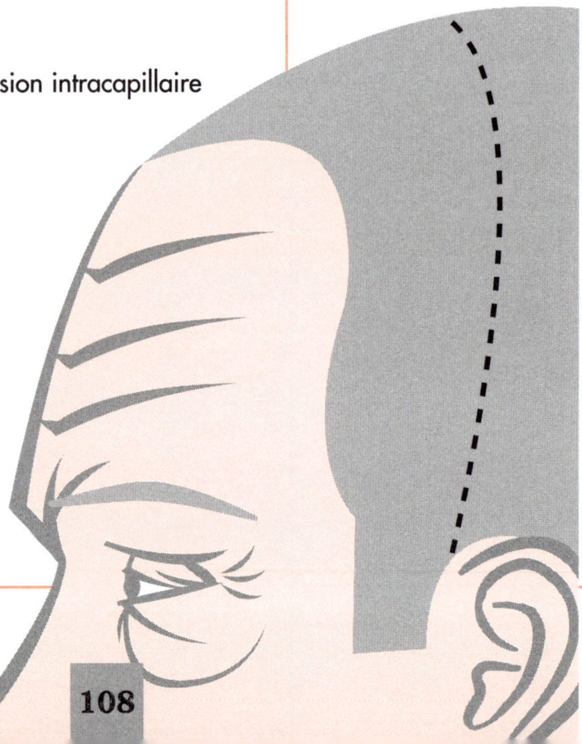

Incision précapillaire

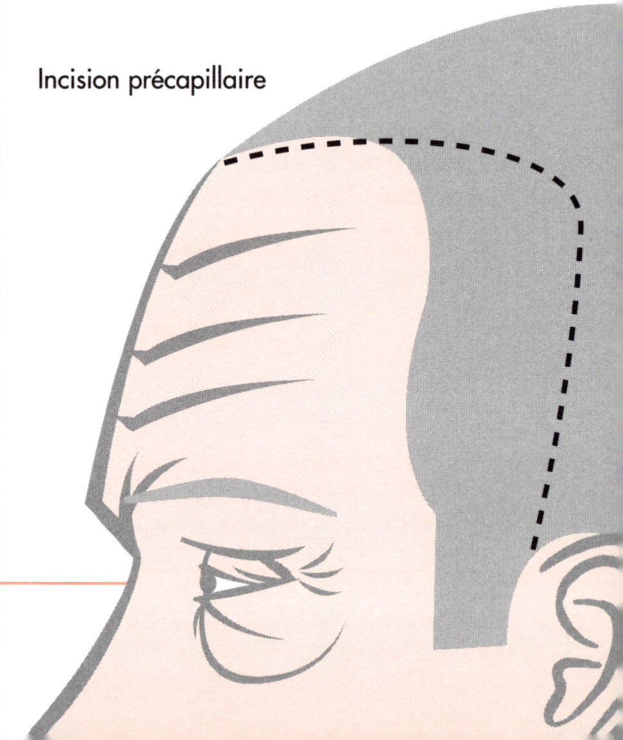

- **Les gestes.** Le chirurgien décolle les plans jusqu'à l'arcade sourcilière et travaille sur les muscles responsables des rides. Il redrape la peau et procède à l'ablation de l'excès cutané. L'incision est fermée par des agrafes.
- **Les gestes associés.** Si cela est nécessaire, on procède au remodelage du front ou des arcades sourcilières par meulage des os.
- **Le pansement.** Un pansement compressif est mis en place.

! Les agrafes n'étranglent pas les bulbes pileux. Ainsi, on minimise les risques d'alopécie temporaire.

La durée de l'intervention
— 1 heure.
Le séjour en clinique
— 24 heures.

Les interventions associées
Si cela est nécessaire, le chirurgien peut également procéder à un peeling, une dermabrasion, des injections de collagène, un resurfacing au laser, une blépharoplastie. Le plus souvent, le lifting frontal est associé à un lifting cervico-facial.

LES SUITES OPÉRATOIRES

Immédiates
- L'intervention est peu douloureuse.
- L'apparition d'ecchymoses et la formation d'un œdème sont habituelles. La prescription d'anti-inflammatoires est systématique.
- On retire le pansement dès le premier jour.
- Au bout de 8 jours, les ecchymoses disparaissent, de même que l'œdème, qui se résorbe.
- Au 10e jour, on procède au retrait des agrafes.

FAIRE

Se laver les cheveux le jour suivant l'intervention.

Attendre un mois avant de se faire couper les cheveux.

NE PAS FAIRE

Reprendre immédiatement des activités sportives. Il faut attendre 4 à 6 semaines.

S'exposer au soleil. Il faut attendre 6 semaines.

VRAI

On peut encore élever les sourcils après un lifting frontal. Leur mobilité est préservée si la résection du muscle frontal a été adaptée.

Secondaires

- Pendant un mois, le front reste insensible.
- Une alopécie temporaire est possible.

! Les résultats peuvent être appréciés au bout d'un mois.

Complications et aléas

- On a pu noter, très rarement, une atteinte temporaire d'une branche du nerf facial provoquant une parésie régressive en 2 à 3 mois. De même, il arrive parfois qu'on remarque une discrète asymétrie des sourcils.
- Le patient peut garder un air comme étonné, si l'effet de l'intervention est excessif ou si l'indication a été mal posée.
- On a également décrit un élargissement de la cicatrice intra-capillaire avec zone alopécique. Ceci se corrige par une reprise de cicatrice ou des greffons de cheveux.

LES RÉSULTATS

Le front serein, les rides envolées, le regard agrandi et reposé. Le patient... (et ceux qui le connaissent, qui se demandent ce qu'il a bien pu faire pour avoir si bonne mine quand même !) a perdu son air de père sévère.
L'aspect parfois très austère du vieillissement a déserté pour une dizaine d'années son front.

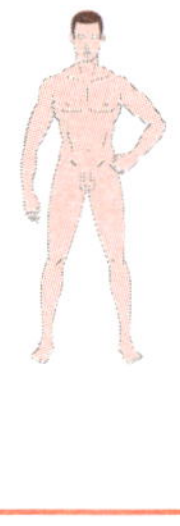

LE LIFTING TEMPORAL

Ce lifting a longtemps eu mauvaise réputation. Autrefois qualifiée de lifting mannequin, l'intervention consistait à effectuer de petits décollements cutanés qui étaient responsables de cicatrices alopéciques souvent très disgracieuses.
Le lifting temporal étant un lifting localisé, il a nécessairement une action limitée à son territoire.
Cette intervention est le plus souvent pratiquée en même temps que la blépharoplastie, une opération visant à supprimer ou à atténuer les altérations des paupières dues à un vieillissement prématuré ou non.

LES INDICATIONS

À qui s'adresse cette intervention ?

- Aujourd'hui, les techniques de lifting profond autorisent à le proposer chez des hommes jeunes dont les stigmates de vieillissement sont encore limités.

Ce qu'elle corrige

- Le lifting temporal permet de corriger l'affaissement de la queue du sourcil, les rides de la patte d'oie, la chute de la pommette et, éventuellement, l'affaissement du coin externe de l'œil.

L'INTERVENTION

Le déroulement

- **Le tracé.** Le chirurgien repère sur le patient éveillé et assis l'emplacement des incisions.
- **L'anesthésie.** L'intervention se déroule sous neuroleptanalgésie.
- **L'incision.** Elle se fait au-dessus de l'oreille et se perd dans le cuir chevelu, derrière la bordure temporale des cheveux.

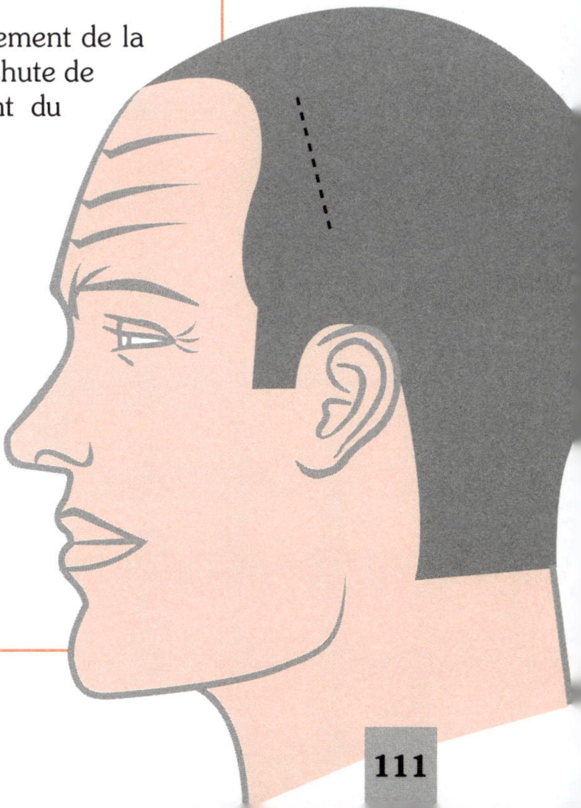
Tracé de l'incision

LE PLUS

On n'hésitera pas à compléter une blépharoplastie par un lifting temporal, car l'effet de rajeunissement n'en sera que plus probant.

- **Les gestes.** Les tissus sont décollés jusqu'au sourcil. Celui-ci est alors repositionné et la peau redrapée et réséquée. L'incision est suturée par des agrafes.
- **Le pansement.** On met en place un pansement compressif.

Le coût
— De 18 000 à 25 000 francs.
La durée de l'intervention
— 60 minutes.
Le séjour en clinique
— L'intervention a lieu en ambulatoire.
L'arrêt de travail
— De 4 à 5 jours.

LES SUITES OPÉRATOIRES

Comme l'intervention est légère, les suites sont simples et peu douloureuses.
❒ Au 3e jour, les ecchymoses disparaissent et l'œdème se résorbe.
❒ Au 10e jour, on retire les agrafes.

! Les résultats peuvent être appréciés au bout d'un mois. Les cicatrices laissées par un lifting temporal sont invisibles, puisqu'elles sont dissimulées.

Complications et aléas

On observe très rarement une difficulté transitoire à relever le sourcil, liée à une petite parésie d'un rameau du nerf facial.

LES RÉSULTATS

La sévérité et la tristesse du regard ont disparu de façon durable. L'effet est spectaculaire. Le regard s'éclaire. Si les paupières se plissent dans un sourire, c'est la malice qui l'emporte !

LE LIFTING ENDOSCOPIQUE

Également appelé endolift, le lifting endoscopique permet de traiter les mêmes problèmes que le lifting frontal ou le mask lift. Il permet d'obtenir les mêmes résultats par une voie d'accès plus réduite. Aussi certains chirurgiens ont-ils totalement abandonné ces deux techniques au profit exclusif du lifting endoscopique.

Le principe

Un matériel optique miniaturisé, relié à une caméra vidéo, permet d'effectuer les gestes habituels du lifting frontal grâce à de minuscules incisions pratiquées dans le cuir chevelu par lesquelles on introduit les instruments chirurgicaux.

L'INTERVENTION

Généralement, trois incisions sont pratiquées dans le cuir chevelu, pour l'introduction des tubes qui permettent de passer une gaine pour la lumière et la vidéo, ainsi que les instruments, un microbistouri et des minipinces.

Le déroulement

- **Le tracé.** Sur le patient éveillé, le chirurgien repère les rides frontales au repos et à la mimique. Il apprécie la position idéale des sourcils et repère le tracé des incisions.
- **L'anesthésie.** Elle se déroule sous neuroleptanalgésie ou anesthésie générale.
- **L'incision.** 3 à 5 mini-incisions dans le cuir chevelu suffisent.
- **Les gestes.** Le chirurgien opère en visualisant ses gestes sur un écran vidéo. Il peut ainsi, comme dans un lifting frontal, travailler sur les muscles responsables des rides horizontales et des rides du lion, remonter les sourcils, agir sur la forme de l'œil. Un meulage des arcades sourcilières est aussi possible. L'endolift permet également d'effectuer certaines des corrections apportées par le lifting cervico-facial, comme le remodelage des pommettes.

CONTRE-INDICATION

L'endolift ne convient pas aux sujets dont la peau est très relâchée et qu'il faut nécessairement réséquer.

LE PLUS

L'intérêt est évident. Les cicatrices sont minimes et invisibles, et l'intervention moins lourde qu'un lifting frontal traditionnel.

L'endolift a comme avantage de permettre à la peau de se redraper d'elle-même sans qu'il soit besoin de la réséquer.

Le coût
— De 18 000 à 22 000 francs.
L'arrêt de travail
— Variable, il est d'environ 10 jours.
La durée de l'intervention
— De 1 h à 1 h 30.
Le séjour en clinique
— 24 heures.

Les suites

Si les suites du lifting sous endoscopie sont plus rapides, les complications et les aléas sont les mêmes que ceux des liftings frontal ou temporal.

L'alternative

On peut encore faire mieux en utilisant la toxine botulique.

Elle permet, sans intervention chirurgicale, d'agir en les paralysant sur les muscles responsables des rides du front.

LES RÉSULTATS

Les résultats sont aussi probants que ceux des autres liftings. Et ceux obtenus par la toxine botulique le sont tout autant.

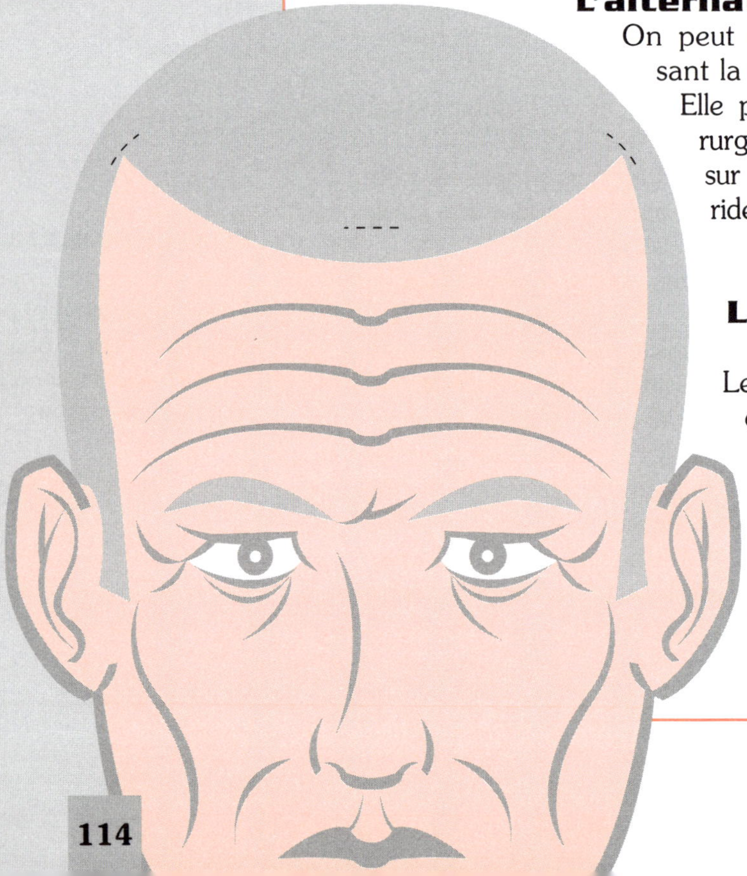

Tracé des incisions endoscopiques

LE MASK LIFT

Le mask lift est une technique de dissection de la face qui consiste à soulever du squelette le « masque facial », c'est-à-dire tout ce qui se trouve en avant de lui : muscles, graisse et peau. Avec le mask lift, on corrige les défauts des deux tiers supérieurs du visage. Son action peut être comparée à celle d'un lifting frontal étendu et profond, associé à un lifting temporal et à un lifting centrofacial, dont le résultat est plus une modification des traits qu'un rajeunissement. Mais il ne corrige que peu la bajoue et pas du tout le cou.

LES INDICATIONS

Il s'agit certainement de l'une des seules interventions de chirurgie esthétique à propos de laquelle on puisse légitimement parler de transformation du visage.
Elle impose donc une grande rigueur dans ses indications, et dans l'évaluation psychologique du patient.

À qui s'adresse cette intervention ?

- On peut envisager ce type de lifting chez les patients qui présentent un visage lourd, des yeux tristes, des pommettes insuffisamment marquées et des arcades sourcilières trop accentuées.

Ce qu'on peut en attendre

- Un changement certain de la physionomie, car le front peut être agrandi et ses rides — horizontales et du lion — effacées, les pommettes peu marquées augmentées, les arcades sourcilières remodelées, la fente des yeux réorientée, donc le regard modifié.

Ce qu'elle ne corrige pas

- Le mask lift, comme tous les autres liftings, n'interrompt pas le processus de vieillissement du visage, dont il ne corrige pas le tiers inférieur ni le cou.

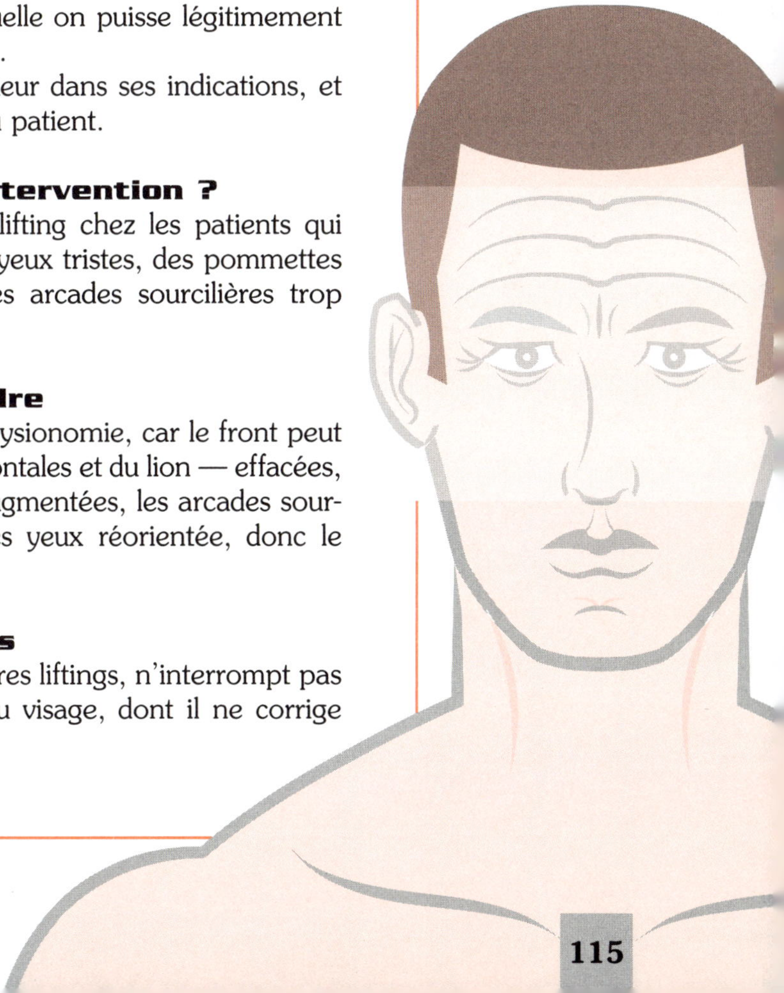

L'INTERVENTION

Le déroulement

- **Le tracé.** Le chirurgien repère, sur le patient éveillé, au repos et à la mimique, les rides frontales, la position idéale des sourcils les modifications à apporter aux arcades sourcilières, aux orbites et aux pommettes. Il trace l'emplacement de la future incision.
- **L'anesthésie.** Le mask lift est une intervention lourde effectuée sous anesthésie générale.
- **Les incisions.** Plusieurs incisions sont possibles en fonction de l'implantation capillaire et particulièrement de l'existence et de la profondeur de golfes temporaux. Généralement, elle se fait dans le cuir chevelu, derrière la ligne frontale des cheveux, d'une oreille à l'autre. D'où la contre-indication chez le chauve. Une incision précapillaire, c'est-à-dire devant les cheveux, est possible. La cicatrice devient très discrète en quelques mois. Une incision complémentaire dans la bouche peut parfois être nécessaire.
- **Les gestes.** Le chirurgien procède à un lifting profond, dit sous périosté. Il repositionne tous les tissus qui sont littéralement désinsérés de l'os. Après ablation d'une bande de cuir chevelu, il suture avec des agrafes. On obtient en fonction des gestes effectués, une transformation radicale de la physionomie du patient puisqu'on peut transformer tout le haut du visage. Ce qui explique la possibilité de suites opératoires prolongées.

- **Le pansement.** Pose d'un pansement pour 24 heures.

Le coût
— De 20 000 à 30 000 francs.
La durée de l'intervention
— De 1 h 30 à 2 heures.
Le séjour en clinique
— 24 heures.
L'arrêt de travail
— 15 jours.

LES SUITES OPÉRATOIRES

Immédiates

- Le premier jour, on retire le pansement.
- Au 8ᵉ jour, on ôte les agrafes.
- L'œdème met de 3 à 4 semaines pour se résorber.

! Les résultats peuvent être appréciés au bout de 1 à 2 mois.

Complications et aléas

- On peut noter parfois une asymétrie de la fente palpébrale, corrigée par une retouche.
- Une paralysie temporaire due à un étirement nerveux peut survenir.

LES RÉSULTATS

Tout a changé. Des traits et du regard. De ce qui se voit de la personnalité. Peut-être le patient a-t-il découvert son autre soi-même. En tout cas, il va vivre longtemps avec lui, car les effets du mask lift sont stables et durables. Mais c'est peut-être bien, comme le dit Fénelon « *la joie de son cœur qui éclate maintenant sur son visage* ».

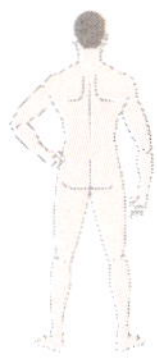

VRAI

Au cours du mask lift, on peut créer un œil en amande ou œil de biche, en fait très peu demandé chez l'homme, car plus spécifiquement féminin.

VRAI

Le mask lift change la physionomie, car il s'agit plus d'une intervention de morphochirurgie que de chirurgie de rajeunissement.

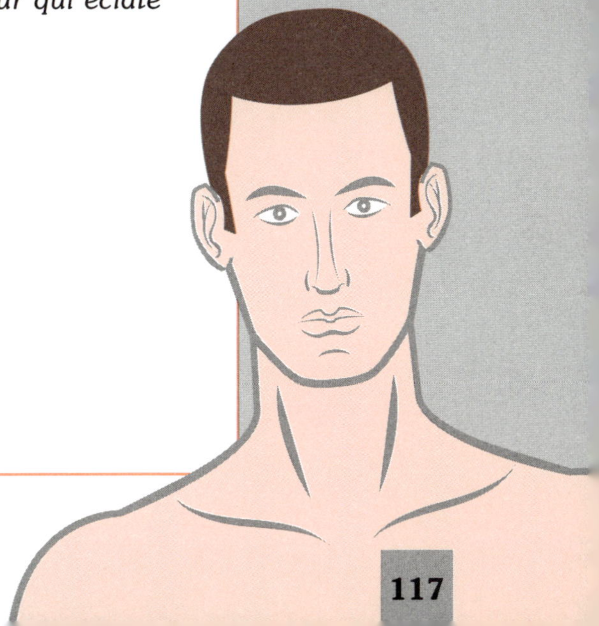

LES PAUPIÈRES

On regarde toujours l'autre dans les yeux, car le regard ne saurait mentir. On lit tout dans les yeux. Mais parfois le regard nous trahit. En particulier quand les paupières, qui vieillissent très précocement en raison de la finesse de la peau, donnent un air fatigué, même si l'on se sent en pleine forme. C'est le moment d'envisager une blépharoplastie

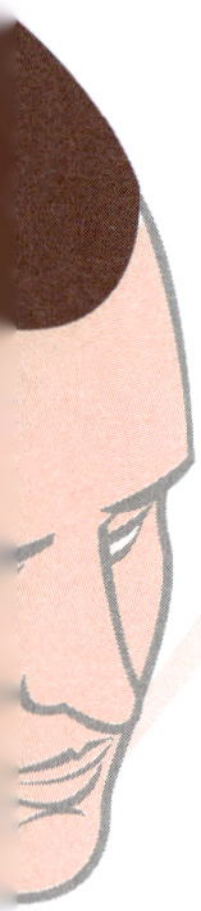

La chirurgie des paupières, ou blépharoplastie, vise à corriger les lésions, dues à la fatigue, à l'hérédité, ou au vieillissement, qui affectent les paupières. Les quatre, deux supérieures et deux inférieures. C'est sur la paupière que l'on trouve la peau la plus fine de l'organisme. Il n'est donc pas étonnant qu'elle vieillisse très précocement.
La paupière supérieure est souvent marquée par un excès de peau qui vient retomber comme un rideau sur les cils.
La paupière inférieure, dès la trentaine parfois, est alourdie par des poches qui ajoutent 20 ans à la physionomie, avec en prime un air de fêtard ou d'ivrogne, non mérité.
Le chirurgien peut opérer les paupières dès que ces défauts apparaissent, car ils altèrent la beauté du regard, sa vivacité et sa jeunesse. Il interviendra selon les cas, sur les paupières supérieures ou inférieures, et parfois même sur les quatre.
La blépharoplastie, en améliorant l'esthétique des paupières, rend au patient un regard jeune, reposé et naturel.

LES INDICATIONS

À qui s'adresse cette intervention ?

- Aux hommes à partir de la quarantaine, et, d'une façon générale, à tous ceux dont le regard trahit leur âge par des excès cutanés ou des amas graisseux.

- Aux hommes plus jeunes parfois, quand les paupières portent des signes précoces de fatigue tels que poches sous les yeux, phénomène souvent héréditaire.

Ce qu'on peut en attendre

- La disparition ou l'atténuation de façon durable des disgrâces esthétiques des paupières.

- La correction des paupières supérieures tombantes et/ou alourdies de graisse.

- La correction des paupières inférieures affaissées et/ou affectées de poches de graisse.

Ce qu'elle ne corrige pas

- Les ridules de la patte d'oie, encore appelées « rides d'expression ». Elles donnent souvent du caractère au regard, particulièrement chez l'homme, et ne nécessitent pas forcément d'être traitées. Si leur correction est souhaitée, on peut les combler ou les traiter au laser.

- La chute de la queue du sourcil, qui sera traitée si nécessaire par un lifting temporal ou endoscopique, ou par des injections de toxine botulique.

- La coloration des cernes.

LES INDICATIONS DE LA BLÉPHAROPLASTIE

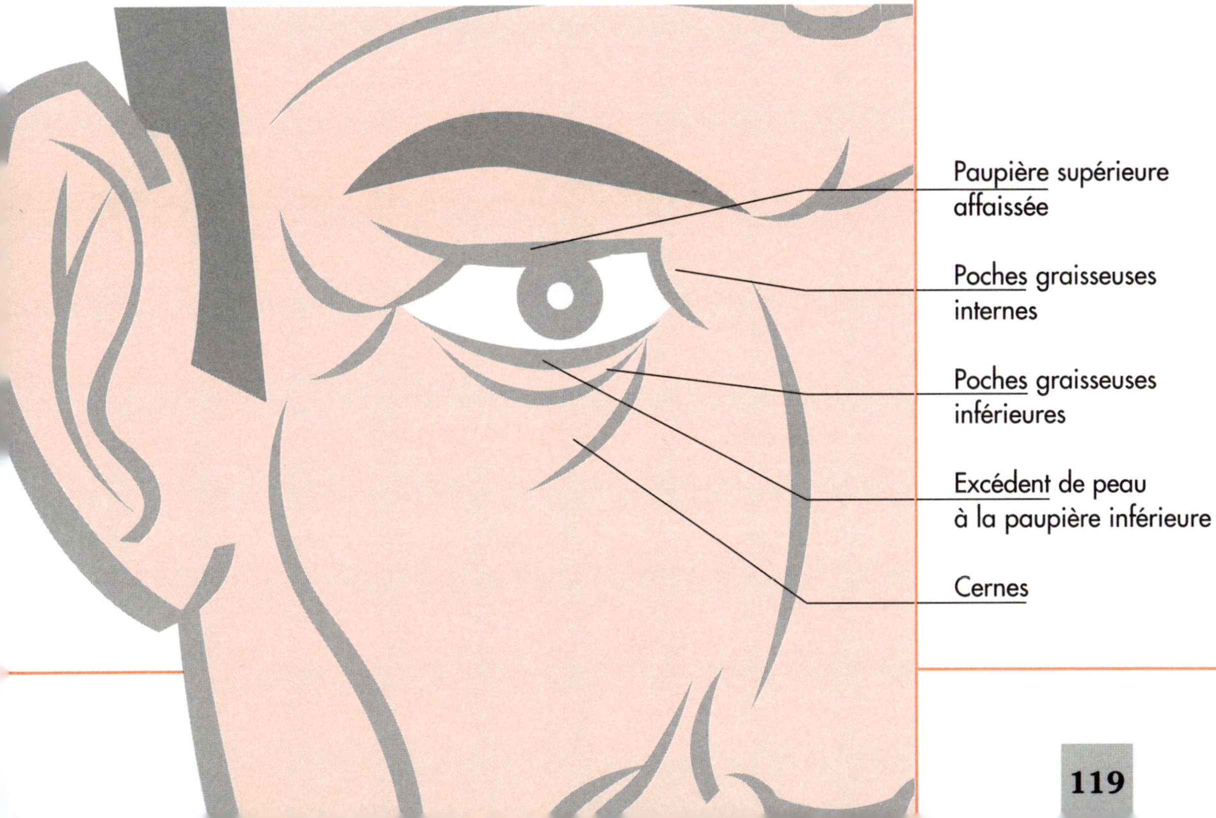

LA CONSULTATION

Le chirurgien examine les paupières.
A la paupière supérieure, il évalue l'importance de l'excès cutané et la présence de petits amas graisseux, bien mis en évidence par une pression sur le globe oculaire.

A la paupière inférieure, il apprécie le simple aspect fripé de la peau ou un franc excès cutané, ainsi que la présence de poches qu'il pourra examiner par la même manœuvre que précédemment, ou en demandant au sujet de diriger le regard vers le haut. Il testera également la tonicité de la paupière, souvent faible chez l'homme âgé, afin de prévenir le risque d'ectropion post-opératoire.

Le chirurgien apprécie aussi la hauteur du sourcil. S'il est trop affaissé, ce pourra être l'indication d'un lifting frontal associé.

Il s'enquiert de tout problème oculaire pouvant nécessiter une consultation ophtalmologique pré-opératoire.

Le coût
— Il dépend du type d'anesthésie, de l'importance de l'intervention, ainsi que des gestes éventuellement associés.
— De 7 000 à 14 000 francs pour les paupières supérieures.
— De 8 000 à 15 000 francs pour les paupières inférieures.
— De 12 000 à 22 000 francs pour les quatre paupières.
L'arrêt de travail
— Environ une semaine.

L'INTERVENTION

Le déroulement

- **Le tracé.** Le chirurgien marque sur le patient assis le tracé des incisions et repère l'emplacement des hernies graisseuses.

VRAI

Une blépharoplastie bien faite ne change pas le regard.

- **L'anesthésie.** L'intervention se déroule le plus souvent sous neuroleptanalgésie. En fonction de l'âge du patient et des gestes éventuellement associés, comme un lifting, l'anesthésiste pourra pratiquer une anesthésie générale.
- **Les gestes.**

▶ Paupière supérieure

Le chirurgien incise la peau dans le pli naturel, à mi-hauteur des paupières. Il résèque un croissant de peau et procède, si besoin est, à l'ablation des hernies graisseuses. Puis il suture.

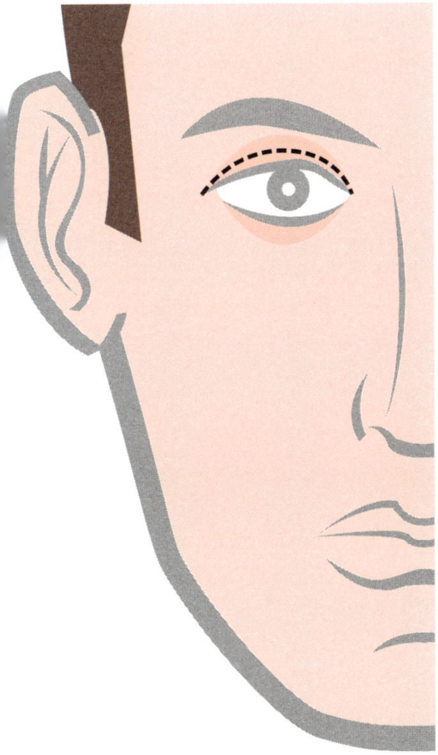

Paupière supérieure
Incision dans le pli naturel

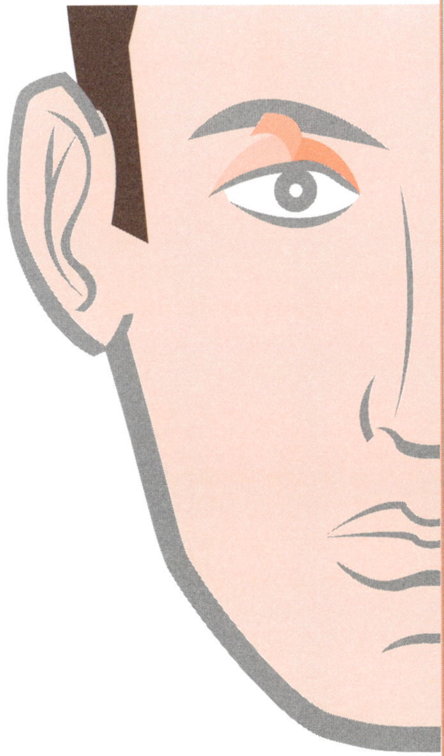

Paupière supérieure
Résection des poches graisseuses

- Paupière inférieure
  L'incision est pratiquée au ras des cils. Le chirurgien procède ensuite à la résection des poches de graisse, au redrapage cutané et à l'ablation de l'excès de peau. Puis il suture.

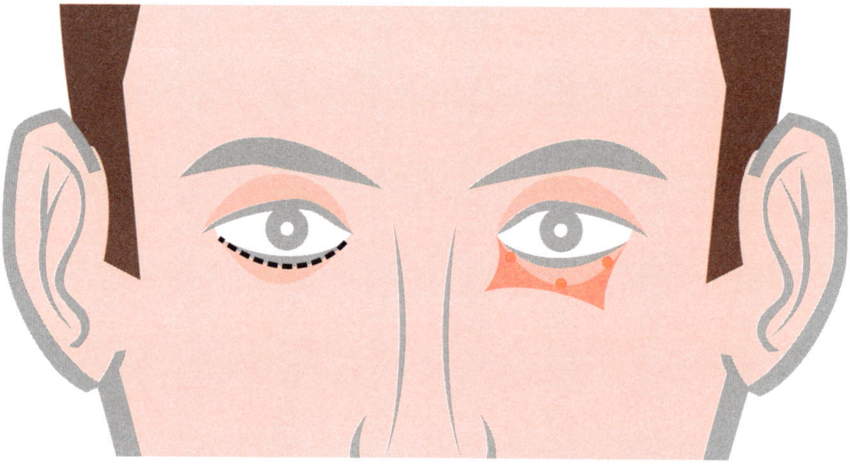

Paupière inférieure
Incision au ras des cils

Paupière inférieure
Résection des poches graisseuses

- **Le pansement.** Il est fait de bandelettes autocollantes, qui restent en place quelques heures.
- **Les cicatrices.** Elles siègent, à la paupière supérieure dans le pli palpébral supérieur ; à la paupière inférieure au ras des cils.

La durée de l'intervention

— Paupières supérieures : 30 à 45 minutes.
— Paupières inférieures : 30 à 45 minutes.
— Quatre paupières : 1 h à 1 h 30.

Le séjour en clinique

— L'intervention a lieu en ambulatoire. En cas d'anesthésie générale, le patient reste hospitalisé 24 heures.

Les variantes techniques

L'intervention sur la paupière inférieure peut s'effectuer par voie endoconjonctivale chez un sujet jeune, qui ne présente pas d'excédent cutané. Comme l'incision est effectuée à l'intérieur de la paupière, la cicatrice est invisible.

Les interventions associées

■ La canthopexie

Ce procédé technique est pratiqué isolément, ou au cours d'une blépharoplastie ou d'un lifting. Il consiste à modifier l'orientation de la fente palpébrale en relevant le coin externe de l'œil.
Il est indiqué lors d'une blépharoplastie, si la tonicité de la paupière inférieure est faible.

■ Autres gestes associés

- Comblement des rides de la patte d'oie.
- Resurfacing au laser de la paupière inférieure.
- Traitement des rides du lion avec de la toxine botulique.
- Lifting frontal si le sourcil est très abaissé.

■ Désorientalisation de paupières

- Chez les Asiatiques, la désorientalisation de paupières consiste à créer un pli à la paupière supérieure et à supprimer le repli de peau au coin interne de l'œil.

LES SUITES OPÉRATOIRES

L'intervention n'est pas douloureuse. L'opéré quitte la clinique le jour même, les stigmates de l'intervention masqués par des lunettes teintées.

Immédiates

❒ L'œdème des premiers jours est prévenu par des compresses de sérum glacé ou un masque réfrigérant.

VRAI

Une blépharoplastie ne modifie pas l'acuité visuelle. C'est impossible.

VRAI

Il faut garder les yeux bandés pendant 24 heures. Non, deux à trois heures suffisent.

- Les ecchymoses durent quelques jours.
- Un larmoiement excessif ou encore une discrète irritation oculaire seront traités par une instillation de collyre, 3 fois par jour.
- Le patient est prévenu qu'une occlusion incomplète des paupières peut survenir pendant les premiers jours. D'où la nécessité d'instiller du collyre.
  Il lui faudra de plus éviter la fatigue oculaire importante causée par la télévision, l'usage d'un ordinateur, le soleil ainsi que la poussière.
- Les fils sont retirés au cinquième jour, ce qui permet de reprendre une vie sociale rapidement.
- La persistance d'ecchymoses oblige à porter des verres fumés ou à utiliser un correcteur de teint.
- Le patient peut remettre ses lentilles de contact au bout d'une semaine.

! Le résultat est excellent dès la fin du premier mois.

Secondaires

- Dans les pays chauds, on appliquera un écran total pour protéger les cicatrices du soleil pendant trois mois, ce qui permet d'éviter les risques de pigmentation.

! Le résultat définitif n'est appréciable qu'à partir du deuxième ou du troisième mois, quand la cicatrice n'est plus inflammatoire.

Complications et aléas

Immédiats

- Une conjonctivite est aisément traitée par un collyre.
- L'ectropion, ou œil rond, est une déformation de la paupière inférieure découvrant anormalement le blanc de l'œil sous l'iris. Il est souvent transitoire et spontanément régressif.

Secondaires

- De petits kystes de la grosseur d'une tête d'épingle, dits kystes épidermiques, qui apparaissent sur la cicatrice, se résorbent d'eux-mêmes ou avec des soins locaux.
- L'œil creux, formé à la suite d'un excès de résection des poches graisseuses, est rare.

LES RÉSULTATS

La blépharoplastie est une intervention très valorisante qui donne d'excellents résultats. Les cicatrices sont insoupçonnables. Les poches ne réapparaissent pas.
Le regard retrouve sa fraîcheur et son naturel d'une façon durable et quasi définitive.

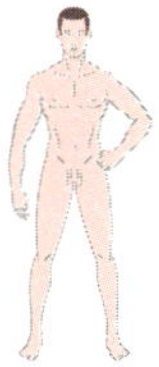

FAUX !

Une blépharoplastie se repère tout de suite.
Non, on se dit que la personne a fait quelque chose, mais on ne sait pas quoi !

VOIR AUSSI

L'anesthésie, p. 33
Les cernes, p. 282
La consultation, p. 23
Les injections de comblements, p. 210
La laserbrasion, p. 208
Les liftings, p. 88
La peau, p. 176
Les peelings, p. 200
Les rides, p. 198
La toxine botulique, p. 215

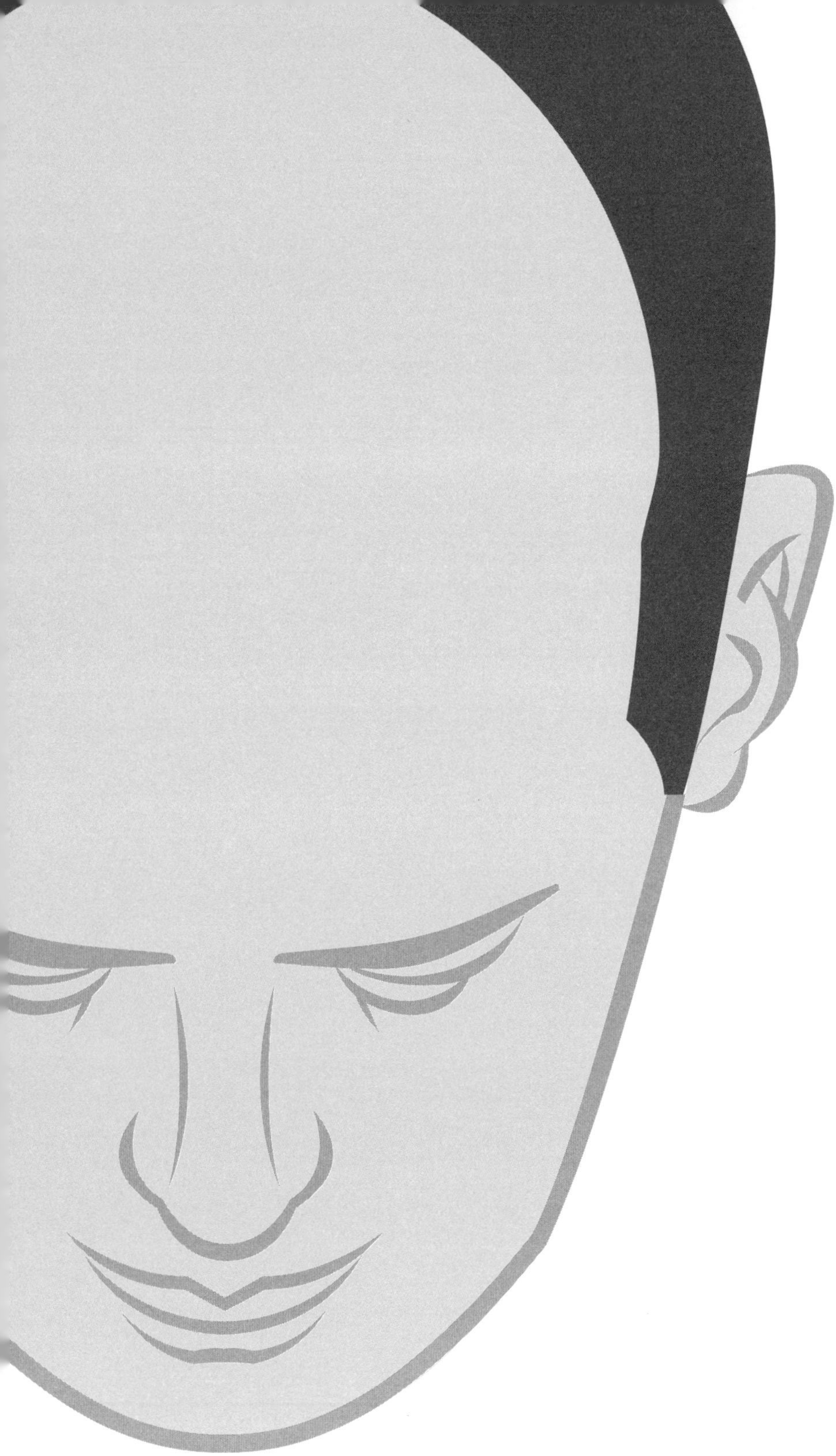

Les

cheveux

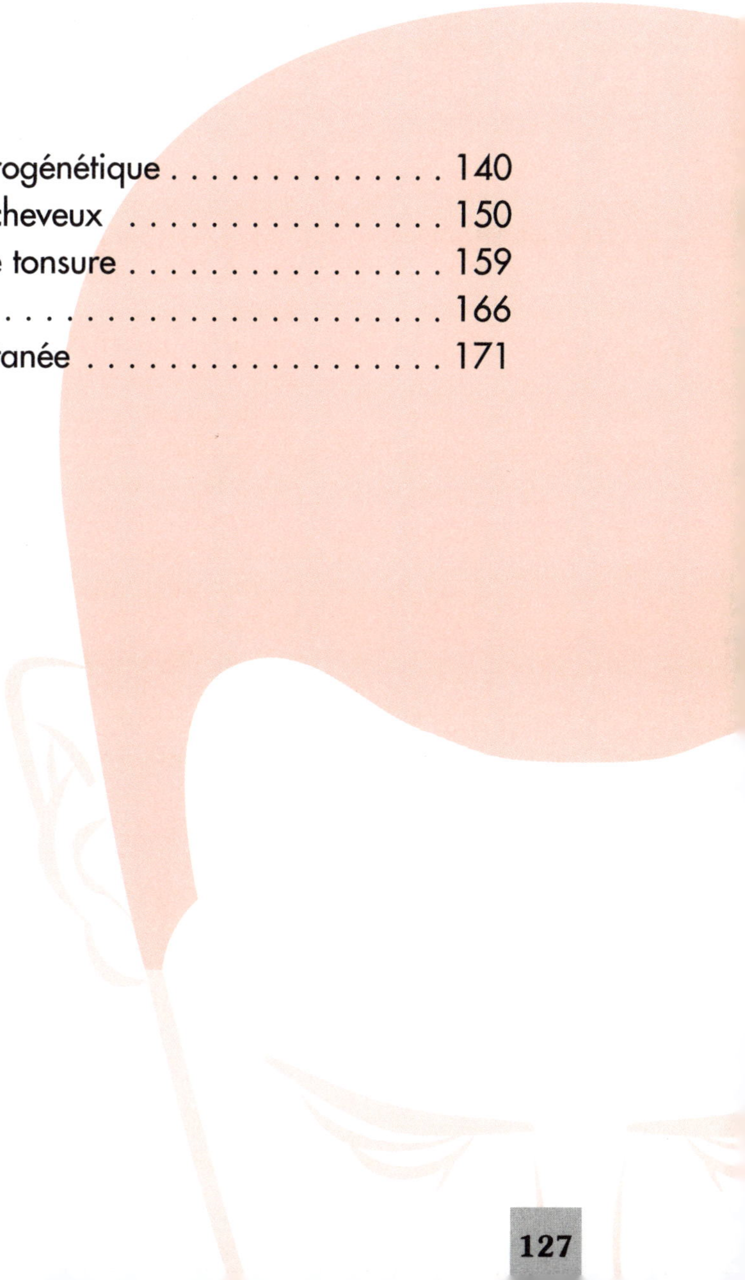

LES CHEVEUX

Où il est question des cheveux, et des rapports de l'homme à la chevelure à travers les âges et les sociétés. Du mal-être qu'engendre leur perte. Et surtout, des méthodes médicales et chirurgicales pour y remédier. Le cheveu maintenant repousse de façon définitive, là où l'on se désespérait de sa chute.

Cela fait des millénaires que la gestion de la pénurie a commencé. Et sans doute même avant. Mais faute de documents... Des millénaires que l'homme se préoccupe de ses cheveux et de leur chute, des millénaires que sa chevelure raréfiée ou perdue l'obsède. Qu'il pare sa crinière de toutes les vertus, et son absence de tous les maux. Partout, en tous temps, en toutes circonstances, voici la chevelure chargée de signes et de symboles, la chevelure, objet inépuisable d'attentions, de soins et de réflexions.

Le cheveu et la langue

La langue traduit bien la constance de cette préoccupation. Les termes cheveu, chevelu, chevelure se retrouvent dans nombre de champs culturels, toujours porteurs d'une valeur positive. La chevelure désigne, en astronomie, les épais tourbillons de la nébulosité d'une comète. Elle est aussi le nom de l'un des ensembles de galaxies les mieux connus, la chevelure de Bérénice.

On parle de cheveux d'anges en décoration et en alimentation. Pour les géologues, les cheveux de Pélé sont des fils de lave, et les aiguilles dressées dans le quartz, des cheveux de Vénus, nom également donné par les botanistes à la Nigelle de Damas.

La langue populaire, quant à elle, a su couper le cheveu en quatre. Généreuse, inventive, elle affuble la tête d'une chevelure. Mais comme le terme n'est pas assez puissant pour rendre compte du cheveu dans tous ses états, elle en ajoute : toison, crinière, tignasse, poil, crin, tiffe, balai-brosse, plume, chichi, douille, persil, cresson, mousse...

Elle use aussi d'une foule d'expressions, pas toutes tirées par les cheveux, pour exprimer maints détours de l'âme, aléas de l'existence ou états physiques. On se fait des cheveux, mais si l'on sait saisir la chance par les cheveux, il n'y aura pas de cheveu dans le potage, et l'on n'aura pas à toucher à un seul cheveu de sa tête. *Ad libitum...*

Une histoire du cheveu

C'est peut-être en histoire que l'usage de ces termes est le plus révélateur de la charge symbolique qui leur est attachée et que l'on peut commencer à deviner la façon dont sont perçus, et se perçoivent, ceux dont le cheveu se fait rare. Les historiens, et Goscinny, nous ont appris que la Gaule chevelue est celle qui résiste à l'envahisseur, qui sait rester indépendante, jusqu'à ce que Jules César, qui lui-même portait couronne de lauriers pour orner son chef dégarni, vainque Vercingétorix qu'il s'empresse de tonsurer pour l'exhiber ainsi, encore mieux défait, dans les rues de Rome. *Vae Victis* ! La défaite était consommée et la tonsure à nu était la marque du vaincu.

Les rois chevelus, les Mérovingiens, n'avaient plus qu'à suivre. Leur longue chevelure était la marque de leur suprême dignité. Il en allait de même pour les Vandales, Wisigoths et autres Goths. Quand ils étaient renversés, destitués, vaincus, on ne les tuait pas. On les tondait. Et toute honte bue, ils finissaient leurs jours, prisonniers et tondus. Déjà !

Le pouvoir avait trouvé le signe de la marginalité. Pas de danger qu'on les ignore parmi la foule. On avait commencé par les esclaves romains, pour qu'on les distingue bien des citoyens.

Ce furent ensuite les prisonniers, les bagnards, afin que nul n'en ignore, et pour d'autres raisons, mais tout autant significatives, les soldats et les moines.

Puis des femmes, dont on dénuda le crâne en 1945, pour bien marquer leur infamie. Ainsi les bourreaux retrouvaient un vieil archétype.

L'absence de cheveu est le signe d'une dégradation de l'individu et de l'humiliation profonde qu'elle lui fait subir.

Voilà qui éclaire quelque peu l'obsession du chauve de recouvrer des cheveux. La demande du patient à la magie, aux remèdes de charlatan, à la cosmétologie, à la médecine, et maintenant à la chirurgie, sa véhémence, la pugnacité de sa démarche, le peu qu'il faut souvent pour le satisfaire, pour apaiser son âme, tout prend racine dans un inconscient collectif planétaire.

LES MOTS

Alopécie

Du grec alopex, le renard, car il peut perdre son pelage au cours de certaines maladies. Chute temporaire ou partielle des cheveux.

Calvitie

Chute définitive des cheveux.

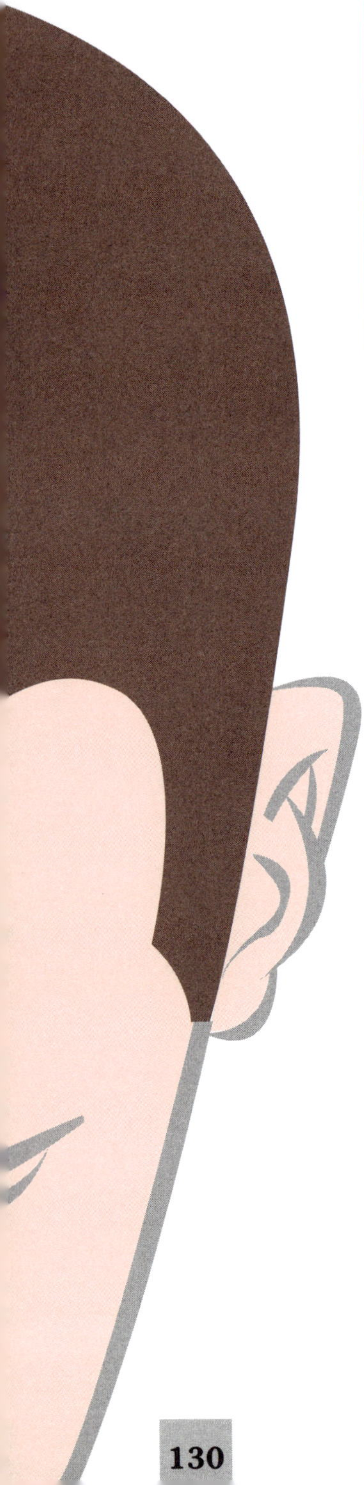

Le cheveu, truchement du divin

Il faut bien revenir à Samson pour expliquer un peu. La leçon est si belle. Samson est un élu. Ses cheveux sont le signe de son alliance avec Dieu, auquel il doit consacrer sa vie.
Et l'ange dit de ne jamais en approcher le rasoir, car ils sont l'auréole de Dieu sur sa tête ! Rasé par la perfide Dalila, il perd la force et la virilité, qui sont donc d'essence divine. Il y a de quoi en complexer plus d'un.
D'autant plus que toutes les religions mêlent le divin aux cheveux. Les prêtres d'Isis se rasent mais conservent une mèche, comme les musulmans, dont leur Dieu se saisira pour les guider au paradis. Les Hindous sacralisent les cheveux qui sont les directions de l'espace. Les Indiens scalpent les vaincus pour s'attribuer leur force, mais aussi pour les empêcher de trouver la paix au paradis. La natte du mandarin est signe d'une sagesse égale à celle des Dieux. Elle est aussi celui de sa virilité et de sa puissance. Comme Samson.
Ainsi donc, voici celui qui commence à perdre, qui est en train de perdre, qui a perdu tous ses cheveux, bien malheureux. Quel que soit son âge, son état, sa fonction. Il sait, dès qu'à vingt ans les premiers cheveux morts restent pris dans la brosse, qu'il va porter les stigmates de la servitude, de la soumission, de la dégradation, qu'il sera l'humilié. La boule à zéro, les faibles, les vaincus, la piétaille armée qu'il faut casser, les moines de tous ordres et de tous dieux, soumis, et aussi abstinents. Évidemment. Car c'est dans le cheveu, dans sa longueur, que sont la beauté, la force, la puissance, le pouvoir de séduction. Donc la sexualité. Donc la liberté.

Le cheveu comme manque

Le chauve est déparé. A l'inverse des skinheads, qui se rasent eux-mêmes et à qui la nudité n'est pas imposée. C'est pour ça qu'ils se démarquent des autres. Comme les rastas. Qui protestent aussi, mais en dreadlocks. Comme les hippies, mais en cheveux longs, en chevelure fleur, célébrés dans *Hair*, avec l'amour libre. Ou comme les punks, qui sont hirsutes, et multicolores. C'est joli... Le matador aussi se laisse pousser les cheveux, en fait une natte, qu'il roule, la *cola*, la queue... Toujours la puissance

Il est isolé, le chauve. Hors mode. Hors norme. Les façons de faire avec le cheveu, long ou court, clair ou foncé, ou coloré, raide, bouclé, ou frisé, apprêté ou naturel, se succèdent, se chevauchent, se télescopent, jamais ne cessent, et toutes valorisent le chevelu. Mais sans les cheveux ? Il n'y a jamais eu de mode. Comment faire avec rien ou si peu ?

Il est désemparé et vit sa calvitie comme une infirmité. Il est sujet à moquerie. Comme le bossu, le bigle, le boiteux, celui qui a de grandes oreilles ou des oreilles décollées, ou Cyrano et les multiples dessins de son nez... Dès ses débuts, Bernard Blier se vit attribuer des rôles de bon gros cocu, bien souvent perçu par les autres comme inférieur, et dans lesquels il sut exprimer la détresse, le malaise et le mal-être du chauve.

A tel point que 98% des hommes qui perdent leurs cheveux ont déjà consulté, qui un médecin, qui un dermatologue, qui un chirurgien, pour mettre fin à cette calamité.

Le patient qui consulte pour la première fois, vient confesser ce poids des symboles, ce poids du regard des autres sur lui. Et aussi la hantise du regard qu'il porte sur lui, sur son devenir. Il dit que la calvitie enlaidit. Et vieillit. Encore l'équation cheveu = jeunesse = force, etc. Il sait bien qu'il y a eu des chauves célèbres. Mais eux aussi ont cherché des remèdes et n'en ont pas tiré gloire. Ramsès II s'enduisait le crâne d'infâmes pommades. Hippocrate cherchait le médicament miracle et a laissé son nom au résidu de cheveux qui ne tombent jamais, ceux qui forment la couronne hippocratique, et qui fourniront les cheveux pour certaines solutions chirurgicales.

Quant à Socrate, lui aussi était chauve, mais il était sage. Ça ne compte pas. François Ier, lui, portait la barbe pour compenser. Et les Louis avec toute leur hérédité, le XIII, le XIV, et leurs perruques, que portèrent aussi le XV et le XVI, pas très fournis sans doute eux non plus. Cette lignée des Capet est un bon exemple. La calvitie est génétiquement programmée.

LE CHIFFRE

90 % des cas d'alopécie chez l'homme sont d'origine androgénétique.

On ne peut donc guère y échapper si quelques ancêtres paternels, mais aussi maternels, ont eu des faiblesses du cuir chevelu. Mais on peut y remédier. Et avec succès, car les moyens d'enrayer ou de pallier la chute des cheveux ne manquent pas.
Depuis l'Égyptien Hakim el Demagh, quatre mille ans avant J.-C., premier spécialiste avéré du cuir chevelu, la connaissance des cheveux n'a cessé de progresser. On a aussi compris qu'il n'y a pas une mais des calvities, qu'à chacune correspond un traitement médical, une technique chirurgicale, qui devront cependant prendre en compte les deux manques, physique et psychologique, éprouvés par le patient.

VIE ET MORT D'UN CHEVEU

Les premiers cheveux apparaissent sur la tête du fœtus au 7e mois de la vie intra-utérine.
Commencent alors des cycles car les cheveux naissent, vivent et meurent. Ils prennent racine dans le cuir chevelu et commencent à pousser à l'intérieur d'un sac, le follicule pileux. C'est là que tout se passe. Le follicule est une véritable matrice où se forme le cheveu ; il contient les vaisseaux sanguins, les nerfs et les cellules, qui par division donneront les fibres des cheveux et leur couleur. Au cheveu lui-même sont rattachés la glande sébacée, qui donne le sébum, une substance graisseuse destinée à le protéger contre les agressions extérieures, et un muscle, dit arrecteur, qui, stimulé par une émotion, le fait, selon l'image populaire, « se dresser » sur la tête. Le cheveu pousse donc par la racine. Comme une plante. Mais là s'arrête l'analogie. Sa croissance s'effectue par cycles. Mais chaque cheveu a son propre cycle indépendamment de celui des autres cheveux.

Le cycle du cheveu

La vie d'un cheveu comprend trois phases de sa naissance à sa disparition.

- **La phase anagène**, qui dure de 3 à 6 ans, et au cours de laquelle le cheveu pousse de façon continue, à raison d'une douzaine de centimètres par an. Soit de 1 à 1,5 centimètre par mois ou encore un demi millimètre chaque jour. Mais cette croissance est inégale selon les régions. Elle est plus rapide en avant qu'en arrière.

- **La phase catagène**, qui dure 3 semaines, au cours de laquelle le cheveu se repose et cesse de croître.

- **La phase télogène**, d'une durée de trois mois ; le temps que met le cheveu à mourir. Il est peu à peu repoussé par un nouveau cheveu et tombe. Le cycle pilaire est achevé. Un autre recommence. Il y en a ainsi 20 à 25 pour chaque bulbe dans une vie d'homme... Cette croissance par cycles explique l'existence d'une chute physiologique de l'ordre de 50 à 100 cheveux par jour. Mais si pour des raisons hormonales, héréditaires ou même psychiques, le cycle s'emballe et se dérègle, la calvitie, peu à peu, s'installe.

LES CHIFFRES

Les bébés ont **1100 follicules** par cm^2 à la naissance et **800** à un an.

A 30 ans, un adulte en a normalement **600**. Mais d'autres n'en ont plus que **200**. Dans ce cas, le cycle pilaire a bien eu lieu, mais sa durée s'est raccourcie au fil des cycles.

L'IMPLANTATION DES CHEVEUX

Les cheveux sont implantés tangentiellement dans le cuir chevelu d'où ils émergent obliquement sauf au niveau des épis. Ainsi ils poussent vers l'avant dans la région frontale, vers l'arrière dans la nuque ou région occipitale, et latéralement dans les régions temporales. C'est à partir d'une zone appelée le tourbillon que les cheveux divergent.

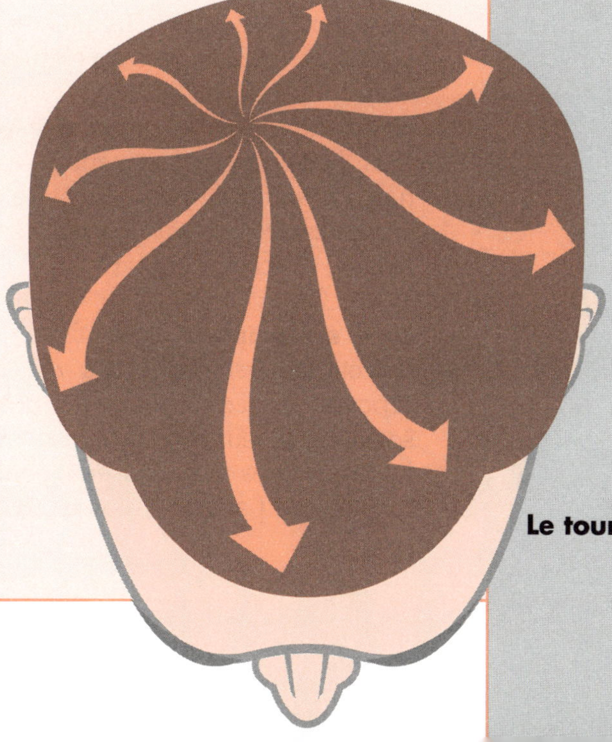

Le tourbillon

LES PRODUITS CAPILLAIRES POUR LE SOLEIL

De nombreux produits protègent et gainent le cheveu contre les effets desséchants du soleil. Ils contiennent des filtres incorporés dans des huiles ou des crèmes que l'on garde toute la journée et qu'on lave le soir.

Que l'on ait tous ses cheveux, qu'ils aient commencé à tomber, ou que l'on suive un traitement contre leur chute, il faut les entretenir. Une belle chevelure faite de cheveux brillants, doux au toucher et abondants est un signe de bonne santé. C'est aussi un atout considérable de la beauté. Comme la peau, l'aspect des cheveux est fonction de l'état physique et psychologique de l'individu et des agressions extérieures. Lorsque l'on est stressé et fatigué, le cheveu est terne, triste, plat, sans tonus, parfois même plus gras. S'il est soumis à des agressions extérieures répétées comme le soleil, la pollution, l'eau de mer, les brushings, il devient sec, rêche, fourchu et sans éclat.

Les types de cheveux

▶ **Normaux.** Brillants, doux au toucher, car naturellement lubrifiés par le sébum qui s'écoule le long du canal folliculaire, ils ne doivent pas poser de problème si on les entretient régulièrement avec des shampooings doux.

▶ **Secs.** Ils ont un aspect terne, sont rêches au toucher et ont une fragilité et une porosité accrues. Les causes sont notamment d'origine interne — endocrinienne ou constitutionnelle — ou externes, les plus fréquentes, celles représentées par les agressions mécaniques ou chimiques mentionnées plus haut.

▶ **Gras.** La chevelure est grasse parce que le cuir chevelu est gras. Les cheveux prennent un aspect gras inesthétique survenant très rapidement après le shampooing. Dans les cas extrêmes, les cheveux s'agglomèrent en mèches lourdes et luisantes, difficiles à coiffer.

Les shampooings

Le but des shampooings est de nettoyer les cheveux et répondre à deux impératifs : débarrasser les cheveux de leur souillure, et leur rendre un aspect esthétique agréable.
Les souillures des cheveux comme celles de la peau sont formées de particules grasses, solubles dans les graisses, et de

poussières solubles dans l'eau. Le shampooing est donc formé d'une partie grasse capable d'éliminer ces souillures grasses et d'une partie aqueuse. La phase grasse du shampooing est un produit émulsionnant et moussant. Les shampooings pour les trois types de cheveux ne doivent être en aucun cas détergents, ni agressifs, sous peine de provoquer une poussée de séborrhée secondaire au décapage rendant gras les cheveux normaux, encore plus gras les cheveux gras et entraînant une plus grande fragilité des cheveux secs et décolorés.

Du bon usage des shampooings

En cas de cheveux gras, on peut donc se laver les cheveux aussi souvent que nécessaire, même tous les jours, mais avec une seule application de shampooing. Il n'existe malheureusement pas de traitement efficace des cheveux gras.

- Les shampooings cheveux gras ou lavages fréquents sont adaptés à un usage régulier et fréquent.
- Les cheveux secs ont aussi leurs shampooings appropriés qui contiennent des éléments lustrants. Ne faire qu'un shampooing par semaine.
- Les cheveux normaux doivent utiliser des shampooings doux ou lavages fréquents.
- Utiliser des shampooings doux, c'est-à-dire non décapants et peu détergents.
- Se protéger du soleil, de l'eau de mer et de piscine : appliquer de l'huile solaire spéciale cheveux avant l'exposition ou le bain, se rincer après, et appliquer un baume afin d'éviter le dessèchement.
- Procéder à des massages doux du cuir chevelu qui favorisent l'oxygénation des bulbes. De plus, ces massages peuvent être intéressants avant certains procédés chirurgicaux comme les lambeaux ou les réductions de tonsure en assouplissant le cuir chevelu.
- Traiter la séborrhée par des shampooings même quotidiens s'ils ne sont pas trop détergents.
- Traiter les pellicules par des lotions adaptées.

LA SÉBORRHÉE

Si calvitie et séborrhée sont souvent associées, il n'y a pas de lien de cause à effet entre les deux.
La séborrhée est un excès de sébum, substance huileuse sécrétée par les glandes sébacées pour lubrifier et protéger le cheveu.
Elle donne aux cheveux leur aspect gras et peut entraîner des maladies du cuir chevelu.
On la traite par l'emploi de lotions et de shampooings spécifiques antiséborrhéiques.

ATTENTION !

Les shampooings pour bébé ne sont pas adaptés au cuir chevelu d'adulte.

L'ALOPÉCIE ANDROGÉNÉTIQUE

L'homme n'est pas devenu chauve parce qu'il a perdu tous ses cheveux, mais parce qu'à la longue, chaque cheveu est devenu de plus en plus fin et s'est transformé en véritable duvet. Ce trait touche surtout les cheveux distribués sur le devant et le sommet de la tête.

LA CHUTE DES CHEVEUX

Le moment où les cheveux commencent à tomber varie selon les individus. Mais on sait que plus l'alopécie commence tôt, plus elle est grave. Celui qui voit tomber ses cheveux vers la vingtaine risque fort d'être totalement chauve à 30 ans. Si la chute commence aux alentours de la trentaine, l'alopécie met beaucoup plus de temps à se généraliser, et peut-être ne le fera-t-elle jamais. Souvent elle se stabilise spontanément ou sous l'effet d'un traitement. Si elle commence aux alentours de la quarantaine, comme c'est le cas en général, elle est dans la norme d'une réduction d'environ 20 % des follicules pileux, passé cet âge.
Il semble donc bien que la calvitie devienne d'autant plus importante qu'elle a commencé plus tôt. Donc une calvitie qui commence tôt est une indication chirurgicale.

Les causes

C'est encore dans le follicule pileux que se passent les choses, puisque c'est là que naît le cheveu et que s'accomplit son cycle. Lequel cycle est commandé par les hormones mâles, les androgènes.
Lorsqu'un follicule, par prédisposition le plus souvent génétique, devient trop sensible aux hormones mâles sécrétées par l'organisme, le cycle pilaire s'accélère, sous l'action de l'enzyme 5 alpha réductase, ce qui entraîne une diminution de la durée de vie du cheveu. On parle dans ce cas d'alopécie androgénétique.
On assiste ainsi alors à une diminution en taille et en nombre des follicules pileux. Les cheveux, de plus en plus fins, sont bientôt remplacés par du duvet qui lui-même disparaît peu à peu. La pénurie commence. Mais pas la famine. En effet, tous les cheveux ne disparaissent pas. Ils désertent de façon privilégiée certaines zones.
D'abord le sommet du front et la région des tempes, puis, par la suite, le sommet du crâne. Mais ils ne tombent jamais sur les

zones occipitale et latérales, car les follicules de ces régions n'ont pas la même sensibilité aux androgènes. Ainsi persiste une couronne, dite hippocratique, à partir de laquelle pourra intervenir le chirurgien pour regarnir les régions désertifiées.

! Un cheveu prélevé dans la couronne hippocratique et transplanté dans les zones chauves ne tombe jamais.

Afin de mieux se comprendre les chirurgiens ont établi de nombreuses classifications qui déterminent de façon rigoureuse la localisation et l'étendue des différentes formes d'alopécie. L'une des classifications les plus efficaces est celle qu'a établie Hamilton (voir pages suivantes).

LES CHIFFRES DU CHEVEU

0,5 mm
La croissance journalière d'un cheveu.

3 à 6 ans
La durée de vie d'un cheveu.

6 mm
L'épaisseur du cuir chevelu, la peau la plus épaisse de l'organisme.

50 à 100
Le nombre de cheveux tombant normalement chaque jour.

80 microns
Le diamètre d'un cheveu.

400 grammes
Le poids moyen d'une chevelure.

600 à 800 cm^2
La surface du cuir chevelu.

4 000 m
La longueur moyenne des cheveux d'un adulte mâle mis bout à bout.

100 000 à 150 000
Le nombre de cheveux d'un adulte.

1 million
Le nombre de Français atteints d'une calvitie qu'ils souhaitent maîtriser.

10 à 12 millions
Le nombre de Français qui perdent des cheveux.

LA CLASSIFICATIO

La classification
S'il existe nombre de classifications, celle de Hamilton est la plus classique. Elle permet à chaque homme de suivre l'évolution de sa propre calvitie. Les golfes temporaux s'approfondissent, la tonsure s'organise, la lisière frontale ou ligne chevelue antérieure recule, jusqu'au stade de la couronne avec, de plus, une diminution de la densité capillaire.

Les stades
la classification de Hamilton se divise en 7 stades auxquels on peut rajouter un indice suivant l'extension antérieure (a) ou au vertex (v)

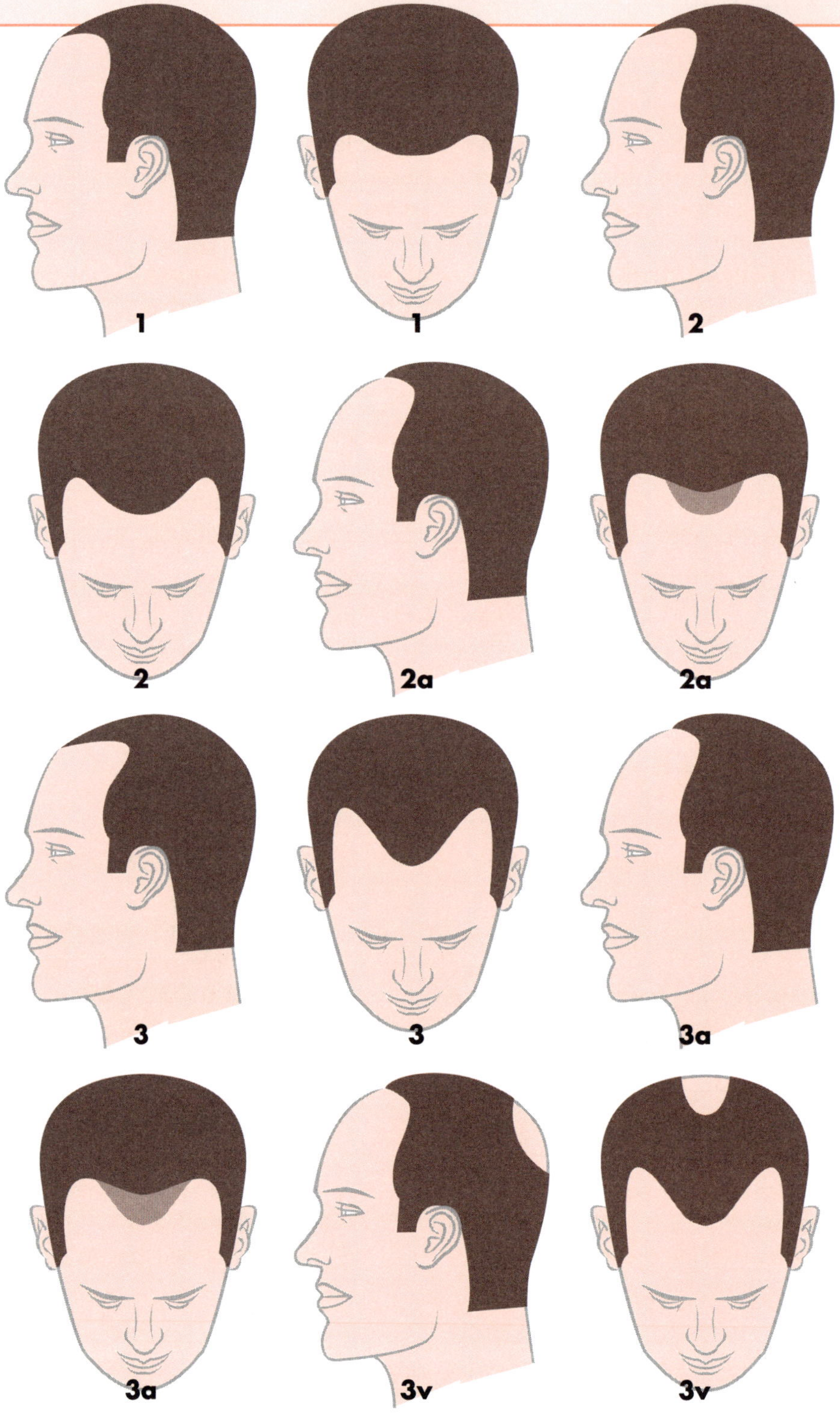

DE HAMILTON

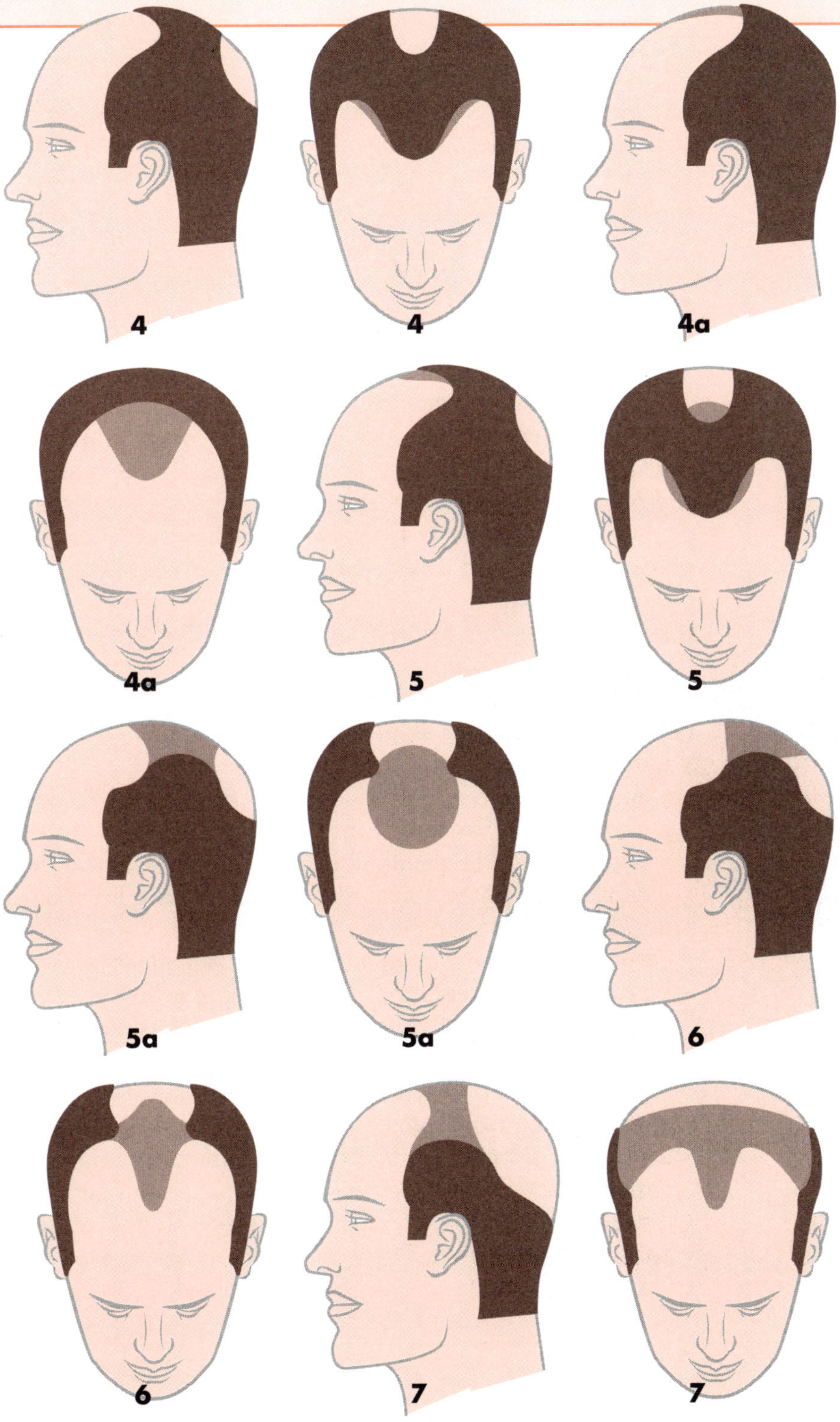

Stade 1
Chevelure abondante.

Stade 2
Petit recul des golfes.
2a : extension antérieure

Stade 3
Recul prononcé des golfes.
3a : atteinte antérieure
3v : atteinte débutante du vertex

Stade 4
Petite tonsure.
4a : atteinte antérieure

Stade 5
Tonsure large
5a : atteinte antérieure

Stade 6
Couronne hippocratique haute

Stade 7
Couronne hippocratique basse

L'ALOPÉCIE ANDROGÉNÉTIQUE

Lorsqu'un patient vient consulter un praticien parce qu'il perd ses cheveux, ce dernier procède à un interrogatoire serré. Il lui faut non seulement bien poser son diagnostic, mais aussi bien évaluer l'attente du patient.

LA CONSULTATION

L'interrogatoire permet de préciser le moment où a débuté la chute des cheveux, son rythme, et surtout les antécédents familiaux de calvitie chez les hommes — père, grands-pères, oncles, cousins, tant du côté paternel que maternel —, qui accroissent encore le risque de devenir chauve à son tour.

Si, aux alentours de la trentaine, le patient est victime d'un dégarnissement progressif dans des zones comme les golfes temporaux, et qu'il appartient déjà à une famille de chauves, que ce soit du côté paternel ou maternel, il s'agit vraisemblablement d'une alopécie androgénétique.

Mais pour l'affirmer le médecin devra en principe avoir éliminé les autres causes d'alopécie dont la liste suit.

- Les prises médicamenteuses.
- Une intervention chirurgicale avec anesthésie générale.
- Des maladies endocriniennes comme, par exemple, des troubles de la glande thyroïde.
- Des régimes sévères avec des déséquilibres alimentaires et des carences vitaminiques.
- Des soins capillaires mal adaptés car traumatisants.
- La pelade, qui réalise une chute de cheveux souvent partielle par plaques arrondies à la suite d'un traumatisme psychique, tels un deuil, un divorce, une perte d'emploi...

  Ces plaques, appelées populairement plaques nerveuses, guérissent en trois mois environ. On évoque à leur origine un terrain familial et un processus immunologique. Mais certaines formes plus sévères de pelade peuvent être généralisées à tout le crâne, comme la pelade décalvante, et peuvent parfois être définitives.

L'évaluation psychologique

Le patient explique sa gêne psychologique et ce qu'il attend de l'intervention : s'il souhaite un changement rapide et spectaculaire ou, au contraire, une amélioration progressive, et la façon dont il s'imagine après l'opération...

L'examen clinique

- Le praticien s'enquiert du mode d'apparition de l'alopécie et de son évolution.
- Il apprécie sa localisation, golfes temporaux, tonsure.
- Il mesure la hauteur de la couronne hippocratique à différents niveaux et la largeur de la tonsure, et reporte ces mensurations sur des dessins.
- Il constate le stade de la calvitie en utilisant la classification d'Hamilton, ou une autre.
- Il examine le cuir chevelu pour en déterminer l'aspect, la souplesse, l'élasticité, l'épaisseur, la présence de cicatrices, autant d'éléments pouvant influer sur le choix d'une technique chirurgicale.
- Il prend en compte d'autres éléments cliniques comme la vitesse de pousse des cheveux, évaluée par la fréquence des coupes, ainsi que certaines caractéristiques du cheveu telles que la couleur, l'épaisseur et sa qualité : raide, bouclé, frisé ou crépu, qui influeront sur le choix thérapeutique.
- La ligne frontale antérieure idéale pourra être appréciée sur des photos anciennes ou, plus simplement, en demandant au patient de poser sa main sur son front. Quand l'auriculaire affleure la ligne des sourcils, l'index figure la bordure antérieure.
- On terminera enfin cet examen clinique par la prise de clichés photographiques.

! Les retouches photographiques parfois effectuées sur ordinateur pour simuler les résultats post-opératoires ne sauraient être un gage de résultat. Il ne faut accorder à ce procédé qu'un intérêt minime en raison de son aspect plus commercial que scientifique.

A ce stade, le médecin est en mesure de poser son diagnostic et d'établir un pronostic évolutif de l'alopécie. Néanmoins, il peut prescrire des examens complémentaires, qui l'aideront dans sa stratégie, avant d'envisager le traitement médical ou chirurgical approprié à son patient.

Les examens

Outre les analyses biologiques, trois examens spécifiques permettent d'évaluer l'état du cheveu, afin de bien déterminer le type d'intervention chirurgicale à retenir.

- **Le trichogramme** permet de vérifier le caractère pathologique de la chute des cheveux. On procède à un examen microscopique de la racine de quelques cheveux arrachés en différentes parties du cuir chevelu, sur le vertex ou sommet du crâne, ainsi que sur les régions temporales et occipitale. On établit alors le pourcentage de follicules dans les différentes phases — anagène, catagène et télogène — du cycle pilaire, et leur rapport entre eux. On évalue ainsi la vitesse à laquelle tombent les cheveux.

- **Le phototrichogramme :** il s'agit d'un examen macrophotographique, plus perfectionné que le trichogramme. On prend deux photographies, à trois jours d'intervalle, d'une petite surface du cuir chevelu. Elles renseignent sur la densité des cheveux, la croissance des cheveux anagènes et leur nombre, ainsi que sur le nombre de cheveux tombés entre les deux photos.

- **Le tractophototrichogramme :** c'est une variante simplifiée du précédent test, car on ne prend qu'une photographie. Elle consiste à éliminer par traction manuelle sur la surface délimitée les cheveux télogènes, et à compter sur la photo le nombre de cheveux anagènes qui sont restés implantés. On établit le rapport entre les deux pour connaître l'importance de la chute des cheveux.

LES TRAITEMENTS MÉDICAUX

On dispose aujourd'hui d'armes nouvelles qui permettent de freiner une chute anormale, mais on ne peut pas la stopper. De plus, on ne peut pas faire repousser les cheveux perdus d'où l'importance de commencer les traitements le plus tôt possible.

! Les traitements médicaux actuels doivent être poursuivis à vie. Ils n'assurent au mieux qu'un ralentissement relatif de la chute sans repousse réelle sur les zones dégarnies.

Les « petits traitements »

Dans le cas d'une alopécie débutante le médecin pourra prescrire des acides aminés soufrés, lobamine, cystéine, et des vitamines A, B5, B6, B12, et H ou biotine. Par ailleurs, le rôle du zinc et du fer est essentiel, et il faut veiller à corriger toute carence alimentaire.
Quant à la mésothérapie, elle n'a pas fait la preuve de son efficacité.

Les traitements antichute

Actuellement, on dispose de deux molécules présentant des propriétés avérées antichute de cheveux, le minoxidil et le finastéride, qui vient d'être commercialisé.

- **Le minoxidil** est une molécule originale initialement prescrite par voie orale dans le traitement de l'hypertension artérielle. L'un des effets secondaires remarqué chez les patients traités pour hypertension était l'augmentation de la pilosité !
Les nouvelles études pharmacologiques alors entreprises permirent de comprendre son rôle de stimulation des bulbes, ses propriétés dans le traitement de la calvitie, et de mettre au point les médicaments et les lotions actuellement utilisés.

À SAVOIR

Le minoxidil et le finastéride, dans leur forme médicamenteuse, ne peuvent être délivrés que sur ordonnance.

Le traitement par le minoxidil doit être poursuivi matin et soir sans interruption, et à vie.

Appliqué par voie locale, deux fois par jour, le minoxidil stimule la croissance des cheveux en augmentant la durée de la phase anagène du cycle pilaire chez les sujets présentant une alopécie androgénétique modérée.
Ce n'est qu'après 4 mois de traitement qu'on peut observer le début de l'effet du traitement. L'effet est double : d'une part la chute est freinée, d'autre part le diamètre des cheveux restants est augmenté, si bien que le duvet se transforme en cheveux, qui ont souvent un meilleur effet couvrant.
Mais il faut de 3 à 6 mois de traitement pour constater cet effet. Et les cheveux disparus ne repoussent pas. A l'arrêt du traitement, cet effet cesse et le retour à l'état initial s'effectue dans les trois mois. Les effets secondaires du minoxidil sont rares, sinon parfois une sensation d'irritation du cuir chevelu. Le minoxidil peut exceptionnellement être responsable de céphalées.
Le minoxidil doit être appliqué selon les cas 1 à 2 fois par jour ou, dans les formes légères, un jour sur deux, de préférence la veille au soir du shampooing.

▶ **Le finastéride** est un nouveau produit, dérivé d'un traitement de la prostate, dont les résultats semblent très prometteurs. Le finastéride à 1 mg est prescrit à raison de un comprimé par jour. Il est efficace dans 50 % des cas, en permettant la transformation du duvet en cheveux plus drus, au bout de six mois environ.
Il doit être administré le temps nécessaire à l'épaississement des cheveux. Il présente un effet secondaire chez 2 % des patients : baisse de la libido et impuissance temporaires. Ces problèmes disparaissent à l'arrêt du traitement.

Limites des traitements médicamenteux

Tous ces traitements sont en fait plus préventifs que curatifs. Ils ne font au mieux que ralentir la chute des cheveux, mais l'alopécie androgénétique qui répond à un double déterminisme génétique et hormonal poursuivra inéluctablement son évolution.

On peut affirmer que celui qui est appelé à être chauve, comme son père ou son grand-père, le deviendra simplement parfois un peu plus tard que lui. Il lui restera alors la possibilité de s'orienter vers une solution chirurgicale qu'il peut d'ailleurs envisager, et c'est fortement conseillé, avant d'en arriver au stade ultime.

TRAITEMENTS CHIRURGICAUX

Le traitement chirurgical de la calvitie est fondé sur la redistribution et la répartition des cheveux restants. Deux principes l'autorisent.
Les cheveux de la couronne hippocratique, dont ceux de la nuque en particulier, sont génétiquement programmés pour ne pas tomber et, de fait, personne n'est jamais complètement chauve.
Transplantés sur des zones chauves, les follicules de la couronne gardent leurs propriétés, et continuent à pousser.
Ces deux principes permettent donc d'utiliser les cheveux de la couronne pour regarnir les zones chauves.
Mais l'éventail des formes de calvitie est complexe. Et, comme le montre la classification de Hamilton, il n'y a pas une mais des calvities. Chaque patient est un cas particulier.
L'appréciation clinique de la calvitie est affaire d'expérience car elle n'est pas statique. Elle évolue et continuera à évoluer dans les années à venir. Le chirurgien doit apprécier l'évolutivité de la calvitie afin d'établir une stratégie thérapeutique prenant en compte tous ces paramètres, ce qui lui permettra de choisir et de combiner les méthodes chirurgicales les plus performantes.
Quand on sait, par ailleurs, que certaines techniques chirurgicales ne peuvent être utilisées sur des chauves ayant déjà bénéficié de certains autres procédés chirurgicaux, on conçoit la difficulté de ce plan thérapeutique.
Il faudra à tout prix éviter de couper les ponts à une éventuelle intervention ultérieure par un premier procédé intempestif.

LE MICRO-TATOUAGE DU CUIR CHEVELU

Il consiste à faire illusion en tatouant le cuir chevelu avec une encre de la couleur de la chevelure. Des bombes de colorant réalisent aussi ce type de camouflage, mais cet artifice est à renouveler après chaque shampooing.

LES PROTHÈSES CAPILLAIRES

Perruques et postiches, comme on les désignait autrefois, répondaient, dès l'Antiquité, à deux exigences, pallier le manque de cheveux ou masquer leurs imperfections ainsi que celles du cuir chevelu et parer la tête pour des raisons religieuses ou ludiques. L'une, on peut le croire, ayant précédé l'autre que ce soit chez les Égyptiens, les Grecs ou les Romains. Et depuis lors, la calvitie et son désir de la dissimuler sont demeurés les mêmes.
Aujourd'hui, on parle de prothèse ou de complément capillaire. Et ceux-ci restent d'actualité malgré le progrès des traitements chirurgicaux de la calvitie. Ils sont même le seul moyen de masquer peu ou prou sa calvitie pour un chauve qui refuse la chirurgie.

Les avantages de la prothèse

La prothèse est une façon pratique d'avoir la tête couverte de cheveux. Elle a en effet un aspect cosmétique de plus en plus satisfaisant. Par ailleurs, elle permet au chauve de faire du sport et de prendre des bains en piscine. Enfin, dans le traitement des grandes calvities, elle constitue un apport esthétique non négligeable lorsqu'elle est associée à une intervention chirurgicale.

Cheveux synthétiques ou naturels ?

Que la perruque soit faite de cheveux naturels ou synthétiques, elle a ses avantages et ses inconvénients.

■ **Les avantages des cheveux synthétiques**
— Ils ont un aspect naturel.
— Ils se shampouinent.
— Ils ne se décolorent pas au soleil.
— Ils sont résistants.
■ **Les inconvénients des cheveux synthétiques**
— Leur toucher n'est pas naturel.
— Ils doivent être remis en forme mensuellement par un spécialiste.

■ **Les avantages des cheveux naturels**
— Ils sont identiques aux cheveux normaux.
— Ils se shampouinent et se sèchent.
■ **Les inconvénients des cheveux naturels**
— Ils sont fragiles et se dégradent vite.
— Les teintures, rapidement nécessaires, les abîment.

La fixation de la prothèse

Les cheveux sont fixés sur un filet à mailles plus ou moins serrées ou sur une membrane, sorte de peau artificielle en nylon. Chacune de ces bases présente des avantages et des inconvénients. Si le cuir chevelu est bien aéré avec le filet à mailles larges, l'aspect « naturel » laisse à désirer.
A l'inverse, si les cheveux ont l'air d'être normaux avec la membrane, le cuir chevelu souffre et il faut retirer toute la prothèse pour le laver.
Le principal inconvénient des prothèses est leur mode de fixation sur le crâne. Aucune solution pleinement satisfaisante n'a encore été trouvée.

- Les pinces n'assurent qu'une fixation précaire de la prothèse et ont été abandonnées.
- Il en va de même de la colle qui présente le même inconvénient que les pinces et peut, en outre, provoquer des allergies.
- Le tressage de la prothèse avec les cheveux implique un resserrage de l'ensemble tous les mois et demi. Les cheveux subissent une traction constante qui peut déboucher sur une alopécie de circonstance.
- Les micropoints et microfils — la prothèse est nouée et collée à des mèches de cheveux — présentent les mêmes inconvénients que le tressage.

L'avenir des prothèses

Maintenant que les techniques chirurgicales ont fait leur preuve, l'usage des prothèses devrait tendre à diminuer. Il n'en reste pas moins qu'elles ont encore leur utilité dans le cas des grandes calvities, et surtout comme adjuvant de la chirurgie dans certaines indications.

À PROSCRIRE !

La fixation chirurgicale doit être absolument évitée, car elle est source de nombreuses infections.

■ Les greffes, p. 150

■ La réduction de tonsure, p. 159

■ Les lambeaux, p. 166

■ L'expansion cutanée, p. 171

C'est une véritable stratégie qui doit être mise en œuvre pour venir à bout de la calvitie et satisfaire les desiderata du patient.

Les méthodes

Il existe actuellement quatre grands types de méthodes pour corriger la calvitie, et deux grands principes, la réduction ainsi que l'expansion.

■ **Les greffes.** Le chirurgien prélève des cheveux sur la couronne et les greffe sur les zones dégarnies.

■ **La réduction tonsurale.** Le chirurgien résèque des zones chauves, et, grâce à l'élasticité du cuir chevelu, va pouvoir refermer cette zone. La répétition de ce procédé procure de bons résultats.

■ **Les lambeaux.** Le chirurgien pratique des lambeaux de cuir chevelu de la couronne qu'il réoriente et met en place au niveau des golfes pour redessiner une ligne frontale naturelle.

■ **Les expandeurs.** Le chirurgien distend le cuir chevelu encore pourvu de cheveux pour recouvrir totalement les zones glabres.

La stratégie

■ **Premier principe.** Plus la calvitie commence tôt, plus vite il faut intervenir. Mais il est plus difficile de poser les indications chez un patient jeune, car il faut imaginer la façon dont sa calvitie évoluera. Une calvitie n'étant jamais vraiment stable, on peut entreprendre un traitement chirurgical à tout âge.

■ **Deuxième principe.** Il faut tenir compte des attentes du patient. Souhaite-t-il effectuer des changements progressifs ou préfère-t-il obtenir une amélioration rapide et spectaculaire ? Désire-t-il une couverture totale mais peu dense ou accepte-t-il de garder une zone chauve, alors que le devant sera bien corrigé en densité ?

■ **Troisième principe.** Si plusieurs techniques doivent être associées, on doit respecter un certain ordre pour ne pas compromettre la réussite d'éventuelles interventions ultérieures.

! Si des lambeaux sont envisagés, il est souhaitable de les faire en premier lieu avant de procéder à une réduction tonsurale ou des greffons. Il en va de même pour les réductions tonsurales, qui devront précéder la pratique des greffons.

■ **Quatrième principe.** Il faut informer le patient de certains éléments cliniques qui sont favorables ou non pour la pratique de telle ou telle technique et qui conditionnent leurs résultats : couleur des cheveux — clairs ou foncés —, et type — raides ou frisés —, densité des cheveux restants, souplesse du cuir chevelu, importance de la calvitie...

■ **Cinquième principe.** Il faut expliquer d'une façon détaillée au patient le plan de traitement, le nombre de séances, leur durée, leur étalement dans le temps, les modalités techniques, les résultats que l'on peut en attendre et le moment où on pourra les apprécier.

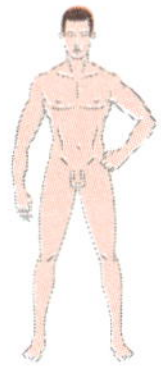

DE LA NATURE DES CHEVEUX

Les cheveux clairs, blonds, blancs, poivre et sel ne nécessitent pas une grande densité pour donner un bel aspect, à l'inverse des cheveux bruns ou noirs qui en laissant passer la lumière paraissent plus pauvres.

Les cheveux frisés ou crépus ne laissent pas découvrir leur racine et couvrent donc mieux le crâne que les cheveux raides. Aussi les greffons sont-ils très réussis sur les cheveux frisés.

LES GREFFES DE CHEVEUX

La greffe est un « don de cheveux qu'un chauve se fait à lui-même ». Le chirurgien se fait jardinier et repique. Mais pour éviter le regrettable aspect en champ de poireaux qui résultait des méthodes anciennes, on plante menu, grâce à la miniaturisation des greffons, fruit de progrès techniques considérables. Et un, et deux, et trois cheveux...

C'est long, mais que la victoire est jolie ! Les résultats sont enfin naturels, et les affres de la calvitie épargnées à tous ceux qui y étaient promis.

L'autogreffe de cheveux est la plus ancienne et la plus fréquemment utilisée des techniques chirurgicales pour combattre l'alopécie. On y pensait déjà il y a deux cents ans. Il a quand même fallu attendre la fin des années trente et les travaux du Japonais Okuda pour voir tenter les premières autogreffes.

Puis il y eut Fujita, Orentreich, d'autres encore, qui perfectionnèrent la technique pour aboutir aux mini et microgreffes, lesquelles représentent aujourd'hui 90 % des interventions sur la calvitie.

Le principe

Il s'agit de répartir plus harmonieusement sur le crâne les propres cheveux du patient.

Pour ce faire, on prélève de bandes de cuir chevelu sur la couronne hippocratique, zone où les cheveux sont peu sensibles aux influences hormonales et ne tombent jamais. Les cheveux même greffés sur un nouveau site continueront donc à avoir une vitalité normale.

Les bandes sont ensuite débitées en greffons de tailles variables (greffes ou plutôt mini et microgreffes) qui sont repiqués sur les régions chauves où ils conservent leurs caractéristiques d'origine. La zone de prélèvement est refermée et il ne subsiste plus qu'une minime cicatrice.

Greffons, mini et microgreffes

Actuellement, on ne pratique plus guère que des minigreffes ou des microgreffes pour éviter l'aspect de champ de poireaux ou de tête de poupée hirsute que donnaient souvent les greffons. Surtout sur la zone frontale.

- **Les greffons** cylindriques comportent environ 7 à 10 cheveux. On peut encore les pratiquer sur des cheveux clairs ou poivre et sel ou frisés, mais on ne les implantera jamais en lisière frontale, où ils donnent un aspect de cheveux de poupée.
- **Les minigreffes** comportent 3 à 5 cheveux. Elles donnent d'excellents résultats, car leur pouvoir couvrant est important.
- **Les microgreffes** contiennent 1 à 2 cheveux, ce qui correspond à l'émergence normale des cheveux à travers un pore du cuir chevelu. Elles sont particulièrement indiquées pour les bruns à cheveux raides. Comme elles donnent un aspect naturel, elles sont aussi pratiquées en lisière pour les retouches ou les finitions ou en totalité si la calvitie n'est pas trop étendue.

! Le plus souvent, on associera mini et microgreffes. Ainsi, à côté des microgreffes qui restituent l'aspect le plus naturel, il ne faut pas négliger l'intérêt des minigreffes associées dans les zones plus postérieures. En effet, les minigreffes ont un effet plus couvrant que les microgreffes.

LES INDICATIONS

À qui s'adresse cette intervention ?

- Grâce aux techniques actuelles de greffons, mini et microgreffes, on peut éviter à tous les hommes promis génétiquement à une calvitie de devenir chauves.
- Les greffons corrigent les calvities modérées à prédominance frontale en assurant un résultat très naturel, ou les grandes calvities en association avec d'autres procédés.

Ce qu'on peut en attendre

- La couverture progressive des zones chauves ou en train de le devenir, lorsque les golfes commencent à se dégarnir.

L'AVENIR ?

À ce jour, les implants de cheveux synthétiques ne donnent pas de résultats probants, et sont souvent sources d'infections sévères. Il sont de toute façon interdits en France. Par ailleurs, il n'est pas envisageable de faire des hétérogreffes comme dans les greffes d'organes, c'est-à-dire, de prendre les cheveux d'un autre patient, car cela nécessiterait des traitements lourds immunosuppresseurs inacceptables dans le cadre du traitement d'une calvitie. Un jour, sans doute, pourra-t-on...

AVANT LE TRAITEMENT

FAIRE
Se laver les cheveux la veille de l'intervention.

Éventuellement prévoir un chapeau ou une casquette pour les premiers jours.

- La reconstitution d'une ligne frontale antérieure. Les micrographes permettront de la dessiner comme finition de techniques telles que les lambeaux.

Ce qu'elle ne corrige pas
- La chevelure obtenue à la suite des transplantations ne sera jamais aussi dense que si elle était naturelle, car le chirurgien est limité par le nombre de cheveux de la couronne hippocratique. Il devra minutieusement gérer le capital chevelu de son patient.

! On dispose au maximum de 20 000 cheveux replantables alors que les pertes ont été bien plus importantes.

LE TRAITEMENT

Il faut commencer le traitement très tôt, dès le début de la calvitie. On peut procéder à de nombreuses greffes (mini et microgreffes) seules ou en association avec d'autres méthodes, quel que soit l'âge du patient, l'étendue de sa calvitie, et la souplesse du cuir chevelu. Ainsi, dans le traitement des grandes calvities, on pratiquera des microgreffes après un lambeau ou une réduction tonsurale. Ailleurs, on pratiquera uniquement des séances de mini et microgreffes.

Les séances
En général, il convient de faire plusieurs séances de greffons, la taille de ceux-ci pouvant être mixte : souvent on réalisera une véritable mosaïque en mélangeant des minigreffons et des microgreffons notamment en lisière frontale, car ce sont les bordures qui se voient le plus.
Le nombre de séances dépend de l'importance de la calvitie, mais certains patients s'arrêteront pour des raisons personnelles avant la couverture complète de leur calvitie ou en laissant à leur chevelure un aspect peu dense, mais permettant une coiffure satisfaisante.

Ainsi, quelques petites séances peuvent corriger incomplètement la calvitie, et cependant satisfaire certains patients, car ils ne sont plus totalement dégarnis et peuvent se coiffer.
On programme une séance tous les six mois environ, car on attend que les cheveux greffés lors de la séance précédente, qui automatiquement tombent au bout de trois semaines pour repousser au bout de trois mois, aient atteint une longueur suffisante, pour les repérer et les greffer ensuite dans les interstices. Ce délai permet également d'assurer la revascularisation de la portion greffée.
On peut aussi effectuer la séance suivante au bout de un mois, alors que les cheveux implantés n'ont pas encore poussé. L'emplacement des greffes précédentes est encore repérable.
Entre 1 et 4 mois, il faut s'abstenir de greffer, car on ne verrait pas où réimplanter les cheveux.

Le coût
— De 8000 à 20 000 francs, selon l'importance de la séance.
L'arrêt de travail
— En général, il n'est pas nécessaire. (Sauf dans le cas des mégaséances.) Ou de quelques jours, pour que l'œdème se résorbe.

La stratégie de traitement
Le problème, pour le chirurgien, est de bien gérer le potentiel des quelque 20 000 cheveux implantables, donc de planifier les interventions et leurs conséquences.
Il faut tenir compte de l'évolution de la calvitie pour éviter de gaspiller le capital de cheveux greffables.
On trace un plan de répartition des greffons compte tenu des zones à greffer et de l'évolution de la calvitie.
Le tracé de la ligne frontale antérieure est fondamental, car c'est elle qui se voit le plus, et parce qu'elle détermine la direction de l'émergence des futurs cheveux. Il faut pour cela prévoir l'orientation des greffons qui doit reproduire celle des cheveux naturels.

On ne reconstitue pas une ligne chevelue trop antérieure, ce qui augmenterait la surface de la zone à greffer. Chez un sujet jeune en particulier, qui présente un début de calvitie, on ne commence pas à implanter des greffons très à l'avant du crâne sous peine de manquer de matériel greffable quand la calvitie évoluera. On n'implante pas de greffons trop serrés en début de traitement, ce qui appauvrit le capital greffable ultérieurement.

L'EXEMPLE, MINI OU MICRO ?

Si l'on effectue un prélèvement d'une bande de cuir chevelu de la couronne comportant 1000 cheveux, on peut ainsi effectuer 500 microgreffes de 2 cheveux ou 250 minigreffes de 4 cheveux.
On sait que réparties sur une même surface les 250 minigreffes donneront un aspect plus dense donc plus couvrant que les 500 microgreffes même si celles-ci paraissent plus naturelles. Ainsi, dans le cas d'une grande calvitie, si l'on ne fait que des microgreffes, on impose au patient de ne couvrir qu'une partie de sa calvitie ou de ne lui laisser qu'une chevelure à l'aspect très clairsemé.
Dans les grandes calvities, on limitera les microgreffes à la reconstitution de la ligne chevelue antérieure, et on fera des minigreffes, ou même des greffons, plus en arrière, là où l'aspect que donne la réimplantation ne sera pas repérable.

L'INTERVENTION

Les greffes ont lieu en ambulatoire sans nécessité d'hospitalisation, dans un bloc opératoire adapté, en clinique, ou dans un cabinet hautement spécialisé.

Le déroulement

Le patient est installé confortablement sur un fauteuil, semblable le plus souvent à celui d'un dentiste, dans une ambiance sereine, parfois musicale.

LES ÉTAPES DE LA MICROGREFFE

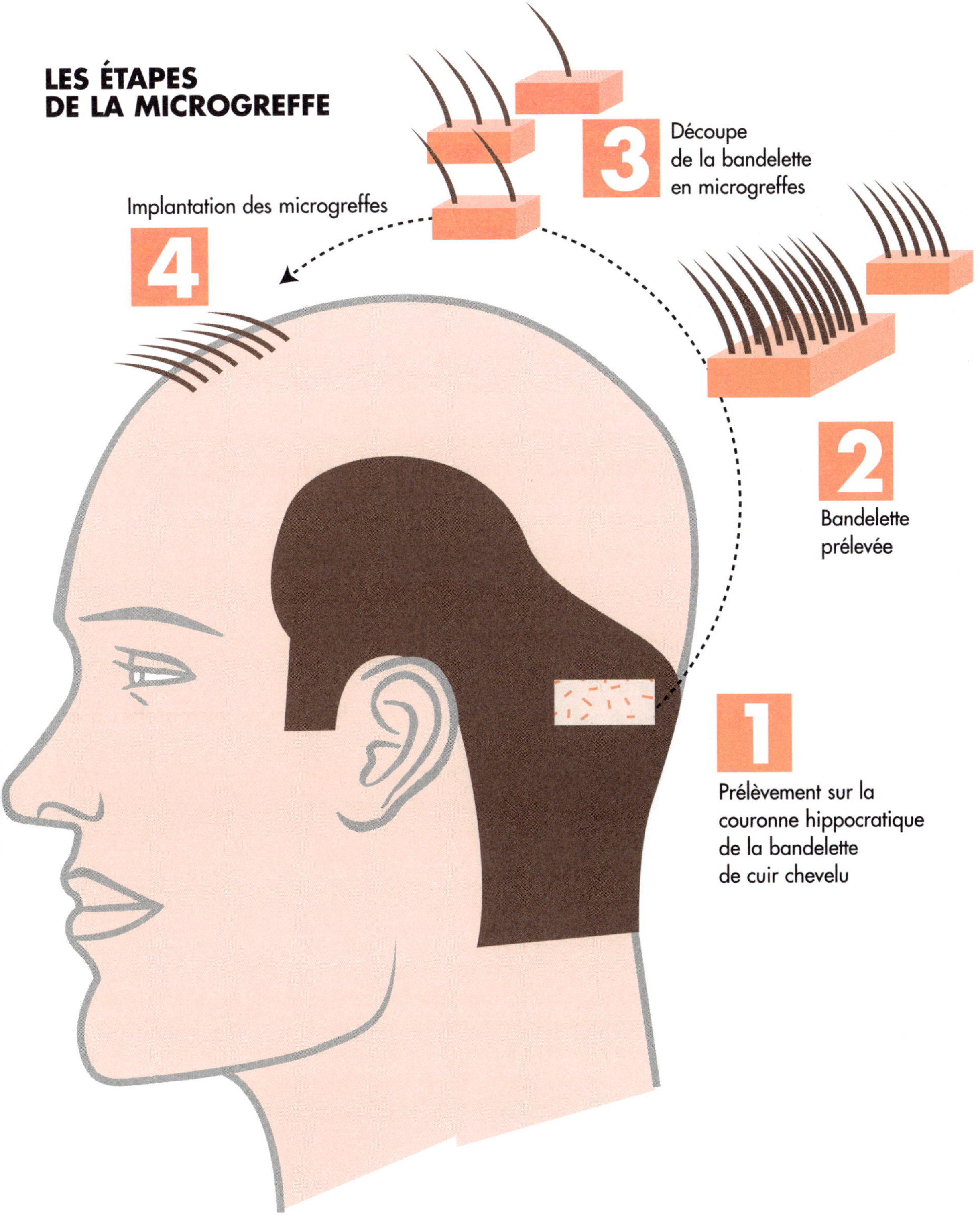

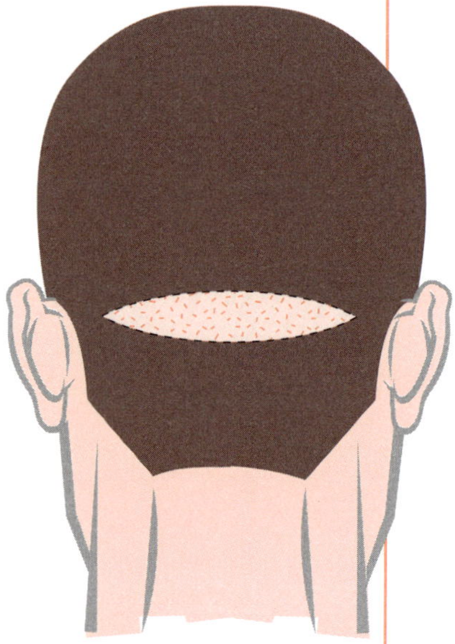

Zone de prélèvement sur la couronne hippocratique.

- **L'anesthésie.** La zone à traiter peut être enduite d'une crème anesthésiante avant l'anesthésie locale, plus ou moins potentialisée par une neuroleptanalgésie.
- **Les gestes.** On prélève sur la couronne hippocratique une ou plusieurs bandes horizontales de cuir chevelu.
  La zone de prélèvement est ensuite suturée ne laissant qu'une cicatrice invisible dans la chevelure.
  Les bandes de cuir chevelu sont découpées en petits greffons nécessitant l'usage de loupes grossissantes ; on récolte ainsi 200 à 400 minigreffons.
  On prépare alors le site receveur en créant par divers instruments (dilatateurs, aiguilles...) des logettes pour implanter les greffons à l'aide de pinces de microchirurgie.
- **Le pansement.** Il peut être appliqué pendant quelques heures, mais le patient rentre chez lui sans pansement.
- **Les cicatrices.** Sur la zone de prélèvement, la cicatrice linéaire est masquée par les cheveux.

La durée de l'intervention
— De 1 h 30 et 3 h en fonction du nombre de greffons.
Le séjour en clinique
— Le patient sort au bout de quelques heures.

Les variantes techniques

■ Les greffons à cheveux longs

Ils permettent de masquer les croûtes et d'offrir au patient une correction rapide. Mais les cheveux tombent quand même au bout de 3 semaines, pour repousser ensuite.

■ Les mégaséances

Il s'agit de séances au cours desquelles 1 000, 2 000 ou 3 000 microgreffes sont effectuées. Cela nécessite parfois 5 ou 6 heures, voire plus, même avec une équipe chirurgicale importante. Un arrêt de travail de quelques jours est indispensable, et le risque de complications nécessairement accru, particulièrement celui de nécrose. Les indications doivent donc être bien posées.

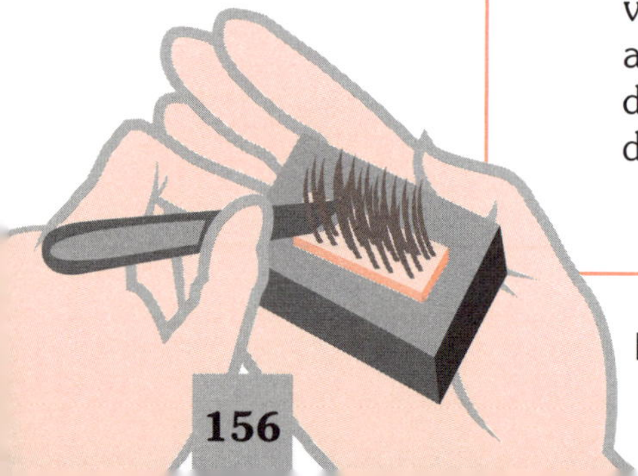

Préparation des greffons

LES SUITES OPÉRATOIRES

- Le patient ressent une petite gêne pendant 1 à 2 jours. Il a l'impression d'avoir le crâne comprimé.
- L'ablation du pansement a lieu le soir même ou le lendemain.
- On applique un shampooing le lendemain sans frotter.
- Un œdème ou gonflement en lunettes peut apparaître le lendemain et persister durant 3 jours si la séance de greffons a été importante. On prévient sa formation ou on le traite par des corticoïdes. Un traitement antibiotique est également administré.
- De petites démangeaisons peuvent être ressenties, mais il ne faut en aucun cas se gratter.
- Les croûtes, qui apparaissent au bout de 2 à 3 jours, perdurent pendant une dizaine de jours au maximum. Ne pas les arracher. Elles tomberont spontanément au bout de 15 jours entraînant parfois le cheveu.
- Les cheveux tombent au bout de 3 semaines et repoussent dans les 3 à 4 mois.

Complications et aléas

Ils sont rares si l'intervention a été menée avec une grande rigueur technique.

Immédiats

- Certains greffons peuvent ne pas prendre par défaut d'espacement, ce qui gêne leur vascularisation, ou par traumatisme excessif.
- Très rarement, l'infection de quelques greffons entraînera leur non prise.

Secondaires

- Le plus souvent, ce sont de petites imperfections esthétiques.
- Parfois de petits kystes sébacés se forment sur 1 à 2 % des greffons. Ils sont incisés sous anesthésie locale.
- La cicatrice dans la couronne peut être inesthétique.

FAIRE

Voir un bon coiffeur qui saura valoriser le résultat de l'intervention par une coupe et un mouvement adéquats.

LE DEFLUVIUM

Les cheveux greffés tombent au bout de trois semaines parce qu'ils sont victimes du stress opératoire ou d'un problème temporaire de vascularisation. Mais le follicule pileux reste lui bien vivant.
À la suite de la transplantation, les cheveux sont passés au stade catagène de façon accélérée, puis au stade télogène. Mais le cycle continue.
Le stade anagène reprend aussitôt. Et les cheveux poussent à nouveau, à raison d'un centimètre par mois.

VOIR AUSSI
L'anesthésie, p. 33
Les cheveux, p. 126
La consultation, p. 23
Les lambeaux, p. 166
La réduction de tonsure, p.159

- Parfois les greffons sont mal angulés ou mal orientés, donnant ainsi un aspect ébouriffé peu naturel.
- La ligne frontale antérieure peut souffrir d'être mal placée ou mal dessinée, mais l'aspect en cheveux de poupée ne doit plus se voir avec les techniques actuelles.

LES RÉSULTATS

Si les indications ont été bien posées, les résultats sont excellents. Et, avec les séances successives, le changement est progressif, ce qui assure une bonne discrétion aux yeux de l'entourage, amical ou professionnel. Aucun arrêt de travail n'est nécessaire pour cette intervention bénigne dont les complications sont rares. L'alopécie ne passera plus et le résultat est définitif.

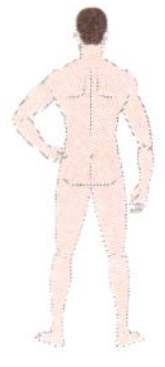

LA REÉDUCTION DE TONSURE

Le polder permet de gagner sur la mer. La réduction tonsurale sur les zones glabres. Selon le même principe, partir du bord et réduire l'espace vide. Jusqu'à le combler.
En deux, trois séances, il y a des cheveux sur la tête, et la tonsure a disparu. Pour toujours.
Lorsque le sommet du crâne se dégarnit et devient glabre, la réduction de tonsure est la technique la plus simple à mettre en œuvre pour corriger l'alopécie.
C'est aussi celle qui donne les résultats les plus rapides et les plus esthétiques et qui présente le moins de risques et de contre-indications.
Elle a enfin l'immense avantage de ne pas dilapider le capital cheveux susceptible d'être utilisé à d'autres fins. Ce n'est pas pour autant la panacée, car l'alopécie est évolutive. Dans cette perspective, il s'agit plutôt d'une technique complémentaire qui, dans une stratégie globale, vient s'associer à celle des lambeaux et des greffes.

Réduction de tonsure

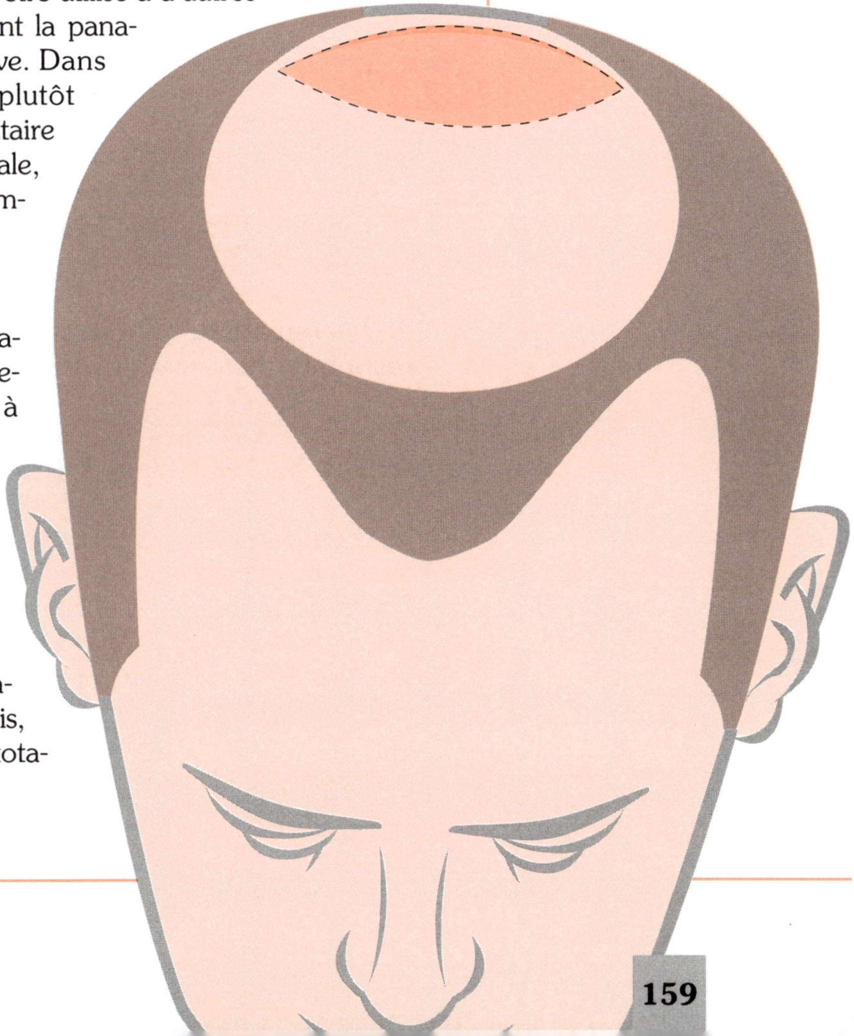

Le principe

Le chirurgien procède à l'ablation d'un croissant de cuir chevelu dégarni large de deux à cinq centimètres sur la tonsure, à la lisière des cheveux, puis rapproche les bords de l'incision et les suture. De la sorte, la zone chauve se trouve réduite d'autant.
On procède ainsi en espaçant les séances de 2 à 4 mois, jusqu'à ce que la calvitie ait totalement disparu.

Les conditions
La réussite de l'opération et son devenir reposent avant tout sur la souplesse et l'élasticité du cuir chevelu. Elle dépend également de la quantité de cheveux restants, c'est-à-dire de la hauteur et de la densité de la couronne hippocratique.

LES INDICATIONS

L'objectif est d'éliminer les zones glabres sur le dessus de la tête, dans la région de la tonsure. Mais la réduction ne refait pas une ligne frontale antérieure. La réduction s'effectue sur une surface complètement chauve, mais jamais sur une zone partiellement dégarnie. Elle n'est réalisable que sur un cuir chevelu souple.
Il vaut mieux procéder à la réduction de tonsure avant d'installer des greffons, mais après la mise en œuvre de la technique des lambeaux.

! L'association avec les greffons permet de réduire le nombre de mini ou microgreffes nécessaires, donc le nombre de séances, et d'économiser le capital chevelu de la couronne, qui est en fait le facteur limitant de la technique des greffons dans les calvities étendues.

L'INTERVENTION

Le chirurgien procède à l'exérèse d'une bande de cuir chevelu taillée en croissant, en allant d'avant en arrière et sur les côtés. Il travaille à la limite d'une zone chevelue plutôt qu'en plein milieu de la zone glabre, où la peau risque de se redistendre complètement annihilant ainsi les résultats de l'opération.
Elle se déroule en plusieurs séances, selon l'importance de la portion de cuir chevelu à enlever, de sa souplesse, et de la redistension de la zone réduite.

Le déroulement

- **La préparation.** Avant l'opération, on procède à des massages du cuir chevelu afin de l'assouplir.
- **Le tracé.** Le praticien dessine les limites de l'intervention sur le cuir chevelu.
- **L'anesthésie.** L'intervention se déroule sous anesthésie locale complétée par une neuroleptanalgésie.
- **Les gestes.** Il pratique une incision qui sera masquée ultérieurement par les cheveux, comme la cicatrice.
  La résection de la peau s'effectue en croissant ou sous une autre forme, mais à composante plus transversale qu'antéro-postérieure.
  On fait glisser les régions chevelues de la couronne hippocratique.
  Les berges sont suturées.
- **Le pansement.** Il est installé pour quelques heures.

Le coût
— De 15 000 à 20 000 francs.
La durée de l'intervention
— 1 heure.
Le séjour en clinique
— L'intervention a lieu en ambulatoire.
L'arrêt de travail
— Il n'est pas nécessaire.

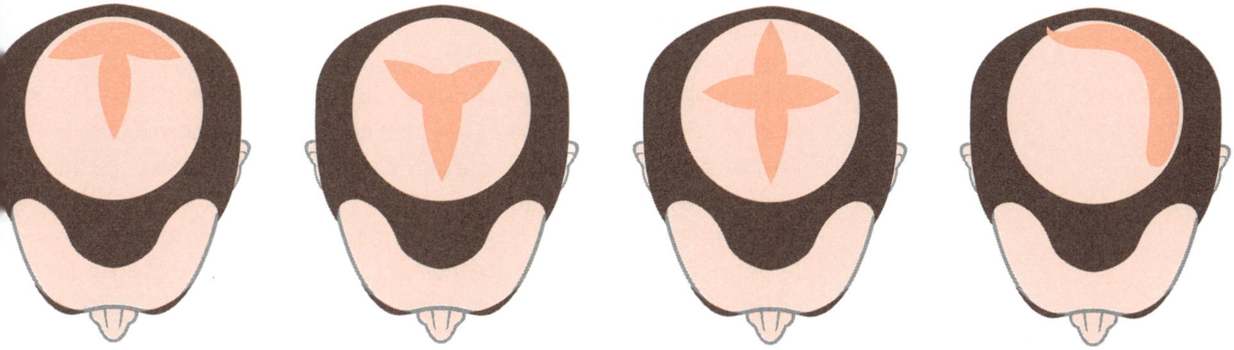

Différents dessins de réduction tonsurale

Les variantes techniques

Le lifting du cuir chevelu

On a recours à cette technique dans le cas des grandes calvities. Le lifting du scalp, mis au point par un chirurgien français, est une réduction de tonsure géante.
Elle associe en un ou deux temps opératoires une réduction de tonsure et la mise en place de deux lambeaux verticaux On réitère le même procédé quelques mois plus tard jusqu'à disparition de la calvitie.

! Les suites sont marquées par un œdème qui tombe sur le visage et qui prend 10 jours à régresser. Un arrêt de travail est indispensable.

À SAVOIR

Parmi les complications spécifiques à l'installation d'un extenseur, on peut citer l'apparition d'un épanchement ou d'une infection heureusement fort rares. Si l'extenseur n'est pas supporté, le praticien le retirera.

L'extenseur de Fréchet

Il s'agit d'un dispositif composé d'une plaque rectangulaire fine de silicone munie de deux barrettes faites de crochets métalliques.
Comme cette plaque est élastique, même si elle est étirée, elle tend à revenir à sa longueur initiale.

Le principe

Cette intervention consiste à insérer la plaque en étirement sous la tonsure. Les crochets sont fixés dans la couronne, et l'on utilise la force de rétraction de la plaque pour éliminer les zones tonsurales.

Le déroulement

L'utilisation de l'extenseur entraîne une double intervention.

• Lors d'une première réduction de tonsure sagittale, les barrettes sont ancrées de part et d'autre de la zone tonsurale qu'il faut réduire, sur le dernier centimètre du dessus de la couronne hippocratique.
Puis les barrettes sont mises en tension par l'élastique. L'extenseur comprime alors la zone glabre, distend la couronne de chaque côté et fait se rapprocher les parties latérales chevelues.

L'EXTENSEUR DU CUIR CHEVELU

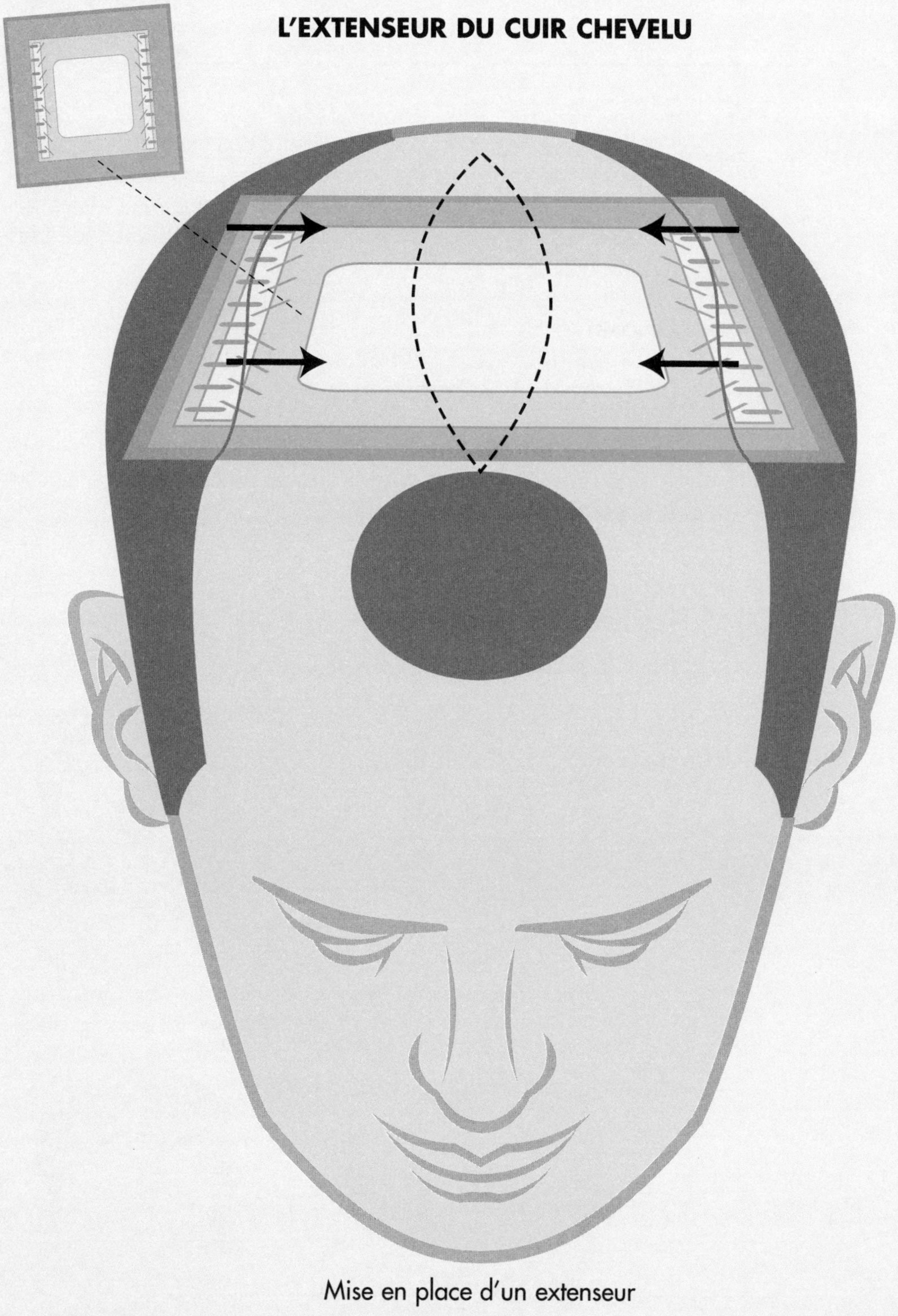

Mise en place d'un extenseur

• Un deuxième temps opératoire, 4 à 6 semaines plus tard, permet de retirer le dispositif et de réaliser une deuxième réduction tonsurale le résultat est spectaculaire. La cicatrice qui en résulte affecte un tracé variable selon le procédé plastique utilisé.

Le coût
— De 15 000 à 30 000 francs.
La durée de l'intervention
— 1 heure pour chaque intervention.
Le séjour en clinique
— L'intervention a lieu en ambulatoire, sous neuroleptanalgésie.
L'arrêt de travail
— Il n'est pas nécessaire.

LES DEUX INTERVENTIONS

Première réduction tonsurale et mise en place de l'extenseur

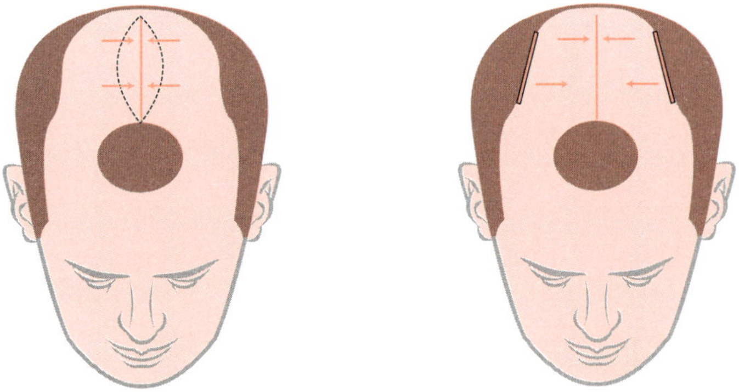

Seconde réduction tonsurale et retrait de l'extenseur

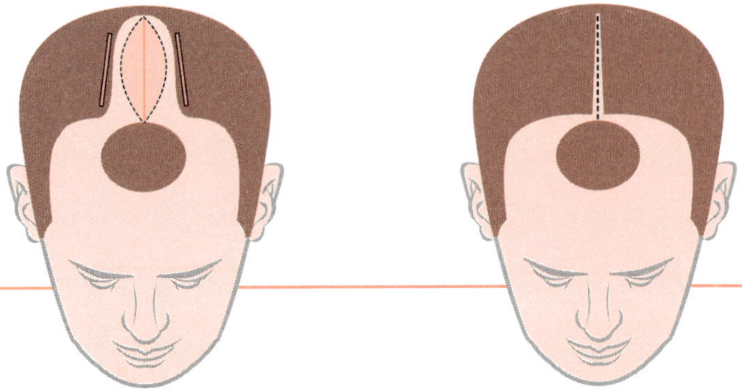

LES SUITES OPÉRATOIRES

❒ La formation d'un œdème est rare.
❒ La sensation de tension, parfois douloureuse, surtout dans le cas de l'extenseur, est apaisée par l'administration d'antalgiques.
❒ Dès le lendemain, on shampouine les cheveux.
❒ Au 15e jour, on retire les agrafes.

! Les résultats sont appréciables quasi immédiatement.

Complications et aléas

Immédiats

❒ Rare, la désunion de la cicatrice résulte d'une traction excessive ou d'un hématome tout comme une alopécie transitoire.

Secondaires

❒ Les résultats insuffisants proviennent le plus souvent d'un cuir chevelu insuffisamment souple.
❒ La zone tonsurale se redistend parfois. Le gain peut être diminué de 30 % dans la période post-opératoire.
❒ Une alopécie par nécrose des bulbes à la suite d'une tension excessive peut survenir dans une réduction géante.
❒ Les cicatrices inesthétiques feront l'objet d'une retouche, de même que la distension de la cicatrice.

LES RÉSULTATS

Si les indications ont été bien posées, les résultats sont excellents. Ils sont rapides, de grande qualité, et modifient presque dans l'instant l'apparence du patient. Même s'il faut plusieurs séances pour arriver au résultat définitif.

VOIR AUSSI

L'anesthésie, p. 33
Les cheveux, p. 126
La consultation, p. 23
Les greffes, p. 150
Les lambeaux, p. 166

LES LAMBEAUX

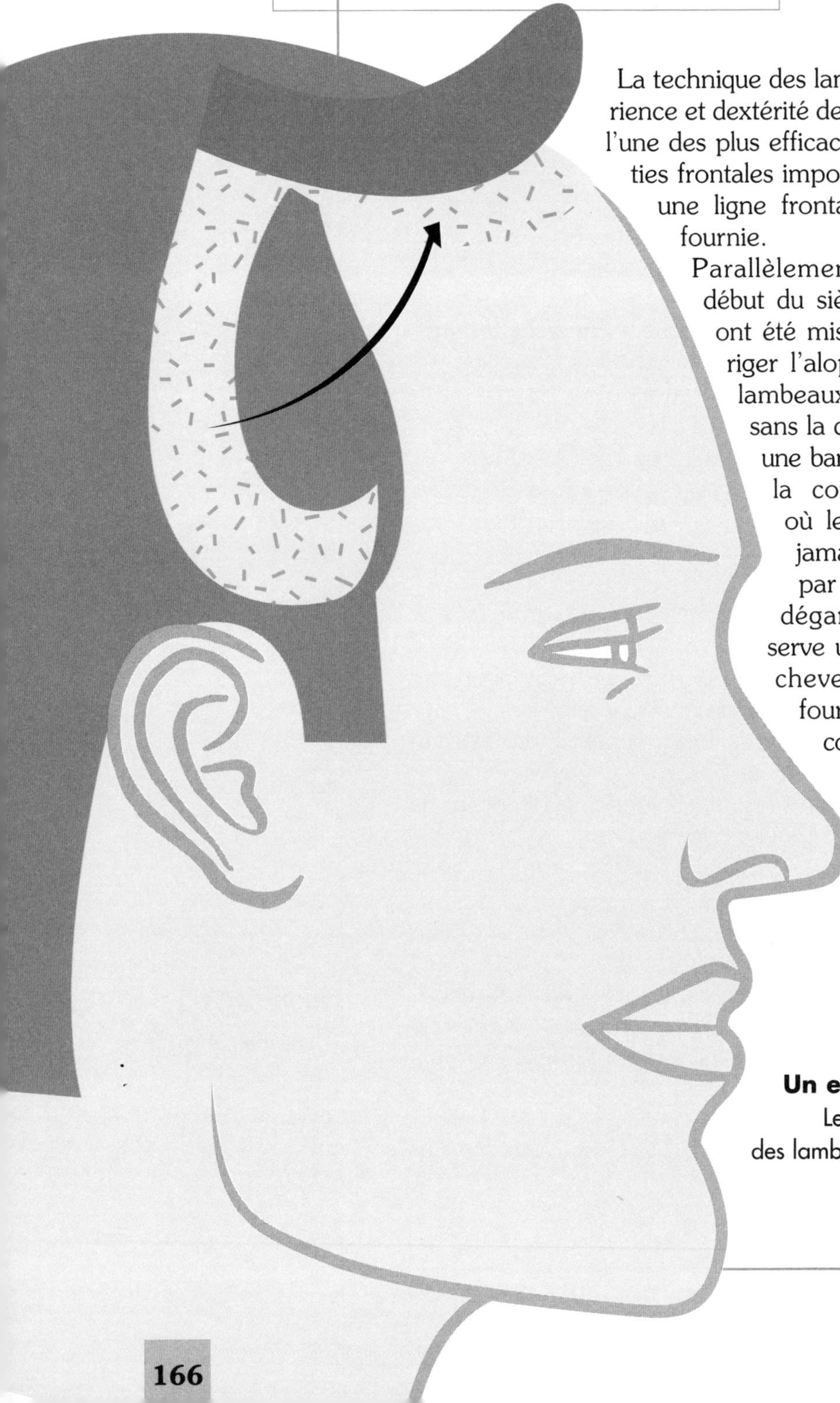

La technique des lambeaux, qui exige expérience et dextérité de la part du praticien, est l'une des plus efficaces pour traiter les calvities frontales importantes en reconstituant une ligne frontale antérieure chevelue fournie.

Parallèlement aux greffes, dès le début du siècle, d'autres méthodes ont été mises en œuvre pour corriger l'alopécie. La méthode des lambeaux consiste à soulever sans la détacher complètement, une bande de cuir chevelu dans la couronne hippocratique, où les cheveux ne tombent jamais, et à la transposer par rotation sur la région dégarnie. Le lambeau conserve une attache avec le cuir chevelu, le pédicule, qui lui fournit sa vascularisation, contrairement à une greffe qui est une transplantation. Le résultat est acquis immédiatement, en un seul temps opératoire.

Un exemple de lambeau :
Le prélèvement de la plupart des lambeaux au-dessus de l'oreille se fait en un temps.

LES INDICATIONS

À qui s'adresse cette intervention ?

- La méthode des lambeaux permet de reconstruire la ligne antérieure dans les calvities frontales avancées — région des golfes —, et d'apporter des cheveux dans les régions médiane et paramédianes.
  Pour combler les golfes, il faut deux interventions, une par golfe, espacées de 3 mois. Lorsque l'alopécie est plus étendue, on associe souvent aux lambeaux des greffons ou une réduction de tonsure, voire les trois techniques associées.

Ce qu'on peut en attendre

- Les lambeaux donnent des résultats rapides et spectaculaires. Le patient n'est plus chauve. La densité des cheveux est normale, ce que ne peuvent assurer les greffons. Les cheveux sont dirigés vers l'avant et dessinent une belle ligne chevelue antérieure avec une bonne densité. Les golfes sont bien dessinés et leur creusement est modéré. La cicatrice est peu visible.

Ce qu'elle ne corrige pas

- Les lambeaux ne recouvrent qu'une partie des zones dégarnies. Dans les cas d'alopécie plus étendue que celle des golfes — dessus du crâne et tonsure, par exemple —, il faudra les compléter par des greffes et des réductions de tonsure.
- En cas de calvitie étendue, la répartition capillaire est moins harmonieuse qu'avec des greffons.
- La cicatrice antérieure reste parfois visible.
- La ligne chevelue antérieure n'est pas toujours naturelle.
- Il s'agit d'un procédé lourd avec des risques de nécrose importants, même si l'intervention a lieu dans les meilleures conditions.

Les contre-indications

- La présence d'une cicatrice sur le cuir chevelu dans la zone prévue pour le prélèvement des lambeaux constitue une contre-indication technique.

- Un âge supérieur à 65 ans ou un grand tabagisme sont aussi des contre-indications car les risques de nécrose du lambeau sont majorés.
- Un cuir chevelu trop fin ou manquant de souplesse n'est pas une bonne indication.
- On se méfiera également des calvities évolutives, c'est-à-dire non encore fixées, car le patient risque de devenir chauve en arrière de ses lambeaux.

LES TYPES DE LAMBEAUX

Il existe de nombreuses variétés de lambeaux répondant tous à une indication précise, avec leurs avantages et leurs inconvénients. Le lambeau peut être découpé horizontalement ou verticalement, aussi bien dans les zones temporales pré ou post-auriculaire, que dans les zones temporo-pariétales ou temporo-occipitales ou encore occipitales.

UN EXEMPLE DE LAMBEAU

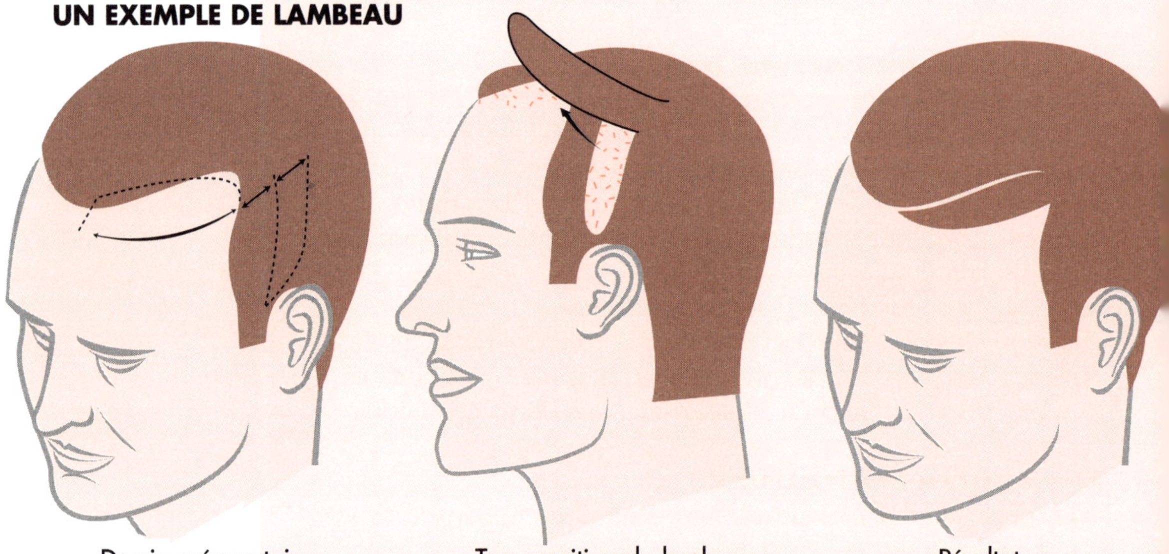

Dessin préparatoire — Transposition du lambeau — Résultat

L'INTERVENTION

Le déroulement

- **Le tracé.** Le praticien dessine les limites de l'intervention.
- **L'anesthésie.** L'intervention se déroule sous anesthésie locale potentialisée par une neuroleptanalgésie
- **Les gestes.** Le chirurgien découpe et soulève une bandelette verticale de cuir chevelu de 15 à 20 cm de long sur 3 cm de large en avant ou en arrière de l'oreille, et la fait pivoter de 90° pour recouvrir une zone dégarnie.
  Il suture le lambeau et la zone de prélèvement.
  Il met en place un drain pour éviter les saignements et la formation d'un hématome.
- **Le pansement.** Il est installé pour une durée de 24 heures avec des compresses maintenues par une bande de contention.
- **Les cicatrices.** Sur la zone de prélèvement, la cicatrice linéaire est masquée par les cheveux de la couronne.
  Sur la zone receveuse, la cicatrice est masquée par le lambeau.

Le coût
— De 15 000 à 20 000 francs.
La durée de l'intervention
— Environ 1 heure
Le séjour en clinique
— Intervention en ambulatoire ou hospitalisation d'une nuit.
L'arrêt de travail
— Quelques jours au cas ou un œdème se formerait.

LES SUITES OPÉRATOIRES

❒ L'ablation des drains se fait après 1 à 2 jours.
❒ Après 3 à 4 jours, faire le premier shampooing, puis des shampooings quotidiens jusqu'à cicatrisation totale.
❒ L'œdème du front et des paupières disparaît en 5 à 6 jours.
❒ L'ablation des agrafes se fait entre 10 à 15 jours.

AVANT L'INTERVENTION

Ne pas aller se faire couper les cheveux, car ils aideront souvent à masquer les stigmates précoces de l'opération.

Les résultats définitifs sont appréciables au bout de 10 jours.

Complications et aléas

- L'alopécie de la zone donneuse et la nécrose de l'extrémité du lambeau à la suite d'une mauvaise vascularisation sont relativement aisées à corriger. Dans les deux cas, on y remédie en procédant à des greffes.
- La nécrose totale du lambeau est heureusement très rare.

LES RÉSULTATS

Si les indications ont été bien posées, les résultats sont excellents. Ils sont rapides, de grande qualité, et modifient presque dans l'instant l'apparence du patient. Qui a maintenant des cheveux denses et définitifs.

VOIR AUSSI
L'anesthésie, p. 33
Les cheveux, p. 126
La consultation, p. 23
Les greffes de cheveux, p. 150
La réduction de tonsure, p. 159

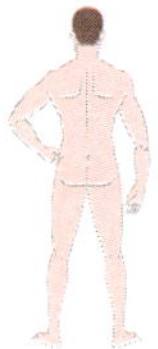

L'EXPANSION CUTANÉE

La méthode est radicale. C'est une guerre absolue de reconquête d'un chef chevelu. Il faut y mettre le temps et les moyens. Se retrancher des mois, lancer, semaine après semaine, des assauts successifs. Mais quel triomphe ! La calvitie n'est plus que souvenir. Si la peau de l'abdomen chez la femme enceinte se distend de façon considérable, le cuir chevelu a les mêmes propriétés. C'est à partir de cette constatation, que l'on a imaginé une nouvelle technique permettant d'utiliser les cheveux de la couronne hippocratique pour couvrir entièrement un crâne chauve. Il a fallu trente ans pour mettre au point cette technique d'éradication de la calvitie.

Des années cinquante aux années quatre-vingt où elle prit véritablement son essor. Elle fut d'abord utilisée en chirurgie réparatrice chez les grands brûlés avec d'excellents résultats. Elle fut ensuite appliquée à la chirurgie esthétique pour traiter les calvities les plus étendues. Avec les mêmes effets. Mais il s'agit d'un procédé long et coûteux qui exige du patient une très grande motivation et une détermination à tous crins.

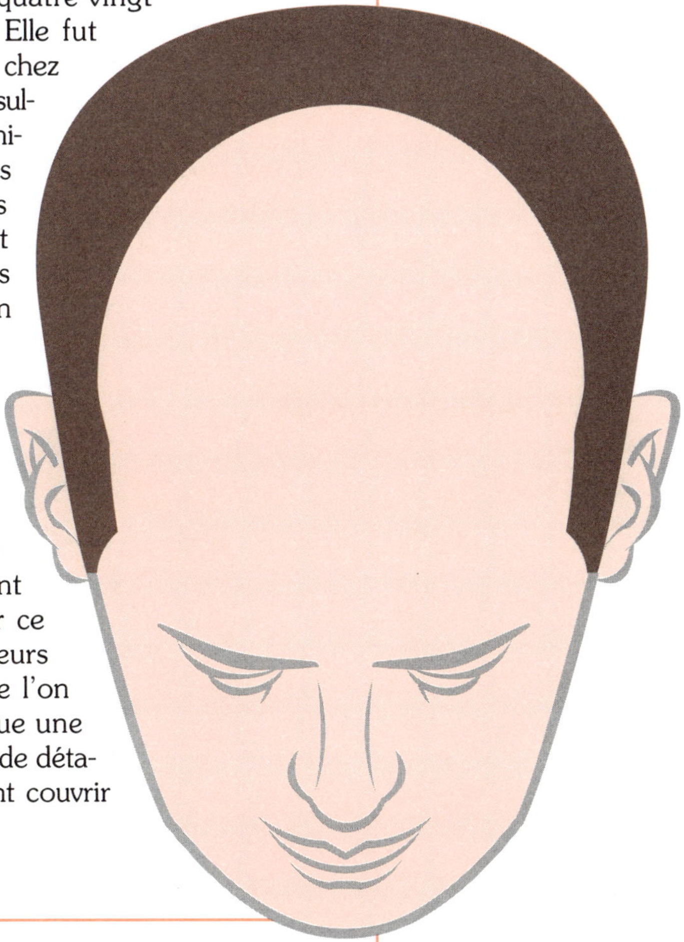

Le principe

Il s'agit de répartir harmonieusement les surfaces chevelues restantes, celles de la couronne hippocratique où les follicules pileux ne meurent jamais, sur les surfaces glabres. Pour ce faire, grâce à des ballonnets dilatateurs implantés sous le cuir chevelu, et que l'on gonfle progressivement, on provoque une distension du cuir chevelu permettant de détacher de vastes lambeaux qui viendront couvrir les régions chauves.

LES INDICATIONS

À qui s'adresse cette intervention ?

■ Elle s'adresse à des sujets très motivés, non fumeurs, et âgés de moins de 50 ans.

Ce qu'on peut en attendre

■ La méthode des ballonnets, en chirurgie esthétique, n'a qu'une seule réelle indication, la correction des très grandes calvities, celles qui concernent à la fois les golfes, le dessus du crâne et la tonsure.

■ Elle est encore indiquée dans le cas d'une mauvaise élasticité du cuir chevelu qui interdirait la technique des lambeaux et de la réduction de tonsure.

Les inconvénients

■ Il s'agit d'une opération d'ensemble lourde comportant deux anesthésies générales, une longue période de gonflage des ballonnets entraînant une difformité impressionnante et difficile à dissimuler, ce qui suppose un arrêt du travail et des relations sociales limitées pendant 3 mois.

L'EXPANSION CUTANÉE

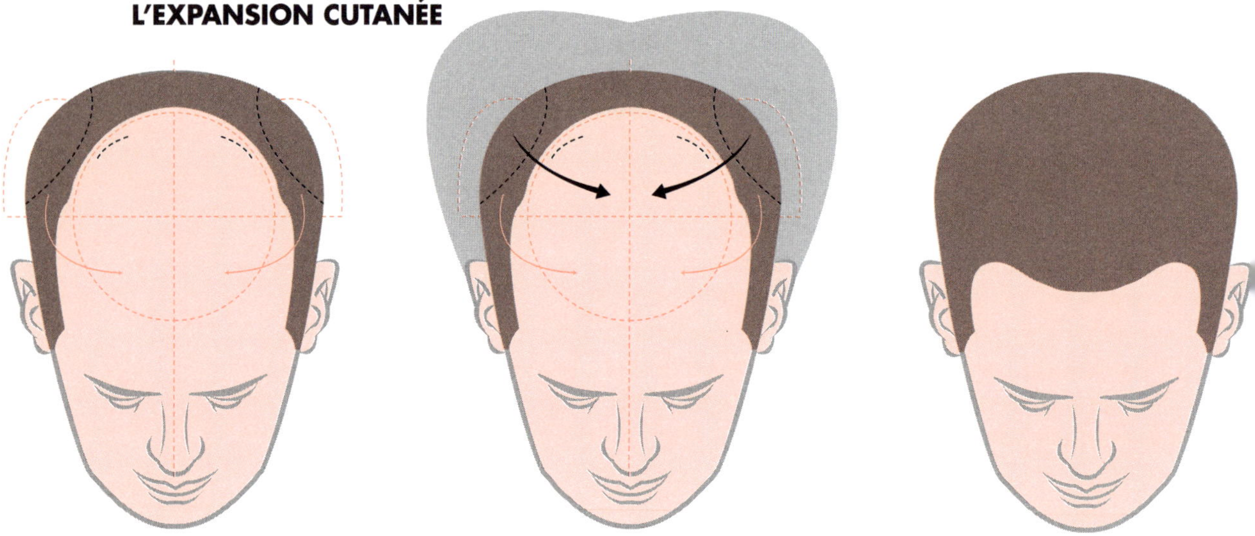

Dessin préparatoire — Implantation des ballonnets et gonflage — Résultat

L'INTERVENTION

L'expansion cutanée est une opération s'effectue en deux temps, séparés par des séances de gonflage des ballonnets.

Le déroulement et le calendrier

La première intervention

- **Le tracé.** Le praticien dessine les futures incisions et repère l'emplacement des ballonnets.
- **L'anesthésie.** L'intervention se déroule sous anesthésie générale.
- **Les gestes.** Le chirurgien place les ballonnets dilatateurs munis de valves antiretour sous la peau du cuir chevelu de la couronne hippocratique. Il pose des drains pour éviter les saignements et la formation d'un hématome.

En consultation

- On gonfle les ballonnets 15 jours après, à raison de deux séances semaine, répétées pendant environ deux mois. Les ballonnets sont progressivement gonflés en injectant par les valves du sérum physiologique, ou du sérum physiologique et de l'air, jusqu'à ce que l'on obtienne la distension voulue du cuir chevelu.

! Si le patient ressent des douleurs au gonflage, il doit être immédiatement interrompu.

La seconde intervention

Elle a lieu 2 à 3 mois après la première.

- **L'anesthésie.** L'intervention se déroule sous anesthésie générale.
- **Les gestes.** Le chirurgien enlève les ballonnets, et procède à l'ablation de la peau de toute la zone chauve.
  Il rapproche et répartit les zones chevelues de telle sorte que toute la surface dénudée soit recouverte avec des lambeaux de cuir chevelu expansé.
- Il pose des drains pour éviter la formation d'un hématome.

Le coût
— De 30 000 à 40 000 francs.
La durée de l'intervention
— Première intervention, 1 heure.
— Seconde intervention, 2 heures.
Le séjour en clinique
— Première intervention, 24 heures.
— Seconde intervention, 48 heures.
L'arrêt de travail
— Il est nécessaire en raison de la déformation du crâne entre les deux interventions.

LES SUITES OPÉRATOIRES

▶ **La première intervention.**

❒ La formation d'un œdème et les sensations d'étirement douloureux sont calmées par des antalgiques.
❒ L'ablation des fils a lieu au 10e jour.

▶ **La seconde intervention**

❒ Un œdème important se forme.
❒ Les sensations d'étirement sont modérées.
❒ L'ablation des fils a lieu au 8e jour.

! On peut juger du résultat définitif quelques semaines après la seconde intervention.

Complications et aléas

❒ Un hématome ou une infection peuvent se développer autour des ballonnets
❒ Si la prothèse se dégonfle ou vient à se rompre, il faut la changer.
❒ S'il y a une souffrance cutanée due à des gonflages trop rapides, on espacera les séances.

❒ L'exposition du ballonnet n'est pas gênante et le traitement peut se poursuivre, sauf en cas d'infection.
❒ La formation d'un bourrelet de peau à la base du pédicule du lambeau est supprimée en ambulatoire et sans anesthésie.

LES RÉSULTATS

Les patients très motivés, dont la patience a été durement éprouvée, apprécieront leur résultat : une tête définitivement regarnie, de façon parfaitement homogène, et sans baisse de densité significative, car le cuir chevelu expansé conserve ses propriétés et sa structure normale.

LE PLUS
Faire quelques micrografffes éventuellement pour parfaire la ligne frontale et lui donner un aspect encore plus naturel.

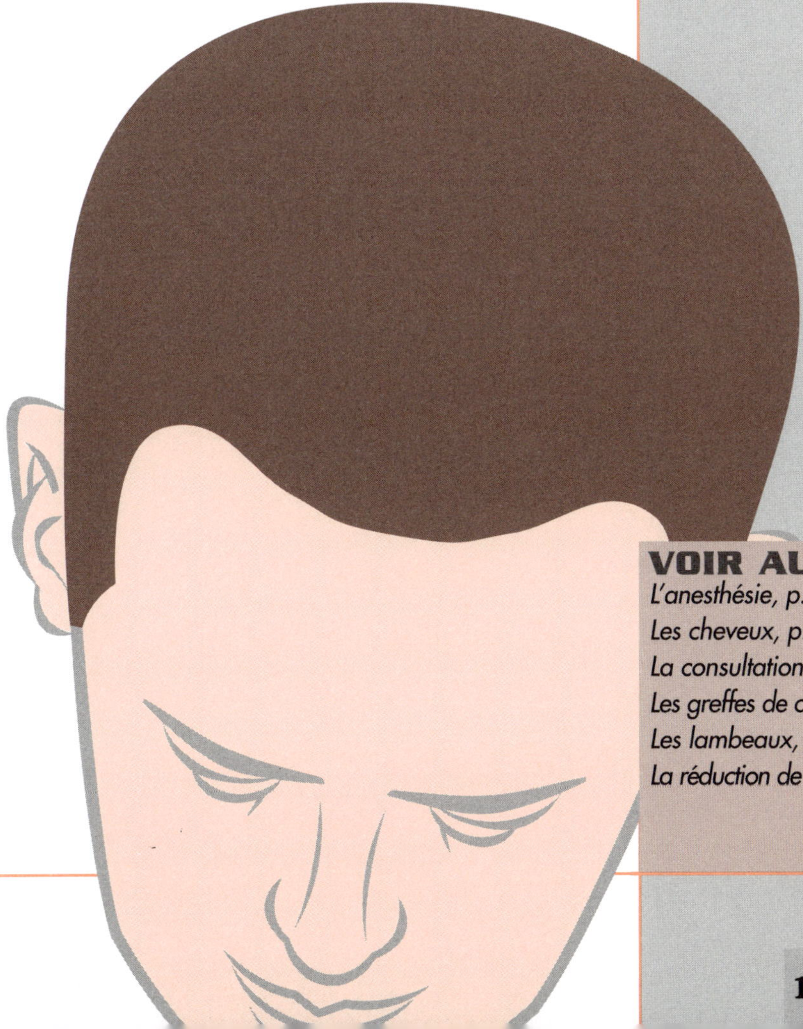

VOIR AUSSI
L'anesthésie, p. 33
Les cheveux, p. 126
La consultation, p. 23
Les greffes de cheveux, p. 150
Les lambeaux, p. 166
La réduction de tonsure, p. 159

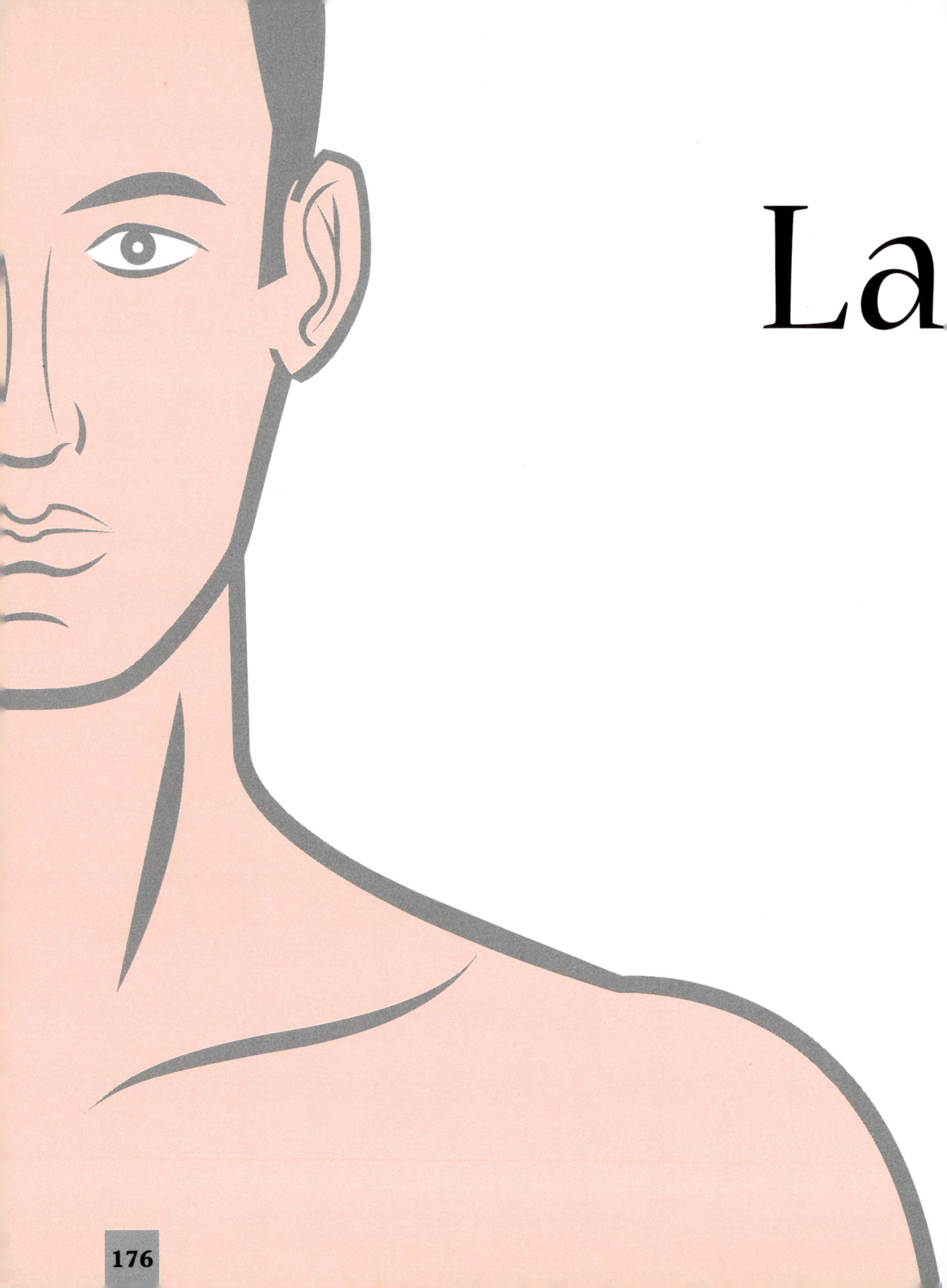

La

peau

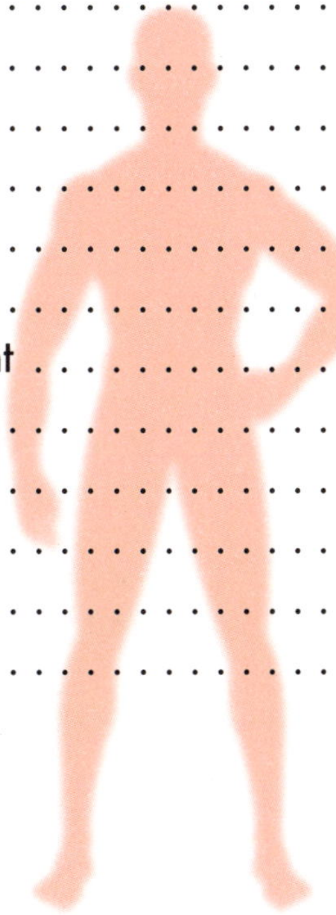

LA PEAU

La peau est un véritable organe de communication. Symbole de beauté, de jeunesse et de séduction, elle doit être saine et belle. Et pour cela protégée, entretenue et aidée, afin d'atténuer les marques du temps. La peau peut aussi bénéficier de nombreux traitements esthétiques dont l'efficacité est remarquable.

La peau, sans que l'on en prenne toujours conscience, est ce que l'on voit en premier chez un individu. Comme un premier plan tellement évident qu'on en vient à l'oublier, si enveloppant qu'il se dissout dans les reliefs du visage ou sur une silhouette, par lesquels le regard est monopolisé.

Ce que l'on voit, c'est le nez ou le menton, les yeux, les dents et les lèvres, les oreilles, un embonpoint, une maigreur, des traits physiques qui nous font caractériser un individu, avant même que l'on ne songe à remarquer sa peau, alors qu'elle témoigne de tout son être, de sa vie, de son âge.

Bien souvent l'homme, plein d'insouciance, la néglige, se contente de la raser, de la parfumer un peu avec des lotions choisies au petit bonheur, de la laver avec des savons tout aussi incertains. Peu lui importe encore de l'exposer excessivement au soleil et aux intempéries, jusqu'à ce qu'elle finisse par témoigner avec férocité des accidents de la vie et du vieillissement, qui entraînent nombre d'altérations nuisant à son apparence.

Soins et interventions esthétiques permettent de réparer efficacement tous ces stigmates.

La peau masculine

La peau de l'homme a des spécificités qui lui sont propres. Ses follicules pileux, stimulés par les hormones mâles, sont responsables de la corvée quotidienne du rasage...

Naturellement plus résistante que celle des femmes, la peau des hommes est également beaucoup plus malmenée. D'où la nécessité d'utiliser des produits cosmétiques qui lui soient adaptés pour répondre à l'équation convenue de notre société, beauté = santé = jeunesse.

La peau de l'homme est plus épaisse, plus ferme et plus élastique que celle des femmes, mais elle est aussi plus acide et plus grasse. Elle peut donc avoir un aspect luisant, des pores dilatés par des points noirs sur les ailes du nez. Toutefois, après des années de rasage et en l'absence de soins appropriés, elle peut aussi présenter des signes de sécheresse et d'irritabilité, sous forme de dartres, de rougeurs et de couperose.

Un vieillissement tardif mais rapide
La structure de leur peau permet aux hommes d'accuser moins rapidement que les femmes les premiers signes du vieillissement. En effet, la peau masculine est plus riche en collagène et son derme est plus épais.
Si les rides sont plus tardives — la sécrétion de sébum la préserve des agressions extérieures —, la peau masculine diminue aussi d'épaisseur plus rapidement. Conséquence : dès que le processus de vieillissement est engagé, elle se marque plus profondément sur le front, les paupières et les joues. Elle perd aussi plus rapidement de sa tonicité et de son élasticité. Plus ferme jusqu'à 30 ans, sa tonicité diminue ensuite brusquement jusqu'à 50 ans, avant de se stabiliser à nouveau.
Certains facteurs accélèrent le vieillissement : le soleil, le tabac, la pollution, le stress.

De plus, l'homme a des habitudes d'hygiène — toilette avec des savons détergents, soins inadaptés — qui entraînent, à partir d'un certain âge, une déshydratation et des altérations importantes de la surface cutanée.

LES TYPES DE PEAU

- **La peau grasse.** Elle se reconnaît facilement à son aspect luisant ou huileux; ses pores sont dilatés, parfois bouchés par des points noirs, surtout dans la partie médiane du visage.Comme les femmes, les hommes se plaignent de cette peau luisante mais ils ne peuvent que l'essuyer, puisqu'ils ne peuvent pas se maquiller !

- **La peau sèche.** C'est une peau fine, fragile et lisse, parfois légèrement squameuse, rugueuse au toucher. Une peau est sèche parce qu'elle a perdu sa protection naturelle soit à cause d'influences climatiques, soit à la suite de l'utilisation de produits nettoyants et décapants mal adaptés.

EN PRATIQUE...

Avant tout,
savoir reconnaître son type de peau et s'adapter à ses variations.
Les dermatologues et les esthéticiennes vous y aideront.

▶ **La peau normale.** On l'appelle aussi « peau idéale ». C'est celle de l'enfant avant la puberté. Elle est ferme, souple, au grain lisse, sans pores apparents, veloutée, mais fragile car très sensible aux intempéries.

▶ **La peau mixte.** C'est là le type de peau qui se rencontre le plus fréquemment. Elle est sèche sur les joues et grasse avec des pores dilatés sur la partie médiane du visage.

Et la peau varie. En fonction des saisons, des agressions climatiques, des produits que nous utilisons, de notre stress et du degré de pollution. Une peau grasse mal entretenue devient sèche ; et une peau sèche traitée par une crème non appropriée risque de se couvrir de points noirs.

En général, les hommes ont une peau grasse à pores dilatés et ont tendance à vouloir la décaper ou la sécher au savon de Marseille, au soufre, à l'alcool ! Ils ne savent pas que la réaction réflexe de défense de la peau est de sécréter deux fois plus de gras dans les heures qui suivent ! Il est donc primordial d'utiliser des produits d'hygiène et de soins adaptés à son type de peau.

LES SOINS DE LA PEAU

En cette fin de XXe siècle, notre peau paraît beaucoup plus jeune que celle de nos grands-parents au même âge. Les hommes ne s'occupaient pas alors de protéger ou de soigner leur peau, qui s'abîmait et vieillissait prématurément sous l'effet des différentes agressions climatiques.
Au cours des vingt dernières années toutefois, l'homme a beaucoup évolué. Il s'intéresse davantage à son aspect physique et à sa peau. Soit il emprunte les produits de sa femme, cependant pas toujours adaptés à sa peau grasse, soit il achète des produits pour homme dans les différentes lignes de cosmétiques.
Mais la meilleure solution est de consulter un dermatologue

pour des problèmes de peau d'ordre simplement esthétique — une peau pas nette ou trop luisante — voire des problèmes plus dermatologiques comme une peau sensible qui « tire ». On sent qu'on a besoin de l'hydrater mais sans réussir à choisir des produits adaptés.
Pour conserver un teint net, une peau fraîche et saine, il est nécessaire de la nettoyer quotidiennement d'une façon très méticuleuse. Mais il n'est pas aussi facile qu'on pourrait le penser de la nettoyer correctement sans l'agresser.
Chaque soir, il faut la débarrasser des sécrétions grasses, des bactéries et de la pollution accumulées pendant la journée.

! En aucun cas, l'eau seule ne saurait nettoyer la peau ; il faut donc utiliser des produits nettoyants. Ils ne corrigent pas l'état de la peau, mais ils maintiennent son équilibre physiologique.

Les produits nettoyants

- **Les savons.** Ce sont les plus anciens et les plus utilisés des détergents. Quelle que soit leur composition, ils présentent tous à peu près les mêmes avantages et inconvénients.
  - **Avantages.** Un savon permet d'entraîner et d'éliminer toutes les souillures de la peau ; mais son pouvoir moussant, que l'on associe à tort à l'idée de propreté, n'a aucun intérêt pratique.
  - **Inconvénients.** Au contact de l'eau, un savon libère la soude qu'il contient, ce qui entraîne une alcalinisation de la peau. Son acidité protectrice est réduite et ne se rétablit qu'après un temps plus ou moins long — de 30 mn à plus —, ce qui la rend plus sensible aux champignons et aux bactéries. De plus, la soude provoque une irritation qui entraîne une impression de cuisson et de peau décapée qui « tire ».

  Une eau calcaire aggrave l'effet détergent du savon. Les savons « surgras » sont enrichis en corps gras : lanoline et huiles diverses (d'amande douce, de coco, de glycérine, de jojoba, de vison...), ce qui limite les effets détergents.

LES CONSEILS

N'utilisez un savon qu'une seule fois par jour, car les savonnages répétés décapent la peau. Si vous avez la peau grasse, utilisez des savons « doux » surgras ; mais si vous avez la peau sèche, n'utilisez en aucun cas de savon de Marseille ni pour le visage ni pour le corps : bien que « neutre », sans parfum ni additif, il est beaucoup trop décapant.

Utilisez les syndets pour le nettoyage du visage à peau grasse et le nettoyage des mains et du corps. Ils sont particulièrement recommandés pour la toilette des hommes.

EN PRATIQUE...

Ne pas utiliser de moyens de toilette trop décapants ou détergents : utiliser des savons surgras, des syndets ou des laits très fluides pour les peaux grasses.

LES CRÈMES POUR PEAU NORMALE

Elles doivent avant tout maintenir une hydratation correcte de l'épiderme et le protéger des facteurs favorisant la déshydratation comme les conditions climatiques extrêmes, les poussières...

■ **Les faux savons**, ou Syndets (synthetic détergents). Vendus en pharmacie sous les noms de savons sans savon, pains de toilette, pains dermatologiques, ils se présentent sous forme de savonnette compacte ou de gel et pallient tous les inconvénients des savons.
• **Avantages.** Comme ils sont acides, les syndets n'alcalinisent pas la peau, ne détruisent pas son manteau acide, et réduisent ainsi les risques bactériens ou mycosiques. Ils ne laissent pas de dépôt calcaire sur la peau, ni sur les parois de la baignoire... Enfin, leur formule comporte aussi des corps gras et des adoucissants.
• **Inconvénients** : les syndets moussent moins que les savons, et sont plus chers.

La toilette

Il suffit de faire sa toilette une fois par jour, le soir. Il faut penser à rincer soigneusement la peau et à enlever toute trace d'humidité. On utilisera un pain ou un gel moussant dermatologique pour les peaux grasses ou un pain au cold cream pour les peaux irritables à tendance sèche.

■ **À proscrire**
- L'eau de Cologne, l'éther ou l'alcool vont à l'inverse du but recherché. L'eau de Cologne rend la peau trois fois plus grasse après le rasage.
- Le soufre, vieille médication dont on a découvert la responsabilité dans la formation des points noirs.
- Les savons antiseptiques utilisés dans la désinfection des plaies et qui ont un pouvoir trop décapant.

■ **À adopter**
- Le gant de crin, naturel ou synthétique, élimine les cellules mortes. Mais il ne faut pas se frotter trop fort au gant de crin, sous peine de voir apparaître des petits vaisseaux sur les jambes, surtout si les capillaires sont fragiles.
- Le loofa, un végétal méditerranéen plus doux que le gant de crin.
- La pierre ponce, juste pour les pieds, les coudes et les genoux.

- Les produits gommants, désincrustants, exfoliants utilisés pour éliminer les cellules mortes qui épaississent le grain de peau. Il existe deux types de gommants ou exfoliants : ceux qui comportent des éléments abrasifs naturels : poudre d'abricot, amandes douces broyées, plantes des champs sablonneux, graines de tournesol broyées. Et ceux, plus synthétiques, qui contiennent des grains de polyéthylène, des petites sphères de 1 mm de diamètre qui confèrent aux crèmes leur aspect granité. On les utilise compte tenu de l'âge et de la qualité de la peau, 1 fois toutes les trois semaines pour les épidermes fins et sensibles ; 1 à 2 fois par semaine pour les épidermes plus résistants. Et parfois un peu plus avant et au retour des vacances au soleil.

■ **Attention !**
Les exfoliants réservés au corps sont plus agressifs que ceux destinés au visage. Ils ne sont pas interchangeables. Ne les utilisez pas les uns pour les autres. Les gels douche exfoliants associent les grains de polyéthylène à l'agent de lavage. Ils ont l'avantage de nettoyer et de gommer à la fois. On peut les utiliser une fois par semaine. Ils conviennent à tous les types de peau et sont à réserver pour la toilette du corps.

LE SOLEIL ET LA PEAU

Le bien-être physique et psychologique provoqué par le grand air, la douce chaleur du soleil sur un corps dénudé sont évidents : le soleil détend, favorise le sommeil et l'équilibre. Ainsi des études scientifiques ont démontré l'existence d'une hormone sécrétée par l'épiphyse, la mélatonine, qui détend et fait dormir
On est souvent bien plus détendu en été qu'en hiver. Le temps gris me déprime ? Un petit rayon de soleil, l'humeur vire au rose. Le soleil a un autre pouvoir essentiel : celui de transformer les stérols de la peau en vitamine D, la vitamine antirachitique qui permet la fixation du calcium sur l'os.

LES BAINS MOUSSANTS

Bien qu'associés à des adjuvants surgraissants, les bains moussants décapent la peau, d'autant plus qu'on néglige de se doucher et donc de se rincer avant de sortir de la baignoire. Il vaut mieux « tremper » dans un bain d'huile de bain plutôt que dans un bain de mousse. C'est moins chic, mais bien plus doux pour la peau !

LE CONSEIL

Pas d'exfoliant dans les quelques heures précédant une exposition au soleil
Se rincer simplement à l'eau, sans savon.
Se gommer sous la douche plutôt que dans le bain, les petits grains se collent à la paroi de la baignoire !

MÉLANINE ET MÉLANOCYTES

La mélanine élaborée sous forme de petits grains dans la couche la plus profonde de l'épiderme migre vers la surface et s'étale sur toute la hauteur de l'épiderme, empêchant ainsi les UV d'atteindre les niveaux profonds où ils exerceraient leur action destructrice.

Les mélanocytes existent en quantité à peu près égale chez tous les individus, mais la qualité et la quantité de pigments qu'ils sécrètent est elle très variable.

L'action du soleil sur la peau

Le soleil, qui est le siège de réactions thermonucléaires, produit un intense rayonnement électromagnétique, irradiant à travers l'espace dans toutes les directions.

En ce qui concerne la lumière, cette énergie se répartit en :

- **50% d'infrarouges** d'une longueur d'onde comprise entre 800 et 10 000 nanomètres ; ce sont eux qui pénètrent dans l'hypoderme, y entraînent une vasodilatation et sont responsables de l'effet de chaleur ;

- **40% de lumière visible**, de 400 à 800 nanomètres ;

- **10% d'ultraviolets** qui se répartissent en :
  - UVA, 320 à 400 nanomètres ;
  - UVB, 280 à 320 nanomètres, arrêtés par le verre ;
  - UVC, 180 à 280 nanomètres.

Le rayonnement solaire qui parvient à la surface de la terre est considérablement modifié par son passage à travers l'atmosphère. En effet, la terre est entourée d'un bouclier sans lequel la vie n'y serait pas possible : il s'agit de la couche d'ozone, située dans la stratosphère à une altitude de 15 à 20 kilomètres, qui stoppe les rayonnements meurtriers en provenance de l'espace dont nous sommes constamment bombardés, les UVC — composantes les plus « dures » du rayonnement solaire, c'est-à-dire à longueurs d'onde les plus courtes —, qui sont mortels. La barrière d'ozone représente donc un facteur de protection essentiel.

L'ensoleillement

La quantité d'ultraviolets varie en fonction de nombreux facteurs :

- La saison, maximale en juillet sous nos latitudes ;
- La latitude, maximale sous les tropiques ;
- L'heure, maximale quand le soleil est au zénith, c'est-à-dire entre 11 et 14 heures ;

- L'altitude, où la quantité d'UVB augmente de 4 % par paliers de 300 m. A 1 500 m d'altitude, la quantité d'UVB est de 20 % supérieure à celle du niveau de la mer ;
- La réflexion des UV. Elle est de 85 % sur la neige, de 15 % sur le sable, de 5 % sur l'eau et de 3 % sur l'herbe. Sur la plage, un parasol n'est donc pas suffisant pour se protéger à cause de la réflexion des UV sur le sable et de leur diffusion par le ciel.

Pénétration cutanée du rayonnement solaire

Il est important de bien comprendre le mécanisme de pénétration du rayonnement solaire dans la peau, car il est la clé de la prévention du vieillissement cutané et permet de mettre au point des méthodes de bronzage sans danger.

Les UVA ou UV longs

Ce sont eux les vrais destructeurs du derme, car ce sont eux qui y pénètrent le plus profondément. Ils sont faiblement stimulateurs du bronzage et ils agissent directement sur les fibres de collagène et d'élastine en les dénaturant.

Les UVB ou UV courts

En touchant directement l'épiderme, ils sont à l'origine du bronzage et du coup de soleil. En même temps, à longue échéance, ils transforment les cellules épidermiques et risquent d'engendrer des cancers cutanés.

Les protections naturelles contre les UV

Les espèces du monde animal sont protégées contre l'agression solaire par des poils, des plumes ou des écailles. La peau humaine ne dispose pas de ces protections, si l'on excepte les cheveux qui protègent efficacement le cuir chevelu (très exposé chez le bipède qui inaugura la station debout). Mais elle se défend de façon tout à fait originale, et unique dans le monde animal, par la sécrétion de mélanine, un pigment fabriqué par des cellules spécialisées de l'épiderme, les mélanocytes, sous l'action conjuguée des UVA et des UVB.

BRONZER SAGEMENT

Il suffit de respecter quelques règles de bon sens pour bronzer sans danger.

Éviter le soleil entre 12 et 14 heures, heures solaires réelles, soit 14 et 16 heures à l'horaire d'été en vigueur en France.

L'exposition doit être progressive, d'autant plus que la peau est claire et que l'on veut mieux en prévenir le vieillissement.

Ne pas rester couché immobile en plein soleil.

Penser à se protéger lors de la pratique d'un sport nautique, surf, planche à voile, ou d'un sport où l'on reste longtemps au soleil, comme le tennis ou le golf.

Appliquer de la crème sur la face, le cou, le crâne pour les hommes chauves, et les oreilles, toujours très dégagées lorsque l'on porte les cheveux courts.

Le bronzage obtenu sera fonction du phénotype de chacun, lequel détermine la couleur des yeux, de la peau, des cheveux ainsi que la qualité et la quantité de mélanine dont nous disposons. Nous ne sommes donc pas égaux face au soleil, et il serait ridicule et dangereux de vouloir être aussi bronzé qu'un méditerranéen quand on est un roux à peau laiteuse !

! Il s'écoule de 48 et 72 heures entre l'exposition solaire et l'apparition du bronzage protecteur : c'est là une période pendant laquelle la peau n'est pas vraiment armée contre l'agression solaire excessive.

Les effets nocifs du soleil

L'exposition solaire excessive nuit à la peau qui se dessèche et vieillit précocement. Par ailleurs, elle peut entraîner des altérations cutanées.

- **Les taches solaires**, dites encore taches séniles, deviennent de plus en plus nombreuses avec l'âge. Elles siègent sur les parties du corps les moins protégées : visage, mains, bras, haut du tronc. (Voir ci-après, p. 192)

- **Les cancers cutanés** apparaissent dans les mêmes zones et pour les mêmes raisons : l'exposition solaire excessive, particulièrement les dix premières années de la vie. Tout petit bouton d'aspect suspect, différent d'un grain de beauté, doit être montré à un dermatologue.

La protection solaire

La peau du front d'un sujet noir doit subir pendant 80 ans les mêmes conditions d'ensoleillement pour développer des altérations dermiques équivalentes à celles d'un sujet blanc exposé aux mêmes conditions pendant seulement 20 ans ! Vouloir bronzer, c'est bien, mais bronzer en se protégeant, c'est mieux encore ! Il faut donc apprendre à bronzer doucement et le faire avec modération. Se contenter d'une teinte de caramel blond ou de miel doré plutôt que de s'obstiner à atteindre celle du pain d'épice brûlé, c'est déjà manifester un souci de prévention aussi bien contre le vieillissement que contre les cancers cutanés.

Les indices solaires

On trouve en pharmacie des écrans totaux en crème, en lait ou en gel. On a défini des phototypes qui classent les différents types de peaux selon leur couleur, de la peau blanche et laiteuse avec taches de rousseur — la peau de l'Irlandais type — jusqu'au brun mat. Les protections à appliquer varient donc en fonction du type de peau et des conditions d'exposition.

TABLEAU DE CLASSEMENT DES PHOTOTYPES

phototype	cheveux	peau	taches de rousseur	coup de soleil	bronzage
0	blancs	albinos	0	constant + + +	0
I	roux	laiteuse	+ + +	constant + +	0
II	blonds	claire	+ +	constant +	hâle léger
III A	blonds	claire	+	fréquent	hâle clair
III B	châtain	mate	+	fréquent	hâle foncé
IV	bruns	mate	0	rare	foncé
V méditerranéen	bruns	mate	0	exceptionnel	foncé
V race noire	noirs	noire	0	jamais	noir

LES UVA EN CABINE

On peut, en cabine, préparer sa peau au soleil. En fait, il s'agit d'induire non pas un bronzage, mais une production de mélanine infime qui permettra à la peau d'être moins vulnérable au soleil. Cette préparation est même recommandée pour les peaux très claires à raison de 2 séances par semaine pendant 3 semaines. Un protocole plus poussé, et pratiqué par les dermatologues associe UVA et PUVA, des psoralènes, pour la protection contre les allergies solaires.

Mais les UVA sont à proscrire pour entretenir un bronzage tout au long de l'année. Ce ne peut que faire vieillir prématurément la peau.

LE CHIFFRE

Un filtre IP 20 permet de rester **20 fois** plus longtemps au soleil que le temps qu'il faut normalement à la peau pour devenir rouge. Pour les peaux les plus sensibles, il suffit d'environ 15 minutes pour devenir rouge.

En général pour brunir sans souffrir de brûlures ni trop s'abîmer la peau, il faut savoir respecter certaines règles.

- **Albinos ou sujets très roux,** à peau laiteuse phototype I : écran total réappliqué toutes les 2 heures.

- **Sujets à peau claire**, phototype II et III A : écran total pendant les 4 à 6 premiers jours, puis un produit haute protection pendant le reste du temps.

- **Sujets bruns**, phototype III B et IV : produit haute protection les premiers jours, puis produit bronzant ensuite. En cas d'exposition prolongée, il convient de recourir à des filtres avec un indice de protection plus élevé.

! On est remarquablement protégé en appliquant un écran 17 ou 20 qui permet de bronzer plus légèrement et plus lentement.

En cas de coup de soleil

Prendre immédiatement de l'aspirine. Appliquer sur la peau toutes les préparations adoucissantes possibles : pulvérisations de Sérozinc à laisser sécher sans essuyer, application de Biafine, crème anti-brûlure efficace, ou même préparation par le pharmacien d'une solution à base de tanin à 10 % (tanin 10 g, eau distillée 100 cc), très calmante et décongestionnante. Il faut en outre se rappeler que les parties les plus fragiles sont le visage et les zones corporelles les plus rarement en contact avec le soleil. Les zones les plus agressées sont celles qui reçoivent les rayons solaires perpendiculairement : front, crâne, oreilles, nez, épaules, dos du pied. Les parties exposées toute l'année — mains, cou, visage — doivent être également protégées avec des filtres UVA et UVB lorsque l'on prend un bain de soleil.

! Attention ! Les indices solaires européens et américains ne correspondent pas.

Les produits de protection solaire

Ils sont présentés sous différentes formes, en crème, en lait ou en gel, qui ne relèvent pas que d'une différence de fluidité ou d'un caractère plus ou moins gras.

- **Pour les peaux sèches et fragiles**, choisir plutôt les crèmes et laits émulsions eau dans huile, de texture assez grasse et stables à l'eau, demeurant sur la peau en cas de forte transpiration.

- **Pour les peaux grasses**, choisir les émulsions huile dans eau très fluides. Mais elles sont peu stables dans l'eau.

Ces deux types d'émulsions se retrouvent aussi bien dans des crèmes antisolaires de consistance plus ferme, plutôt réservées pour le visage, que dans des laits, plus faciles à étaler sur le corps. Les gels sont pratiques et très appréciés des hommes qui détestent les trucs qui collent, qui tachent les vêtements, qui sont colorés... Ils sont peu gras, mais aussi peu résistants à l'eau.

Attention aux produits contenant du PABA, acide paramino benzoïque, un remarquable protecteur solaire mais ils tachent les vêtements blancs en jaune, et peuvent être allergisants. Les solutions huileuses sont d'application facile, mais leur pouvoir protecteur est en règle faible — IP 2 ou 3. Les produits solaires et après-solaires peuvent contenir des produits hydratants comme l'huile de karité, d'avocat, des facteurs naturels d'hydratation comme l'urée, l'acide gamma-linoléique et linolénique (appelés vitamine F) et même de la vitamine E, la vitamine dite antiradicaux libres. Mais il faut savoir que les après-soleil — qu'ils soient dits « régénérants », « bioactifs multiré-parateurs », « antirides »... ou réparateurs extrêmes, contenant tous maintenant plus ou moins des liposomes ou des niosomes, des principes actifs...—, ne peuvent en aucun cas agir comme antidote et gommer les effets à long terme d'une surexposition solaire.

! Il faut savoir profiter des progrès de la médecine et de la cosmétologie pour bronzer intelligemment en se protégeant par des filtres UVA et UVB.

NE PAS FAIRE

Utiliser de la graisse à traire, ou des huiles sans filtre comme l'huile de coco ou de monoï avec lesquelles on frit !

FAIRE

Appliquer les crèmes solaires de façon correcte : 1/2 heure avant l'exposition solaire, pour donner au produit le temps d'imprégner toute la couche cornée. Répéter les applications toutes les deux heures, ainsi qu'après chaque bain ou douche. Ne pas hésiter à recourir à un écran total waterproof bien gras si l'on fait de la planche à voile ou tout autre sport aquatique.

Le Laser en dermo-esthétique

Le mot laser est l'abréviation de « light amplification by stimulated emission of radiation » ou amplification de la lumière par émission stimulée de radiation. Le premier laser a été utilisé en 1954. Dès 1962, les ophtalmologistes ont compris son intérêt pour le traitement des décollements de rétine.

En 1972, on vit l'apparition du laser continu à l'argon, puis du laser CO2 dans l'arsenal thérapeutique des dermatologues et des chirurgiens. A partir de cette date, le laser fut considéré comme le bistouri de l'an 2000, et a commencé à bouleverser les concepts de prise en charge chirurgicale.

Les différents lasers

Ils sont définis par le type de radiation émise, par la longueur d'onde, par la durée de l'impulsion et par la taille des impacts. On utilise plusieurs types de lasers adaptés à chaque affection.

- **Les lasers vasculaires** (argon, colorant pulse et KTP). Ils traitent tout ce qui contient une couleur rouge (le sang dans les vaisseaux), donc les angiomes ou la couperose.

- **Les lasers pigmentaires (Q-switched)**. Ils sont utilisés pour traiter les taches pigmentées, et pour certains pigments de tatouage.

- **Les lasers chirurgicaux (ou CO2)**. On les emploie en continu comme bistouri pour enlever les tumeurs cutanées, ou en mode ultrapulsé, pour un effet lissant de dermabrasion sur les rides.

- **Le laser erbium**. Un peu plus récent, il a les propriétés du CO2 mais en plus léger.

- **Les lasers épilation**. Ils sont utilisés pour l'épilation progressivement définitive.

LES INDICATIONS	LES LASERS
■ Couperose ...... p. 197 ■ Petits vaisseaux superficiels des jambes ■ Angiomes	■ Laser KTP ■ Laser colorant pulsé
■ Taches pigmentaires ...... p. 192 ■ Taches solaires ou séniles (appelées naevus de Becker ou de Ota) ...... p. 192 ■ Tatouages professionnels ...... p. 233 ■ Tatouages amateurs ...... p. 233 ■ Tatouages traumatiques (encre, gravier…) ...... p. 233	■ Laser Q-switched ND Yag
■ Rides des régions périoculaire ou péribuccale ou de tout le visage ...... p. 208 ■ Cicatrices d'acné ...... p. 218	■ Laser CO2 ultrapulse mode dermabrasion ■ Laser Erbium
■ Tumeurs cutanées diverses	■ Laser CO2 continu
■ Poils ...... p. 229	■ Laser light sheer Cohérent ■ Laser alexandrite ■ Laser rubis ■ Laser Epilight

LES TACHES SOLAIRES

TACHES SOLAIRES ET VERRUES SEBORRHÉIQUES

Les taches séniles sont parfois confondues avec d'autres taches marron qui peuvent être soit rugueuses — kératoses séniles — soit mamelonnées — verrues séborrhéiques. Les verrues séborrhéiques sont totalement bénignes et peuvent siéger de façon très profuse sur le dos et l'abdomen des personnes âgées. Le praticien les enlèvera aisément avec un peu d'azote liquide. Les kératoses séniles risquent de se transformer en cancer cutané. Le principal signe pour les reconnaître est leur rugosité. Une tache que l'on palpe les yeux fermés est à montrer au dermatologue. Les chauves, dont le crâne a été surexposé, présentent souvent ce genre de lésions sur le crâne et les oreilles.

Les taches solaires sont des taches brunes, encore appelées taches séniles ou « fleurs de cimetière », elles apparaissent à l'âge mûr et siègent sur les parties exposées : visage, bras, mains, et sur un crâne chauve ou dégarni depuis longtemps. Elles affectent les hommes âgés de plus de 40 ans.
Autrefois, ces taches solaires étaient traitées par l'azote liquide. Aujourd'hui, le meilleur traitement repose sur l'utilisation du laser Q-switched ND Yag.

LES TRAITEMENTS

L'azote liquide

- **La séance.** L'azote liquide est du gaz refroidi à -192° C. Le praticien l'applique sur la tache. La brûlure au froid, peu douloureuse, détruit l'épiderme de la tache.
- **Les suites**

❒ La cicatrisation s'effectue en 8 à 12 jours.

❒ L'azote liquide peut laisser des taches pigmentées sur les zones traitées (pigmentation post-inflammatoire). C'est la raison pour laquelle ce traitement, même s'il est très efficace, est supplanté par le laser.

Le laser

- **Les séances.** Le praticien à l'aide d'un laser Yag fait disparaître les taches séniles en 1 ou 2 séances qui sont généralement peu douloureuses. Toutefois, quand le nombre de taches à traiter est important, il est préférable d'appliquer une crème anesthésiante deux heures avant la séance.
- **Les suites**

❒ Le laser provoque une brûlure et il est parfois nécessaire de prendre des antalgiques dans les heures qui suivent la séance.

❒ Les taches séniles prennent un aspect brun-rouge et légèrement croûteux qui dure une dizaine de jours.

❒ Une crème adoucissante et cicatrisante est appliquée 2 fois par jour.

- ❒ Lorsque la croûte est tombée et que la coloration rosée qui lui succède pendant 10 à 15 jours a disparu, il ne reste plus de trace des taches inesthétiques.
- ❒ Le soleil est interdit pendant un mois.

Le coût

— De 2 000 à 3 000 francs la séance, selon l'importance des taches et des zones à traiter.

Les autres traitements

- **La neige carbonique.** Le traitement à la neige carbonique relève du même principe que le traitement à l'azote. On utilise du gaz carbonique réfrigéré qui provoque une brûlure au froid et l'abrasion de l'épiderme sur la tache. Ce traitement a les mêmes indications et contre-indications que l'azote.
- **Les peelings.** Ce sont surtout des peelings au trichloracétique TCL3. (Voir ci-après, page 202.)
  La tache solaire étant une anomalie de tout l'épiderme, le peeling facial en détruisant l'épiderme détruit toutes les taches et renouvelle la peau. Mais il faut traiter l'ensemble du visage et non pas chaque tache isolément, afin de ne pas laisser de trace.
  Le peeling au TCA est un peeling superficiel qui entraîne un visage inesthétique du deuxième au huitième jour, temps de la desquamation. Les relations socio-professionnelles doivent être interrompues pendant cette période. Au 8e jour, la peau est à peine rose et ne présente plus de taches. On s'abstiendra cepandant de s'exposer au soleil pendant un mois à la suite de ce peeling.

LES RÉSULTATS

Grâce à ces traitements, les taches solaires disparaissent de façon définitive. Nul besoin de renouveler le traitement, quelle que soit la technique utilisée.

LE PLUS

Faire ce traitement en hiver pour éviter la repigmentation de la cicatrice en cas d'exposition solaire prématurée : toute cicatrice exposée au soleil risque en effet de pigmenter pendant les six semaines à deux mois suivants.

LES NÆVI PIGMENTAIRES

Un grain de beauté, ce peut être beau. Mais c'est parfois aussi dangereux... Tout nævus nécessite une surveillance dermatologique stricte. En effet, il existe un risque de cancérisation avec des stades différentiels de malignité, depuis le nævus à simple activité jonctionnelle jusqu'au mélanome malin. Tout nævus apparu récemment ou déjà ancien mais qui se modifie dans sa taille, son épaisseur, sa couleur, ou qui saigne, nécessite une consultation rapide Ces modifications peuvent conduire à l'indication d'une exérèse.Ailleurs, la localisation du grain de beauté est gênante ou inesthétique. On se méfiera des nævi situés dans des zones de frottement — plante du pied, zone de frottement de l'élastique d'un slip ou d'un col de chemise — car sujets à des traumatismes.
Enfin, les nævi localisés dans des régions difficiles à surveiller, comme le dos ou sous un ongle, feront l'objet d'une exérèse systématique.

L'INTERVENTION

Dans la plupart des cas, une simple excision sous anesthésie locale sera suffisante. Pour des nævi de taille plus importante, ou en cas de multiplicité, l'exérèse sous neuroleptanalgésie est indiquée. Dans tous les cas, on procède à un examen anatomo-pathologique systématique de la pièce d'exérèse.

Le coût
— De 800 à 3 000 francs selon la taille du nævus et l'anesthésie.

ATTENTION !

Contrairement aux idées reçues, ce n'est pas l'exérèse qui est responsable de la dégénérescence d'un nævus. C'est bien par sa surveillance stricte et par son exérèse au moindre doute qu'on peut éviter la transformation d'un nævus en mélanome.

LES RÉSULTATS

Les suites sont simples et le patient est guéri si l'anatomopathologie s'avère bénigne. La cicatrice qui résulte de l'exérèse est souvent moins visible que le nævus lui même. Quant au traitement d'un mélanome malin, il sort du cadre de cet ouvrage.

LA COUPEROSE

Tandis que l'érythrose est une rougeur subite du visage touchant les joues et le nez, et est due à une dilatation brutale et passagère des petits vaisseaux dermiques, la couperose est le stade suivant de la même affection.
Elle apparaît lors d'une émotion, après l'ingestion de mets épicés, de plats ou de boissons chaudes ou d'alcool. Elle peut être également déclenchée par un changement brutal de température, un passage du froid au chaud.
Après quelques années, elle évolue vers le stade suivant, celui de la couperose. A ce stade, les veinules du derme restent dilatées et sont visibles en permanence, associant des vaisseaux rouges visibles sur un fond rosé permanent.
Cette affection est due à la dilatation en fins réseaux de petits vaisseaux sanguins rouges qui apparaissent sur les ailes du nez, les joues, et même chez certains sur le menton et le front.

LES CAUSES

- **L'hérédité.** La peau est claire et fine dans la famille, et un début de couperose peut apparaître dès l'âge de 12 ou 14 ans, parfois même dans l'enfance !
- **L'exposition au tabac.** Le soleil et le tabac sont les deux agents les plus importants de la couperose.
- **L'exposition au soleil**, au froid, à des changements brutaux de température. Les amateurs de montagne, de voile, de moto sont particulièrement exposés.
- **L'alcoolisme.** Un alcoolique a souvent un visage rouge avec des vaisseaux très dilatés. Mais bien des patients sobres viennent consulter, car ils ont peur que leur couperose du nez ne les fasse prendre pour des alcooliques.

! Deux impératifs à observer si on a tendance à avoir de la couperose : se protéger du froid avec une bonne crème (plutôt grasse, eau dans huile) et appliquer sur les zones à risque un écran total avant toute exposition solaire

VRAI

Aucune crème ne peut faire disparaître la dilatation des vaisseaux.

L'électrocoagulation doit être effectuée en hiver, car il y a un risque de pigmentation au soleil.

LES TRAITEMENTS

▶ L'électrocoagulation

C'était le seul traitement de la couperose avant le laser. L'électrocoagulation fine des petits vaisseaux permet d'améliorer les vaisseaux visibles de la couperose mais sans traiter le fond rosé de l'érythrose.

- **Le principe.** Le praticien pose une aiguille très fine le long de chaque petit vaisseau visible et y faire passer une faible impulsion électrique. Les appareils actuels sont très précis et l'on peut délivrer des impulsions électriques très légères. Le patient ressent alors un simple picotement, plus agaçant que pénible.

Le coût

— De 400 à 500 francs la séance. Le traitement n'est plus pris en charge par la Sécurité sociale car il est considéré comme un « acte esthétique ».

- **Les séances.** Selon les types de peau, comme les peaux très sensibles et fragiles, la rougeur entraînée par l'électrocoagulation masque les vaisseaux autour de la zone traitée. Il ne faut pas s'attendre à voir une amélioration avant la 6e séance, pour une couperose moyenne.
  En général, il faut une dizaine de séances pour traiter une petite couperose, et parfois 20 à 30 séances pour une couperose plus importante. Les séances sont légèrement douloureuses. Elles doivent être espacées de 15 jours à 1 mois selon la rémanence de la rougeur après la séance.

- **Les suites.** Pour améliorer la cicatrisation, on associe de la vitamine E et des stimulants de la paroi veineuse par voie buccale ; et on applique également des crèmes décongestionnantes durant les 4 ou 5 jours qui suivent les séances.
  L'électrocoagulation ne laisse ni traces ni cicatrices.
  L'exposition au soleil est interdite pendant un mois.

Le laser

Le laser à colorant pulsé détruit les vaisseaux du visage en les faisant éclater. Il se produit donc un hématome à chaque point d'impact du laser, qui est de 5 mm. Ces pastilles violines perdurent trois semaines. Il faut compter de une à trois séances en fonction de l'importance de la couperose.

Le coût
— De 2 000 à 4 000 francs la séance.

Le laser KTP a une action différente de celle du laser à colorant pulsé. Son action thermique entraîne une diminution progressive du calibre des vaisseaux en deux mois. Il faut compter au minimum deux séances espacées de deux mois.

- **Les suites.** Le laser à colorant pulsé laisse des pastilles rouge violet pendant trois semaines.
  Le laser KTP laisse un visage rouge parfois un peu gonflé 4 à 5 jours. Une crème cicatrisante et une crème camou flante sont nécessaires dans les suites du laser.
  L'exposition au soleil est interdite pendant un mois.

LES RÉSULTATS

Dans les deux cas, électrocoagulation et laser, les résultats sont absolument semblables. Ils sont spectaculaires, particulièrement, dans le cas des petites couperoses.

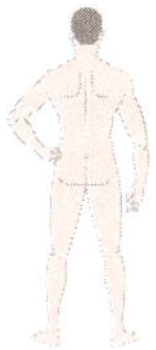

LES ANGIOMES

On peut rapprocher du traitement de la couperose celui des angiomes, points rouges formant un petit relief, avec ou sans petit lacis veineux autour, qui sont des angiomes stellaires. En appuyant dessus, ils disparaissent transitoirement.
L'angiome stellaire ou étoile vasculaire affecte quelque 15 % des enfants et peut régresser spontanément.
Sinon les angiomes s'électrocoagulent ou se traitent au laser de la même façon que la couperose.
S'ils sont très anciens, ils nécessiteront plusieurs séances, deux en général, d'autant plus que le petit point rouge central forme un relief bombé.
Les suites sont les mêmes que dans le traitement de la couperose.

Le coût
— De 800 à 1500 francs la séance.

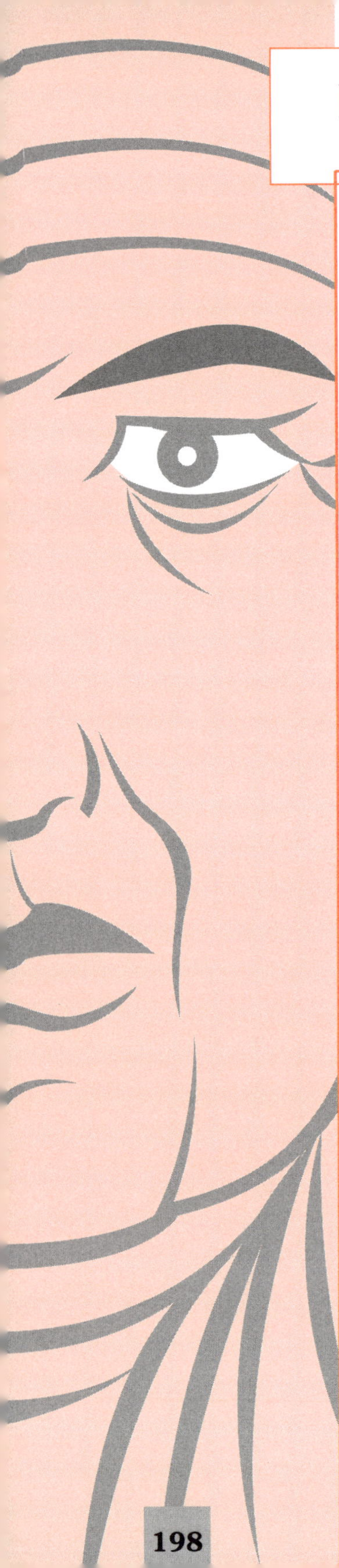

LES RIDES

Peu de sujets ont autant suscité tout à la fois l'angoisse des hommes et des femmes, l'activité des chercheurs et l'affairisme des marchands de rêve. Quelques gouttes de collagène, un soupçon d'ADN, des traces de sérum embryonnaire et des anti-radicaux libres : on doit, selon les idées reçues, « revitaliser, régénérer, protéger, réhydrater, stimuler », bref, agir pour remonter le temps.

Si le vieillissement cutané est lié au temps universel, celui de l'horloge génétique, il est parfois encore aggravé par les agressions extérieures, essentiellement les expositions solaires répétées dont les effets néfastes sont cumulatifs. Ainsi la peau des personnes âgées devient fine, sèche, ridée. Elle a perdu son élasticité, sa rondeur, sa douceur et son côté satiné. La fonte du tissu graisseux l'a rendue flasque et sans grande tonicité.

L'apparition des rides

Chacun, un jour ou l'autre, connaît au réveil cette pénible impression de paraître moins jeune, d'accuser son âge. La peau, triste, a perdu son éclat. Le teint est jaunâtre, translucide, les petites rides de la patte d'oie, à l'angle externe de l'œil, semblent plus profondes, la ride d'expression du sourire s'accentue et forme un vrai sillon même quand le visage est immobile. Quand la bouche s'arrondit pour siffler, fumer et même parler, elle s'ourle de petites rides autour des lèvres.

Mais, bien souvent, nos comportements ont favorisé leur installation. Une bonne hygiène de vie est la condition d'une peau saine. Donc, bien s'alimenter, dormir suffisamment, en général huit heures suffisent, ne pas fumer, ne pas trop s'exposer au soleil, en particulier si l'on pratique un sport de plein air.

Qu'est-ce qu'une ride ?

Ce sont la mimique et l'expression des sentiments qui entraînent la formation des rides. La peau adhère aux muscles peauciers du visage et est sollicitée en permanence selon leurs forces de traction. Elle bute sur les attaches musculaires fixes formant des lignes entre lesquelles elle se tend, s'étire et se gondole. Entre la peau et les muscles se trouve un matelas de graisse, plus ou moins épais selon l'âge et les individus, formé de graisse. La fonte de cette graisse sous-cutanée du visage creuse les rides.

Les sortes de rides

- **Les ridules.** Elles sont liées au vieillissement propre de la peau. Ce sont de véritables cassures cutanées qui forment un dallage, appelé réseau microdépressionnaire de la peau.

- **Les rides d'expression.** Elles sont l'accentuation permanente des plis d'expression de la peau et des sillons normaux du visage. Plus ou moins accentuées par le programme génétique, elles correspondent à une fixation aux muscles sous-jacents et sont plus ou moins marquées selon la répartition de la graisse.

- **Les plis d'affaissement.** Ils sont liés à l'affaissement de la peau, lui-même en rapport avec la perte d'élasticité cutanée et le relâchement musculaire. Ils sont responsables de l'altération de l'ovale du visage, bajoues, double menton, poches sous les yeux, et ptôse des paupières supérieures.

Le traitement des rides

Il existe trois sortes de traitement médical des rides.

- **Par « soustraction »**, représentés par les traitements dit abrasifs : peelings, dermabrasion et laser.

- **Par « addition »**, ou injection dans les rides.

- **Par action sur le relâchement musculaire**, la toxine botulique.

ir : • **Les peelings, p. 200**
• **La laserbrasion, p. 208**
• **Les injections de comblement, p. 210**
• **La toxine botulique, p. 215**
• **La dermabrasion, p. 217**

LES PRODUITS COSMÉTIQUES

Les produits cosmétiques actuels visent à retarder au maximum l'apparition des rides en agissant sur l'atrophie épidermique, et sur la déshydratation cutanée due à la diminution de sécrétion de sébum et de sueur, majorée de plus par les facteurs climatiques. Cette action a un triple but : réhydrater, reconstituer le film hydrolipidique et stimuler la prolifération épidermique.
Le grand espoir de la cosmétologie est de parvenir à régénérer les fibres de collagène et d'élastine ; or les produits qui pénètrent dans le derme sont considérés comme des médicaments car ils passent dans la circulation générale grâce aux vaisseaux sanguins. La cosmétologie est ainsi confrontée à ce terrible dilemme : si elle veut atteindre le derme afin de le régénérer, elle cesse d'être de la cosmétologie pour entrer dans le domaine du médicament.

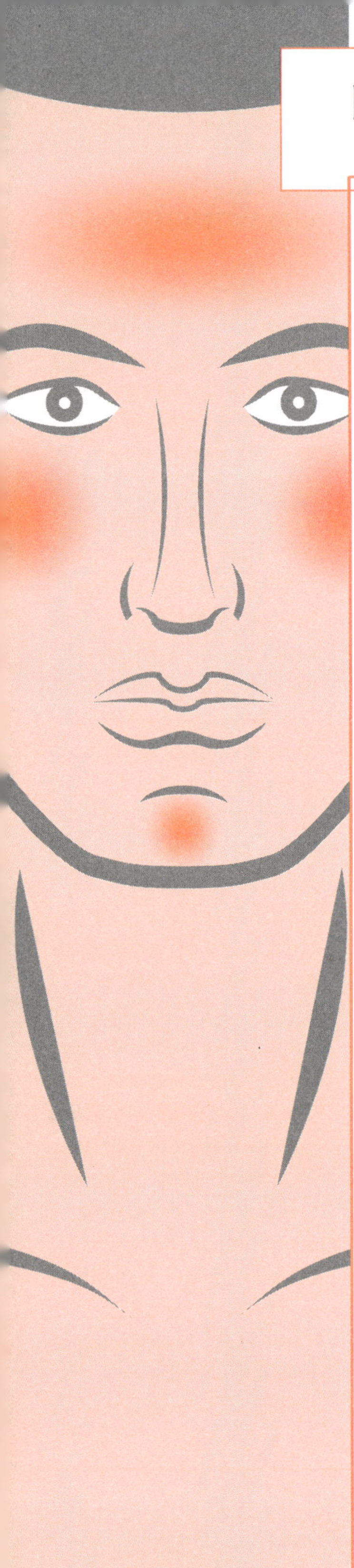

LES PEELINGS

Peeling est un anglicisme signifiant « faire peler la peau ». Le peeling est une technique qui élimine en fait une certaine épaisseur d'épiderme. C'est une action qui se traduit en profondeur par une multiplication des cellules et un renouvellement actif de l'épiderme.
La technique du peeling consiste en l'application d'un liquide ou d'une pâte qu'on laisse sur la peau un temps plus ou moins long, lors d'une ou de plusieurs séances d'affilée.

Le choix du produit utilisé dépend de l'expérience et de la préférence du médecin ainsi que du type de vieillissement ou des rides à traiter.

LES INDICATIONS GÉNÉRALES

Ce que corrigent les peelings

- **Les rides.** Les peelings permettent d'agir à la fois sur les rides profondes et les rides superficielles. A long terme, ils ont un effet restructurant sur le derme par la fabrication de collagène neuf dans le cas des rides profondes. L'effet lissant sur les petites rides superficielles est obtenu après une séance. La multiplication des peelings entraîne une résorption des rides après deux à trois séances.

- **Les cicatrices d'acné.** Elles peuvent être lissées et améliorées, si elles sont en cuvette, à bords rehaussés, à raison de 1 à 3 peelings par an, pendant 1 à 2 ans.

- **Les pigmentations.** Les taches solaires, de même que les taches laissées par le parfum, peuvent être traitées par un peeling.

Ce qu'on peut en attendre

- Un teint plus clair, plus lumineux, un grain de peau plus lisse, des pores plus resserrés, une amélioration des cicatrices d'acné et une atténuation des rides d'expression.

Avant le peeling...

Quel que soit le peeling, il est nécessaire de préparer la peau en appliquant une préparation prévenant les risques de pigmentation cutanée et permettant d'homogénéiser sa surface. Cette préparation cutanée sera appliquée pendant un mois avant le peeling, et pendant quinze jours après la séance. Elle provoque une desquamation avec une rougeur et parfois même une petite irritation. Mais cela est nécessaire pour que le peeling agisse efficacement.

! Le peeling ne peut remplacer le lifting. Il ne peut en aucun cas retendre une peau relâchée.

LE PEELING A LA RÉSORCINE

Dès 1882, Unna, un dermatologue allemand, met au point une pâte à peeling contenant de la résorcine pilée.
C'est la même formule que l'on utilise aujourd'hui. La qualité de la pâte dépend du préparateur ; elle est un peu sèche et crisse lorsqu'on la malaxe entre le pouce et l'index.

L'INTÉRÊT

- Ce peeling permet de gommer les ridules débutantes, mais il n'efface pas les rides d'expression.

- Il améliore aussi en plusieurs séances les cicatrices d'acné quand elles sont peu profondes, et se trouvent sur le visage ou sur le dos. Il termine bien un traitement de cicatrices d'acné, quand il y a besoin d'homogénéiser la peau.

LE TRAITEMENT

Le praticien procède d'abord à un test d'allergie en appliquant un peu de pâte derrière l'oreille quelques jours avant le peeling. Si celui-ci est négatif — le patient ne ressent ni brûlure ni démangeaisons —, on peut pratiquer le peeling sans danger.

- **Les séances.** La séance est douloureuse et le praticien prépare le patient en lui administrant des sédatifs une heure avant. La pâte est appliquée à la spatule en couche épaisse sur tout le visage en respectant les yeux et la bouche.
  Le temps d'application varie de 30 minutes à une heure.
  Les séances sont répétées 1, 2 ou 3 jours de suite.

FAIRE

Ne jamais arracher les croûtes ramollies à l'aide de préparations émollientes.

Protéger la peau avec un écran total pendant les 2 mois suivant le traitement ou effectuer le peeling en hiver pour éviter les risques d'hyperpigmentation au soleil.

VRAI

Le TCA peut être pratiqué plusieurs fois dans l'année, mais toujours en hiver, car il ne faut pas s'exposer au soleil pendant le mois suivant le traitement.

Le coût

— Autour de 5 000 francs le peeling.

LES SUITES

- Dans les heures qui suivent l'application, la douleur est très supportable. Il n'y a pas besoin de prendre des antalgiques. Tout au plus ressent-on une sensation de cuisson, de tension du visage, qui dure de 4 à 5 heures, associée à un effet semblable à celui d'un coup de soleil intense.
- Des croûtes apparaissent.
- Au 2e jour, la peau brunit, et se transforme en un masque dur qui se fendille. Du 4e au 6e jour, les croûtes tombent progressivement et tout se termine vers le 8e ou 10e jour.
- Il faut s'attendre à 8 jours difficiles, tant que les croûtes ne sont pas tombées.
- Il faut cesser toute activité socio-professionnelle.
- Durant toute la phase de cicatrisation, des applications multiples d'eau thermale et de crèmes grasses ou de vaseline sont nécessaires pour activer la desquamation.

LES RÉSULTATS

Ce peeling donne un coup d'éclat à une peau terne, améliore le grain de peau et gomme les ridules débutantes.

LE PEELING AU TCA

Le peeling au TCA, ou acide trichloracétique, est aussi ancien que le peeling à la résorcine.
Son activité et sa profondeur d'action sur le derme et l'épiderme peuvent être modulées par la concentration que le praticien fait préparer.

L'INTÉRÊT

Le peeling au TCA rend le grain de la peau plus fin et plus lisse en resserrant les pores. Il améliore les ridules superficielles et les cicatrices d'acné.
Ce peeling peut aussi avoir en plusieurs séances un effet lissant sur les paupières inférieures.
Il est plutôt indiqué sur les peaux jeunes un peu fatiguées. Il a enfin une action sur les taches pigmentées dues au parfum et sur les taches solaires.

LE TRAITEMENT

Le traitement peut se dérouler sur une ou plusieurs séances espacées de 2 mois.

- **La séance.** Le praticien applique des solutions d'acide de concentration croissante de 10 à 35 voire 50 % sur tout le visage ou sur une zone localisée en fonction de l'effet recherché.
  Pendant la séance, la peau blanchit puis retrouve une couleur rosée bistre en 40 minutes. L'application est douloureuse pendant deux minutes puis complètement indolore par la suite. Le médecin peut prescrire des sédatifs une heure avant la séance pour limiter la douleur mais la crème anesthésiante n'est pas indiquée, car elle pourrait entraîner une pénétration accrue de TCA.

Le coût
— De 4 000 à 6 000 francs.

LES SUITES

La desquamation persiste du 3e au 6e jour et la reprise professionnelle est possible dès le 7e jour.

LES RÉSULTATS

Ce peeling donne un coup d'éclat général à la peau en rendant le grain plus fin et en gommant les ridules superficielles. Les taches s'effacent, le derme se restructure en fabriquant, dès le premier peeling, de nouvelles fibres de collagène appréciables au bout de six mois.

LE PEELING AU PHÉNOL

Ce peeling a été mis au point et est utilisé essentiellement aux États-Unis. Cependant, il y est maintenant très décrié en raison des risques et des dangers qu'il comporte.

L'INTÉRÊT

Ce peeling agit sur les fripures de la peau, les rides superficielles et les rides profondes.
Il est utilisé soit pour l'ensemble du visage, soit pour des zones très localisées comme le pourtour buccal, l'indication la plus fréquente, ou le pourtour de l'œil.
Il agit également sur les taches, qu'il fait disparaître.

LES RISQUES

Si l'action de ce peeling sur la régénération du collagène et de l'élastine est plus importante que celle du peeling à la résorcine, ses risques sont aussi bien supérieurs : risque de choc cardiaque ou rénal lors de l'application, risque de cicatrices par nécrose localisée, ou troubles de la pigmentation, achromie ou hyperpigmentation.
A cause de ces risques, il est quasiment abandonné aux États-Unis, et peu pratiqué en France.

LE TRAITEMENT

On effectue ce peeling dans une clinique équipée d'un matériel de réanimation, en général sous anesthésie générale, ou sous neuroleptanalgésie pour les zones localisées. Un pansement occlusif est laissé en place de 24 à 48 heures selon les protocoles.

- **La séance.** Le praticien applique la solution de phénol avec un Coton-Tige sur tout le visage.

Le coût

— De 18 000 et 20 000 francs pour le visage entier.

— De 8 000 à 10 000 francs pour le traitement d'une seule zone, pourtour orbitaire, par exemple.

LES SUITES

- ❐ L'ablation du pansement est légèrement douloureuse et, en fonction de l'aspect obtenu, une retouche immédiate en ambulatoire peut être effectuée.
- ❐ Les croûtes tombent au 6ᵉ jour, aidées par des lavages à l'eau fraîche.
- ❐ La peau reste rouge six semaines et très sensible plusieurs mois.
- ❐ L'exposition solaire dans l'année qui suit est formellement contre-indiquée sans un écran total.

LES RÉSULTATS

Le peeling au phénol a un remarquable effet sur le vieillissement cutané.

LES NOUVEAUX PEELINGS

Ces nouveaux peelings sont appelés *new peel, newderm, exoderm, blue peel.*

Ce sont des variantes plus puissantes des peelings au TCA et au phénol. Ils ont les mêmes indications que tous les peelings.

LE TRAITEMENT

Ces mélanges d'acides, dont les formules sont gardées soigneusement secrètes, nous proviennent tout droit des Etats-Unis. Ils s'appliquent de la même façon que le phénol.

Ces nouveaux peelings auraient une action remarquable sur les pigmentations, pour l'éclaircissement du teint, ou sur les rides. Ils seraient sans risque sur les peaux mates.
Cependant, il est plus prudent de réaliser une touche d'essai préalable à leur application.
Celle-ci est effectuée sous anesthésie locale ou neuroleptanalgésie.

Le coût
— De 18 000 à 20 000 francs.

LES SUITES

- Les suites de l'application sont parfois impressionnantes.
- La peau rougit le jour même.
- L'œdème s'accentue dès le lendemain.
- Les croûtes apparaissent. Elles doivent être graissées et non arrachées.
- La cicatrisation s 'effectue en 10 jours, mais la peau gardera un aspect rosé pendant 2 à 3 mois. Elle devra évidemment être protégée du soleil.
- On note parfois un retard de cicatrisation.
- Des cicatrices inesthétiques peuvent perdurer en cas de peeling trop profond.

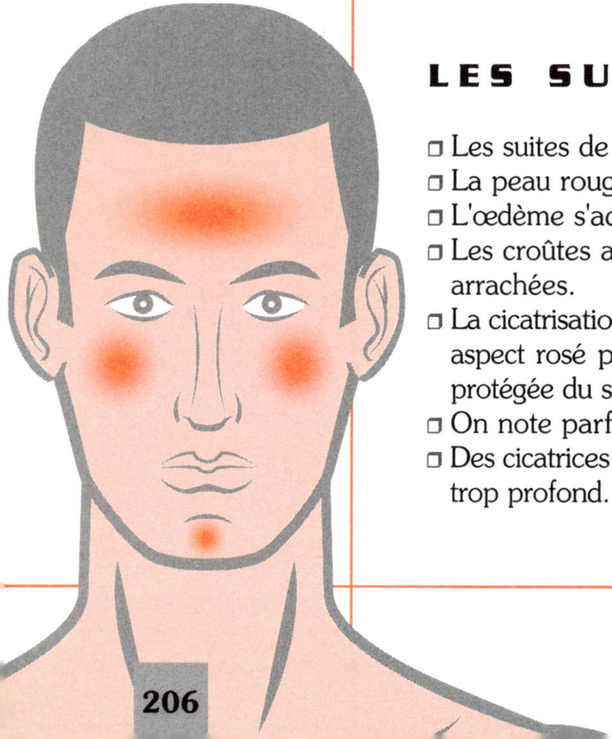

PEELINGS AUX ACIDES DE FRUITS

Ce sont les derniers-nés des peelings superficiels.
Ces peelings sont intéressants dans la mesure où ils ne provoquent pas de desquamation. Les Américains les appellent, avec un humour, les « luncheon peeling », c'est-à-dire les « peelings du déjeuner », car les suites sont très discrètes et parce que chaque séance ne dure que de 3 à 5 minutes.

LE TRAITEMENT

La peau est préparée 3 semaines avant à l'aide de crème à l'acide glycolique afin d'homogénéiser son pH.
Deux séries de six peelings ont les mêmes effets qu'un seul peeling au TCA. Les 6 peelings, pratiqués à 15 jours ou 6 semaines d'intervalle, sont de concentration croissante : première séance à 20 %, puis 35 %, 50 %, les trois dernières étant à 70 %. Après la séance, la peau est à peine rosée.

Le coût
— De 500 à 1 000 francs la séance.

PEELING A L'ACIDE SALICYLIQUE

Ce peeling vient d'être remis au goût du jour.
Appliqué en 2 à 3 séances, il laisse une desquamation visible de 4 à 8 jours. Il donne les mêmes résultats qu'un peeling léger au TCA ou qu'un peeling à la résorcine.

Le coût
— De 3 000 à 5 000 francs.

LA LASERBRASION

Le laser CO2 pulsé ou ultra pulsé, appelé aussi *skin resurfacing*, a révolutionné le traitement du vieillissement cutané. C'est une technique qui permet d'abraser couche par couche la surface de la peau, donc de la lisser, en préservant le derme profond.

LES INDICATIONS

Ce qu'on peut en attendre

L'effet du laser est surtout efficace sur les rides des paupières inférieures et supérieures, et sur le tour de la bouche.

Ce qu'elle ne corrige pas

- Les rides d'origine musculaire, comme les rides frontales, horizontales et rides du lion qui relèvent d'autres techniques.

- Il ne corrige pas la ptôse cutanée et ne remplace pas un lifting.

LE TRAITEMENT

- **Avant la séance.** Une préparation locale associant hydroquinone et vitamine A acide, pour avoir un effet homogène sur l'épiderme, est appliquée 3 semaines avant la séance. Elle limite les riques d'hyperpigmentation, surtout sur les peaux mates. Une prescription anti-herpétique par voie buccale est prescrite 3 jours avant la séance et 2 jours après pour les patients à risque.
- **L'anesthésie.** Elle est pratiquée sous anesthésie locale ou neuroleptanalgésie pour des zones isolées comme la bouche et le pourtour des yeux, et sous anesthésie générale pour un laser de tout le visage.
- **La séance.** 2 ou 3 passages laser sont nécessaires pour traiter les rides, puis un dernier passage de toute la surface traitée permet un vrai relissage cutané stimulant en même temps la formation de collagène dans le derme.

Le coût
— De 7 000 à 8 000 francs pour une zone.
— De 15 000 à 20 000 francs pour un visage entier.

Les gestes associés
Le laser peut être associé à d'autres techniques, comme le lifting, pour retendre les muscles, et la toxine botulique pour les rides frontales.

LES SUITES

Immédiates
- La peau est rouge rosé.
- Un œdème se forme ainsi qu'un suintement. Ils durent 2 à 3 jours.
- La cicatrisation n'est pas douloureuse et ne nécessite pas la prise d'antalgiques. Elle survient après une période de 8 à 12 jours.

Secondaires
- Des applications quotidiennes et répétées de crème grasse et d'eau thermale entraînent une cicatrisation satisfaisante.
- La région traitée reste rose pendant 1 à 2 mois, selon les types de peau, et nécessite un camouflage pendant cette période.
- Il faut envisager une interruption de la vie socio-professionnelle.

LES RÉSULTATS

Le renouvellement de l'épiderme et du derme superficiel permettra de reconstituer des faisceaux de collagène neuf dans le derme et de donner un effet tenseur à la peau. La rétraction de la peau, en provoquant la disparition des ridules et des rides cutanées, entraîne un rajeunissement indiscutable du visage, une amélioration du teint et du grain de la peau.

LES INJECTIONS de comblement

Pour combler les dépressions, on peut injecter de nombreux produits qui gonflent immédiatement la ride. Mais certains ont des effets fugaces, tandis que d'autres durent plus longtemps. La pérennité des résultats est aussi fonction de l'importance de la mimique. Plus le visage est mobile, plus les rides réapparaissent vite !...

LE COLLAGÈNE

Les injections de collagène ne sont indiquées que dans le traitement des rides. Selon le type de collagène utilisé, on traite les différentes sortes de rides qui marquent le visage.

LES INDICATIONS

Tous ces collagènes sont complémentaires et peuvent être utilisés en même temps :
- **Le Zyderm 1**, le collagène le moins concentré, est utilisé pour les rides de la bouche, des yeux, et des peaux très fines ;
- **Le Zyderm 2** est destiné aux sillons nasogéniens, intersourciliers et aux rides des peaux grasses ;
- **le Zyplast** est réservé aux sillons très marqués, car il est injecté plus profondément que les autres types de collagène. Il est indiqué pour les rides horizontales du front, les rides verticales entre les sourcils, les plis de l'angle externe des lèvres, les sillons de la commissure buccale ou plis d'amertume.

LE TRAITEMENT

- **Avant la séance.** Il est nécessaire de pratiquer 2 tests d'allergie à 15 jours d'intervalle en injectant une goutte de collagène à la face interne du bras. On vérifie au 3e et au 30e jour que la zone n'est ni rouge ni prurigineuse, signe que le patient n'est pas allergique.

La peau a été préparée par des produits astringents 8 jours avant l'injection afin d'éviter la fuite de produit par des pores trop dilatés.

- **L'anesthésie.** Si les injections sont mal supportées, il est possible de pratiquer une anesthésie locale, soit en injection, soit à l'aide d'une crème anesthésiante appliquée 2 h avant et maintenue sous plastique occlusif.
- **La séance.** Les rides à injecter sont repérées en position semi-assise et en forçant la mimique. Le collagène est injecté en intradermique superficiel tous les 2 millimètres le long de la ride.
- **Le nombre de séances.** Les rides sont comblées en 1 à 2 séances, à 1 mois d'intervalle

Le coût

— 2 500 francs l'injection de 1 ml de produit.

LES SUITES

- La réaction inflammatoire rosée dure 2 jours.
- Il peut exister des rougeurs au point de piqûre, qui disparaissent en 1 à 2 jours.
- On note parfois la formation de petits hématomes, qui persistent 4 à 6 jours.

LES RÉSULTATS

Ils sont immédiats. Mais l'effet sur les rides est fonction de la mimique. Certaines injections tiennent 6 mois, d'autres 12 ou plus. On peut ainsi injecter à la demande dès que les sillons nasogéniens barrent les joues, ou que les rides frontales durcissent le visage.

! En général, on doit faire une retouche tous les ans, si la dose de départ (en 1 à 2 séances) a permis de combler les rides de façon esthétique.

ATTENTION !

Interdiction de prendre de l'aspirine 6 jours avant l'injection et 3 jours après.

Le soleil est contre-indiqué les 8 jours suivant les injections.

Ne pas consommer d'alcool pendant 3 jours après les injections.

L'ACIDE HYALURONIQUE

Il s'agit d'une substance injectable biodégradable produite à partir de crêtes de coq ou par génie génétique.

L'acide hyaluronique a les mêmes fonctions et les mêmes effets que le collagène. Il s'en distingue par le fait qu'il est indiqué pour tous les types de rides, et qu'il ne présente aucun risque d'allergie. Il n'est donc pas nécessaire d'effectuer un test au préalable.
L'acide hyaluronique est injecté de la même façon que le collagène dans les rides d'expression. Les meilleures indications sont les sillons nasogéniens, les rides périorbitaires, les rides frontales et péribuccales.
L'acide hyaluronique se dégrade en 6 à 8 mois, selon la mobilité du visage.

Le coût
— 2 500 francs l'injection de 1 ml.

PRODUITS NON BIODÉGRADABLES

L'utilisation de ces produits est fondée sur le fait qu'un corps étranger dans la peau induit une réaction de fibrose, c'est-à-dire la fabrication de fibres de collagène qui enserrent la particule étrangère de façon durable.
Les injections sont pratiquées avec un intervalle de 2 à 3 mois pour permettre à la fibrose de se créer. L'effet escompté n'est souvent atteint qu'à la 3e injection, alors qu'avec le collagène, il est immédiatement visible.

L'artécoll
C'est un mélange de collagène et de microbilles de Plexiglas. Il est donc nécessaire, avant de l'injecter, de procéder à un test afin d'éliminer une allergie au collagène.

Les meilleures indications sont les sillons nasogéniens, les rides du front et du pourtour de la bouche.
On peut également ourler ou augmenter les lèvres avec de l'artécoll. Mais ce produit ne peut corriger tout de suite les rides comme le collagène dont l'effet lissant est immédiat.
En revanche, la correction définitive se fera en 1 à 2 séances espacées de 2 mois

Le coût
— De 3 500 à 4 000 francs la séance d'injection.

Les silicones
Ce sont des implants chimiques obtenus à partir de polymères de silicium. La technique d'injection est pratiquement la même que celle de l'artécoll.
L'amélioration durable est plus efficace sans doute qu'avec le collagène, mais l'effet escompté ne peut être obtenu qu'en 2 à 4 séances.
Mais attention ! D'une manipulation fort délicate, les silicones présentent des risques excessifs par rapport aux améliorations obtenues, surtout s'ils ne sont pas utilisés par des spécialistes très expérimentés. De nombreux problèmes ont été observés c'est la raison pour laquelle les silicones sont actuellement interdits en France en injection dans la peau.

Le Dermalive
C'est le dernier-né des implants non biodégradables. Il s'agit d'un mélange d'acide hyaluronique biodégradable et d'hydrogel acrylique biodégradable. Il ne nécessite pas de test préalable.
Le Dermalive s'utilise comme l'artécoll ou les silicones. L'effet lissant et comblant qu'il procure ne pourra se constater qu'à la deuxième ou troisième séance. Mais il semble que les résultats obtenus ne seraient cependant pas très durables.

Le coût
— De 3 500 à 4 000 francs la séance d'injection.

LES INJECTIONS DE GRAISSE

Voir
La lipostructure, p. 268

Cette méthode, encore appellée lipofilling ou lipostructure, était traditionnellement très décriée en raison de ses résultats éphémères.
Elle connaît actuellement un regain d'intérêt, car elle a été considérablement améliorée grâce à des modifications techniques dues à l'américain Coleman.
La graisse prélevée fait l'objet d'une préparation beaucoup plus poussée avec des lavages successifs suivis de centrifugation qui aboutissent à une meilleure purification de cette graisse. Ainsi elle prend mieux.

LE TRAITEMENT

La graisse est injectée en 2 ou 3 séances pour lisser les rides. Le filling peut atténuer les rides intersourcilières, les sillons nasogéniens, les rides du tour de la bouche. Mais dans les rides la graisse fond vite et disparaît en 6 mois. Par contre, on peut accentuer des pommettes, remodeler des joues amaigries, ou combler des mains vieillissantes dont les reliefs sont trop accentués : les effets semblent se maintenir beaucoup plus longtemps avec les nouveaux protocoles.

La technique

On aspire de la graisse, sous anesthésie locale sur le ventre ou les cuisses, que l'on réinjecte, après préparation, dans les rides et certaines dépressions cutanées.

Le coût

— De 6 000 à 12 000 francs.

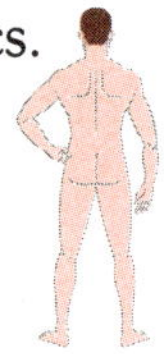

LA TOXINE BOTULIQUE

La toxine botulique est un produit qui permet une dénervation chimique, mettant les muscles en état de relaxation, ce qui empêche la formation de plissement de la peau ou de rides perpendiculaires à la contraction musculaire. C'est le seul traitement qui agit véritablement sur la cause de la ride.

LES INDICATIONS

La toxine botulique est utilisée dans le traitement des rides du front, aussi bien les rides transversales que les rides verticales intersourcilières dites rides du lion. Elle permet aussi de relever le sourcil dont l'affaissement accuse la fatigue du regard. Elle corrige également les rides de la patte d'oie. Enfin, sur le pourtour buccal, elle gomme les ridules et peut aussi surélever les commissures des lèvres.

LE TRAITEMENT

Le médecin corrige en clinique les différentes rides avec la toxine botulique mélangée à de l'anesthésiant. L'injection est un peu douloureuse. On peut toutefois appliquer une crème anesthésiante 2 heures avant l'injection. L'efficacité de la toxine botulique nécessite de faire plusieurs injections. Selon des protocoles variés. Généralement, le traitement comprend une injection tous les quatre mois pendant deux ans afin de stabiliser les résultats.

Le coût

— De 3 000 à 4 000 francs, en fonction des doses injectées.

LES SUITES

❐ L'injection laisse très peu de marques. Tout au plus peut-on noter dans les 3 à 4 heures suivantes une réaction rouge au point d'injection, facilement camouflable.

- Il n'y a aucun risque d'allergie, la toxine étant utilisée depuis une trentaine d'années à des doses très importantes par les neurologues dans les torticolis spasmodiques et par les ophtalmologistes dans les tics de la paupière.
- Les effets de lissage sur les rides commencent au 5e jour et sont maximum après 3 semaines. Les effets des premières injections disparaissent en quelques mois.
  Il est donc nécessaire de les renouveler. Les injections suivantes consolideront le résultat.

! Il s'agit d'une technique appelée à un grand avenir car elle donne d'excellents résultats.

Complications et aléas

- Dans les premiers jours, les effets peuvent entraîner une asymétrie du visage lors de certaines mimiques, mais celle-ci disparaît en quelques semaines.
- En cas de diffusion excessive du produit ou d'injections dans des zones dites « dangereuses », on peut parfois observer une chute du sourcil qui est spontanément régressive en quelques semaines.

LES RESULTATS

Si les effets des premières injections s'estompent en quelques mois, les résultats deviendront stables avec les injections suivantes et seront véritablement spectaculaires.

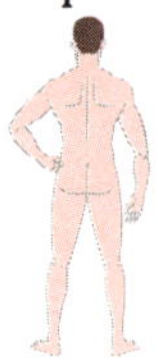

LES CICATRICES D'ACNÉ

Le traitement de l'acné est médical et n'est pas du ressort de la chirurgie esthétique. Celle-ci s'intéresse uniquement au traitement des cicatrices laissées par l'acné. Ces cicatrices résiduelles en creux sont toujours des boutons qui ont été « tripotés » par le patient. Leur traitement ne peut être entrepris que si l'acné n'est plus en poussée. Les cicatrices d'acné peuvent être traitées par le peeling (voir en p. 200), la dermabrasion, le laser ou les relèvements de cicatrices. Tout dépend de l'importance des cicatrices.

Les sites de l'acné

L'acné du visage affecte le front, la partie médiane du visage — autour du nez et du menton — et peut s'étendre au cou et aux joues, au dos, au thorax et même aux fesses.

À SAVOIR

La dermabrasion peut aussi être utilisée dans la correction des rides de la face.
Les rides péribuccales en sont une excellente indication.

LA DERMABRASION

Le principe de la dermabrasion est le même que celui du peeling, mais il traite les cicatrices plus en profondeur. On la pratique surtout pour niveler les cicatrices d'acné ou meuler une cicatrice irrégulière. La dermabrasion peut être pratiquée une fois que le relèvement de certaines cicatrices est terminé.

LE TRAITEMENT

L'intervention se déroule sous anesthésie locale ou générale, en clinique. On meule la peau avec un instrument rotatif qui ressemble à la roulette du dentiste. On peut traiter des zones localisées, comme les joues, ou tout le dos, mais en deux séances.

Le coût

— De 5 000 à 12 000 francs pour le visage entier.

La prise en charge

— La Sécurité sociale peut prendre partiellement en charge l'intervention.

LES SUITES

- La cicatrisation s'effectue sous pansement gras le premier jour, puis par application de crèmes cicatrisantes.
- La cicatrisation intervient en 8 jours.
- L'œdème peut être très important et associé à un suintement.
- La peau, rosée, reprend sa teinte normale en 1 mois.
- Le soleil est contre-indiqué pendant 3 mois.

Complications et aléas

Ils dépendent de l'expérience du praticien. Si on meule trop profondément, on atteint le derme profond, ce qui peut provoquer des cicatrices indélébiles.

LES RÉSULTATS

Ils sont excellents en une seule séance. Toutefois, si les cicatrices sont très profondes, il faudra sans doute une autre séance, un an plus tard.

LA LASERBRASION

Le procédé est identique à celui utilisé pour le lissage des rides. Le praticien utilise un laser CO2 pulsé et ce traitement nécessite la même préparation de la peau.

LE TRAITEMENT

Le plus souvent, avant d'entreprendre le traitement, il est nécessaire de procéder à un relèvement de cicatrices (voir page ci-contre), car certaines d'entre elles sont trop en « pic à glace » et ne peuvent corrigées par le laser.

Le praticien détermine lors de la consultation le nombre de

séances nécessaires pour améliorer la surface cutanée. Très souvent, il faut compter 2 à 3 séances pour lisser un visage marqué de profondes cicatrices.

Le coût

— De 10 000 à 15 000 francs.

LES SUITES

- Le visage est gonflé, rose, suintant, pendant les 3 premiers jours, puis croûteux pendant 4 à 5 jours.
- La peau redevient normale entre le 8e et le 12e jour.
- L'épiderme reste rosé pendant 1 à 2 mois encore.

LE RELÈVEMENT

Cette technique consiste à traiter des dépressions cicatricielles importantes, dites en pic à glace, en les découpant sous forme de patchs qui sont ensuite rehaussés au niveau du reste de l'épiderme. L'intervention a lieu sous anesthésie locale au cabinet du médecin.
Les pansements sont enlevés au 3e jour et la cicatrisation intervient au bout de 8 jours.
Il s'avère parfois nécessaire compléter le traitement par une dermabrasion toute la surface traitée.

Le coût

— De 1 000 à 3 000 francs, selon le nombre de cicatrices.

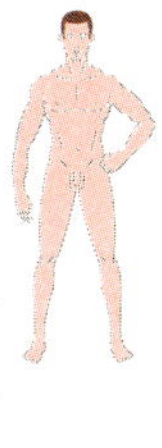

LES CICATRICES

Les cicatrices sont la trace cutanée résultant d'une intervention chirurgicale, d'une plaie accidentelle, ou bien d'une affection dermatologique. Si le plus souvent, le temps les rend indétectables, ces cicatrices gardent parfois cependant une allure inesthétique. C'est alors au chirurgien esthétique de conseiller le patient sur les différentes possibilités thérapeutiques permettant de les atténuer et d'en améliorer l'aspect.

Une notion fondamentale

Si le temps améliore bien souvent les cicatrices, les rendant très discrètes, elles ne s'effacent cependant jamais. Il n'est donc pas possible de les « gommer » comme le demandent parfois les patients. On peut simplement les atténuer, jusqu'à ce qu'elles se fassent oublier.

LES CICATRICES INESTHÉTIQUES

Schématiquement, on distingue deux types de cicatrices inesthétiques, ce qui conditionne les possibilités thérapeutiques.

- Les cicatrices dont la suture initiale n'a pas été parfaitement exécutée ou celles qui résultent de consignes post-opératoires mal suivies. Une reprise cicatricielle est ici indiquée.

- Les cicatrices dont la suture manifestement bien effectuée a cependant occasionné une cicatrice défectueuse, cicatrice hypertrophique ou cicatrice chéloïde ; c'est en fait un « vice » de cicatrisation.

CICATRICES MÉRITANT UNE REPRISE CICATRICIELLE

- C'est notamment le cas des cicatrices résultant d'interventions déjà anciennes, quand les techniques de suture cutanée n'étaient pas aussi perfectionnées qu'aujourd'hui.

- C'est aussi le cas des cicatrices résultant d'interventions pratiquées en urgence au cours desquelles le chirurgien doit traiter en priorité des lésions vitales, et ne peut pas toujours apporter toute son attention à une suture cutanée dont l'importance est secondaire dans ce contexte.
  C'est ainsi que peuvent être reprises les cicatrices dites en échelle de perroquet résultant de sutures à points séparés.

- Ce sont aussi les cicatrices hyperpigmentées, qui proviennent parfois d'une exposition solaire trop précoce.

- Les brides cicatricielles méritent elles aussi une reprise.
  Ce sont des cicatrices réalisées de façon inopportune en regard de plis de flexion — au coude, par exemple —, et qui occasionnent une gène fonctionnelle, comme ici une difficulté d'extension du coude.

- Toutes les cicatrices dites tatouées, dans lesquelles sont restés des fragments de goudron ou d'autres substances colorées qui ont été insuffisamment nettoyées lors d'un accident.
  Elles pourront aussi faire l'objet d'une reprise cicatricielle.

Le coût d'une reprise cicatricielle

Le coût de l'intervention est fonction de la taille de la cicatrice. La Sécurité sociale peut prendre partiellement en charge une reprise cicatricielle.

LES CICATRICES « VICIEUSES »

Si c'est bien le chirurgien qui effectue la suture, c'est le patient qui cicatrise. Autrement dit, la cicatrisation est un phénomène biologique que ne maîtrise pas le praticien et dont il n'est pas responsable. Ainsi, dans le cas des cicatrices chéloïdes, le traitement s'avère fort difficile, car c'est la façon de cicatriser du patient lui-même qui en est la cause.

LES ACCIDENTS DE PARE-BRISE

Les accidents de la route au cours desquels le pare-brise éclate laissent parfois un aspect cicatriciel déchiqueté sur tout le visage.
Il convient de « noyer » la rançon cicatricielle par une dermabrasion.
(Voir page 217.)

LES SUTURES DES INCISIONS

Les techniques, comme les matériaux de suture et les pansements, ont considérablement évolué depuis quelques années.

LES TECHNIQUES

Autrefois, les incisions qui étaient suturées avec des points séparés occasionnaient un aspect dit en « échelle de perroquet », car les fils laissaient des marques transversales perpendiculaires à l'incision.

L'utilisation de fils de suture plus fins et/ou leur ablation plus précoce permettent aujourd'hui de minimiser la rançon cicatricielle de ce type de suture.

Mais le réel progrès provient, dans tous les cas où cela est possible, de la confection d'un sujet intradermique, dit encore couture invisible, où le fil de suture est littéralement faufilé à l'intérieur de l'incision, ce qui assure une excellente cohésion des berges, mais ne vient pas marquer la peau.
La cicatrice qui en résulte est strictement linéaire.

LES MATÉRIAUX

On utilise toujours des fils, des clips ou des agrafes, mais ceux-ci ont considérablement évolué.

Les fils

On distingue les fils résorbables et les fils non résorbables.
Les fils en nylon ne sont pas résorbables, mais leur souplesse d'utilisation en fait un matériau très performant.
D'autres ligatures sont dites résorbables et présentent l'avantage de ne pas nécessiter de séances d'ablation des fils, mais elles ne conviennent pas pour toutes les régions du corps.

Les agrafes

Les agrafes classiques ont quasiment disparu, car une nouvelle génération, celle des agrafes de suture automatique ou clips, est apparue sur le marché. Fines et atraumatiques, elles ne marquent pas la peau ni ne l'étranglent.

Elles constituent donc un matériau de choix à la condition d'être ôtées très précocement.

Elles sont devenues indispensables dans la pratique de la chirurgie du cuir chevelu, car l'absence de toute strangulation des bulbes pileux préserve du risque d'alopécie.

LES PANSEMENTS

La mise en place sur la suture de bandelettes adhésives microporeuses permet une cohésion parfaite des berges en consolidant la suture.

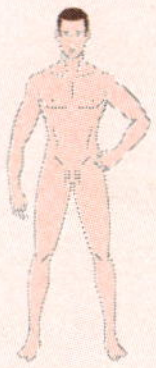

VOIR AUSSI
La cicatrisation, p. 48
La dermabrasion, p. 217

L'ÉPILATION DEFINITIVE

Le poil est perçu très différemment selon les époques, les modes et les individus. Parfois par sa densité excessive ou sa localisation peu habituelle, il dérange et vient nous rappeler inconsciemment une certaine parenté avec un lointain ancêtre...

Les poils, trop denses ou poussant là où on ne le souhaite pas telles les mauvaises herbes, résistent à tout, rasoir, cire, pince à épiler, des traitements forcément temporaires, souvent douloureux. Pire, ils repoussent plus denses, plus drus, plus foncés sur une peau jamais nette.
Deux méthodes peuvent être actuellement proposées : l'épilation électrique et l'épilation au laser.
Si l'épilation électrique est une épilation définitive, celle que le laser effectue est plus considérée à l'heure actuelle comme une épilation de longue durée.
La pilosité excessive affecte nombre d'hommes. Les poils sont souvent vécus comme une disgrâce, car ils peuvent pousser sur toutes les parties du corps. Des sourcils jointifs aux épaules ou au dos rappelent parfois à l'homme sa parenté lointaine avec le singe. Ils étalent complaisamment leur luxuriance, à la vue de tous, faisant même obstacle parfois aux relations amoureuses, ou à certaines activités professionnelles, dans le monde du spectacle en particulier.
Et puis, il y a les modes — l'homme velu n'a jamais vraiment été à la mode — et la simple coquetterie n'est pas blâmable.

Le poil

Comme le cheveu, le poil pousse par la racine. En la détruisant, on empêche à jamais la repousse du poil. Les poils obéissent à un cycle de croissance qui dure de 8 à 12 mois, mais tous ne sont pas simultanément à un stade de développement identique. Si bien qu'ils poussent puis tombent, tous à des moments différents.
Il faut donc traiter plusieurs fois la même zone avant d'obtenir leur éradication complète, puisque à un moment donné tous ceux qui ne sont pas visibles ne seront pas épilables.

Les zones concernées

On peut ainsi supprimer des poils sur toutes les zones raisonnables où ils présentent un aspect inesthétique.

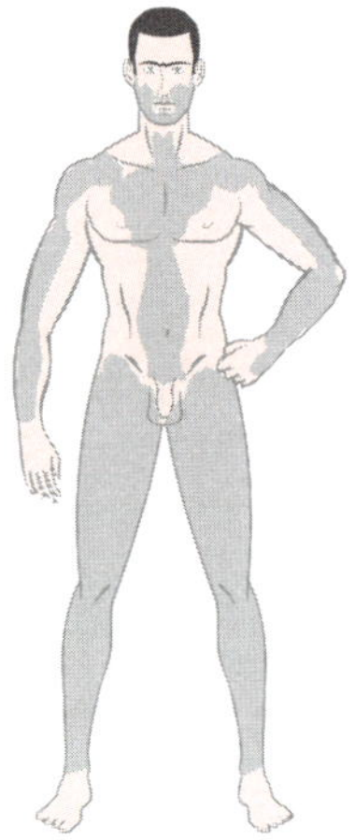

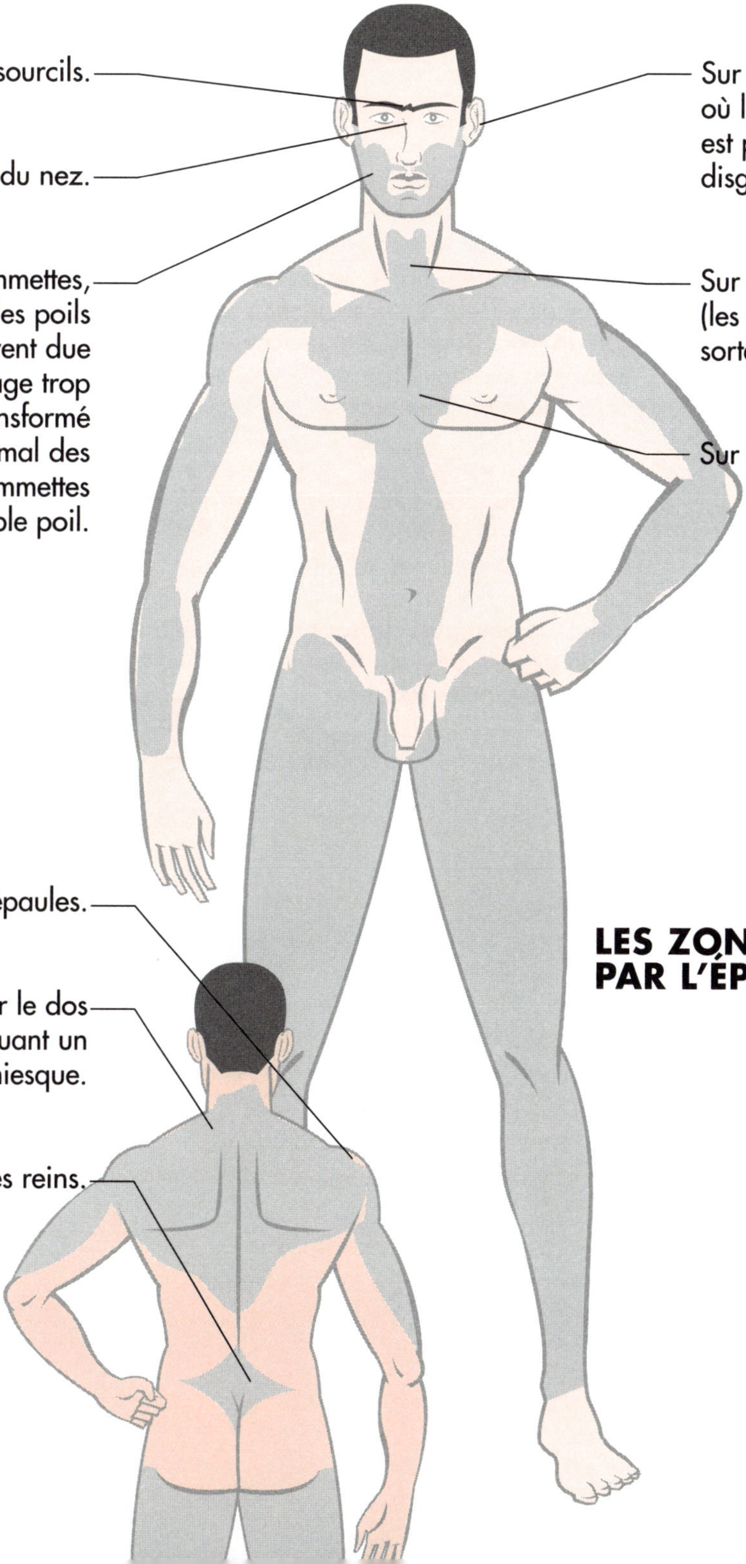

LES ZONES CONCERNÉES PAR L'ÉPILATION

VRAI

Les procédés épilatoires utilisés antérieurement n'empêchent pas d'avoir recours à l'épilation définitive.

FAUX !

« Le laser est une autre technique d'épilation définitive. »
Non ! C'est une épilation dite longue durée ou progressivement définitive.

LES POILS DE BARBE

La barbe peut gêner pour différentes raisons. Soit elle est trop largement implantée, descendant excessivement sur le cou, soit elle pousse trop vite et est très gênante, particulièrement dans certaines professions. Ainsi 30 % des présentateurs nord-Américains de télévision ont bénéficié d'une épilation de la barbe. En effet, l'application de maquillage pour le plateau est gênée par les poils, et plus encore le démaquillage qui s'effectue quelques heures plus tard alors que la barbe a poussé.

On a même vu un journaliste présélectionné pour la soirée spéciale des élections présidentielles entamer une épilation définitive de la barbe, car il n'aurait pu conserver un visage suffisamment net durant de longues heures sur le plateau.

La barbe peut aussi poser problème quand elle pousse mal, ce qu'on appelle pili incarnata ou poils incarnés. Sans doute vaut-il mieux détruire les rebelles...

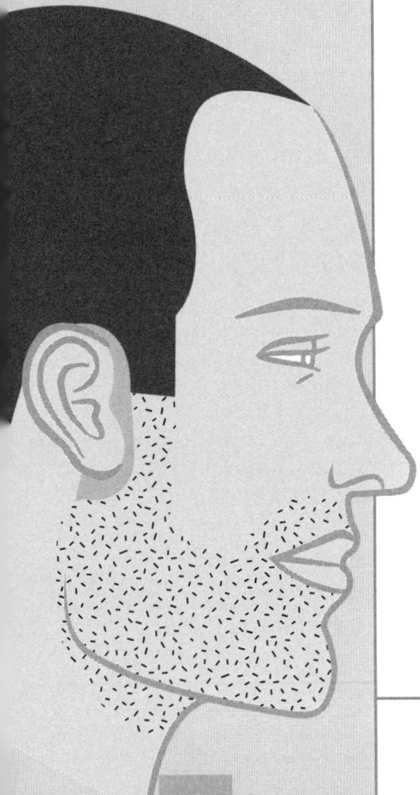

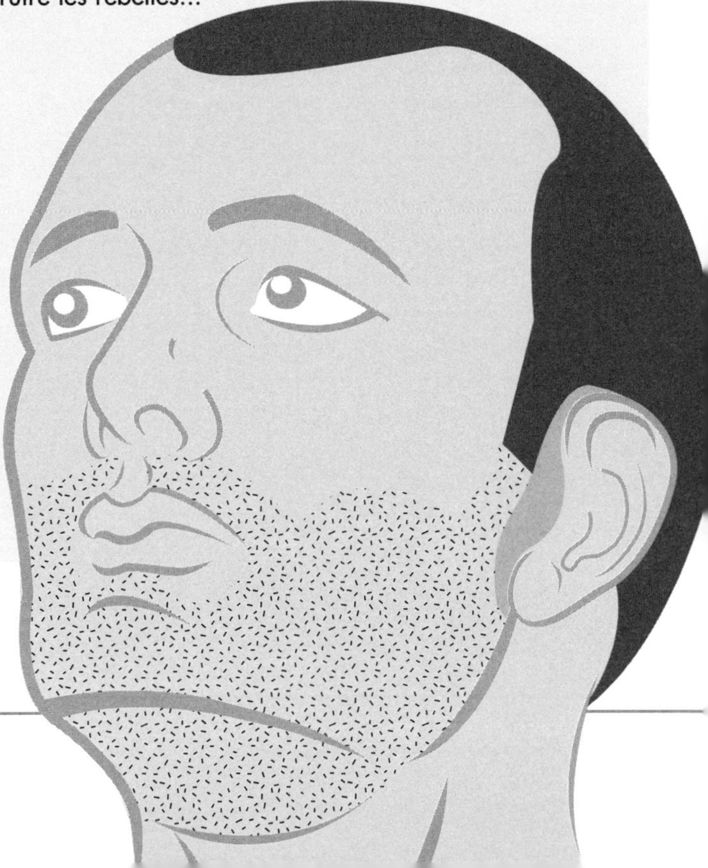

L'ÉPILATION ÉLECTRIQUE

L'épilation définitive par thermolyse consiste à détruire chaque poil en faisant passer par le bulbe un micro-courant électrique à haute fréquence. Elle se pratique ainsi poil par poil.

LES INDICATIONS

Le procédé s'adresse à tous les hommes, quel que soit leur âge, qui ressentent leur pilosité comme une disgrâce.

LA TECHNIQUE

L'épilation définitive est un acte médical. Elle doit donc, en France, être effectuée par un médecin ou sous contrôle médical.

- **L'anesthésie.** Pour des endroits particulièrement sensibles, ou pour des séances longues, on peut rendre cette technique plus confortable en appliquant une crème anesthésiante, des coussins réfrigérants ou en pratiquant une anesthésie locale.
- **Les gestes.** On atteint la racine du poil à l'aide d'une fine aiguille jetable reliée à un champ électrique. Le courant passe avec une intensité dépendant de la nature ou de la localisation du poil, et détruit le bulbe. Le poil est alors ôté à la pince sans douleur, et ainsi de suite. On peut, de cette façon, éliminer des centaines de poils en une seule séance.

La planification du traitement

Lors du premier passage, seuls les poils visibles ont été détruits. Il reste donc encore des poils invisibles qui ne sont pas en phase de croissance et qu'il faudra traiter lorsqu'ils apparaîtront. Ainsi, plusieurs passages seront nécessaires. Le traitement est donc étalé sur plusieurs mois, mais à chaque passage les poils se raréfient.

VRAI

L'épilation définitive par thermolyse est sans douleur.

La thermolyse,l'électrolyse ou l'électrocoagulation désignent le même procédé médical d'épilation définitive.

Le blend est une composition de deux procédés, la thermolyse et l'électrolyse.

Le laser ne détruit pas le poil. Il ne fait que retarder sa repousse. C'est une épilation prolongée mais non définitive.

LE PLUS

Le matériel utilisé doit être stérile et changé pour chaque patient.

FAIRE

Il faut attendre quelques jours avant d'aller à la piscine, d'appliquer des lotions ou de l'eau de Cologne ou de toilette, et d'exposer les zones épilées au soleil.

LES SUITES

Le procédé étant sans danger, les suites d'une épilation définitive sont très simples :
- Une discrète rougeur de la peau qui disparaît rapidement.
- De petites croûtes peuvent se former qui disparaissent en 2 à 3 jours.
- Il n'y a pas de cicatrices.

Le coût
— De 400 à 500 francs par séance.
La durée d'une séance
— De 15 à 30 minutes.
La durée du traitement
— Une année. Cette durée est incompressible quelle que soit la pilosité. Elle ne dépend que de la durée du cycle pilaire que nous ne pouvons raccourcir.

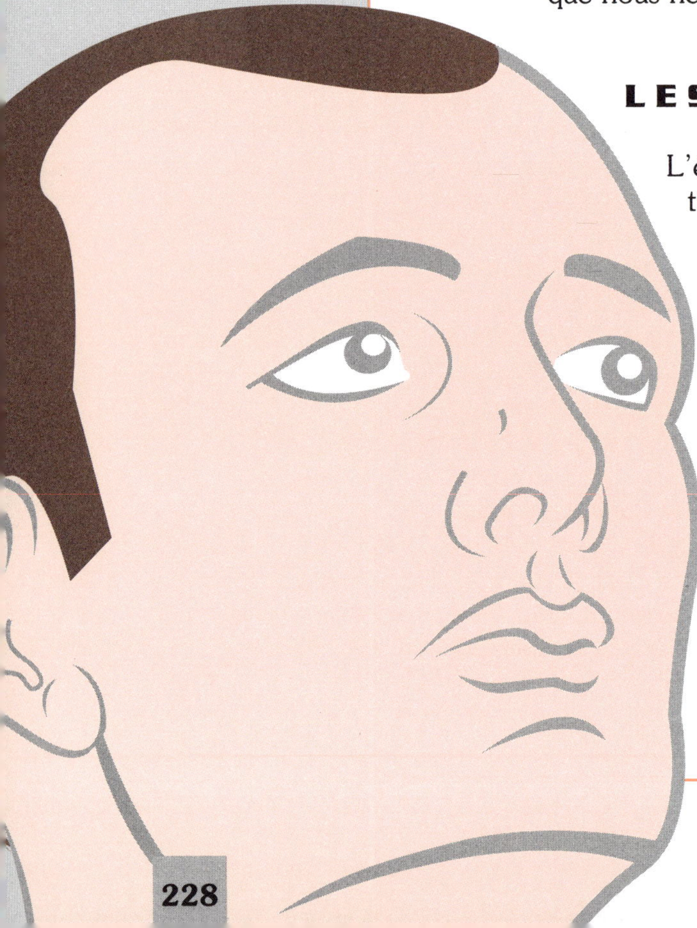

LES RÉSULTATS

L'épilation par thermolyse est bien définitive. Il n'y a pas de repousse des poils traités. Cette méthode peut paraître longue, mais c'est la seule efficace. Le patient est rapidement satisfait des résultats obtenus.

L'ÉPILATION LASER

LES INDICATIONS

Ce type d'épilation concerne les mêmes zones que celles de l'épilation électrique.

LE DÉROULEMENT

L'épilation est pratiquée à raison de plusieurs séances espacées de 6 semaines à 2 mois en fonction de la repousse.
A chaque séance, 20 % des poils sont détruits définitivement.
La séance d'épilation n'est pas douloureuse, mais peut nécessiter l'application d'une crème anesthésiante 2 heures auparavant.
A chaque séance, c'est la zone entière à traiter qui est épilée.

LES SUITES

- Après la séance, une rougeur apparaît qui perdure pendant 2 à 3 jours. Progressivement, au cours des séances, la repousse est plus lente et plus clairsemée.
- Le laser épilation n'atteignant que la mélanine du poil, il n'y a aucun risque de cicatrice.

Le coût

— De 2 000 francs pour une petite zone comme les pommettes, à 15 000 francs pour une grande zone comme le dos.

LES RÉSULTATS

L'épilation par laser est un travail de longue haleine. Elle est progressivement définitive, mais il faudra donc envisager de nombreuses séances par zone traitée. Toutefois, l'épilation laser ne peut être pratiquée que sur des poils bruns, car ceux-ci contiennent un pigment, la mélanine, qui absorbe le rayonnement laser. Il n'est donc pas possible de pratiquer l'épilation laser sur les poils clairs.

VRAI

Le laser ne détruit pas le poil. Il ne fait que retarder sa repousse. C'est une épilation longue durée, mais non définitive.

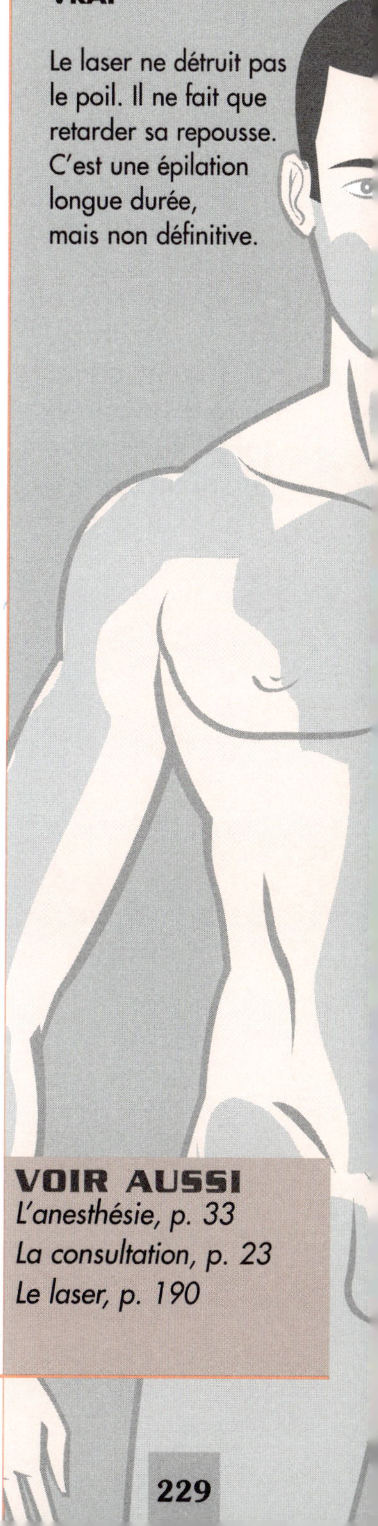

VOIR AUSSI

L'anesthésie, p. 33
La consultation, p. 23
Le laser, p. 190

LE DÉTATOUAGE

On l'inscrit en couleurs, dans la peau. La passion, la colère, la révolte. Qu'elle ne s'efface jamais. Et puis passe le temps. Tout s'apaise. Reste le tatouage qui lui aussi peut s'évanouir... grâce à la chirurgie !

Les hommes se sont toujours fait tatouer. Depuis la haute Antiquité, sans doute même dès les temps préhistoriques, dans toutes les civilisations, et sur tous les continents. On se tatoue pour des raisons religieuses, pour faire la guerre, pour se reconnaître, pour graver son amour, pour marquer son appartenance à un groupe, pour manifester sa révolte... On tatoue aussi, hélas, pour identifier les esclaves.
Apanage des marins et des prisonniers, il y a peu encore, le tatouage est de nouveau à la mode dans tous les milieux. Mais pour combien de temps ?
Et ce motif, si attentivement choisi, plaira-t-il toujours dans 10 ans ? Quant à ce « À Christine pour la vie », qu'en faire si c'est Carole qui a le déplaisir de le lire ? Ainsi vont les tatouages qui finissent par agacer ceux qui les ont tant désirés.
Pour ne rien arranger, les colorants d'origine végétale ou minérale introduits plus ou moins profondément sous la peau afin de dessiner le motif ont longtemps résisté aux différentes méthodes utilisées pour les éliminer.

Les anciennes méthodes

Les hommes ont mis autant d'ardeur à se détatouer qu'à se tatouer. Et pris tout autant de risques d'infection et de résultats parfois catastrophiques. Ces méthodes, par ignorance, sont encore quelquefois employées. Prudence !
On ne mentionne que pour mémoire des procédés aussi barbares, inefficaces et dangereux que l'acide, la brûlure, au fer à souder, à la neige carbonique, ou les abrasifs, sel, sucre, pierre ponce, qui tous laissent, au mieux, d'affreuses cicatrices.
La dermabrasion est une technique médicale longtemps employée mais qui a maintenant atteint ses limites. En plus d'être très douloureuse, elle laisse le plus souvent des séquelles cicatricielles inesthétiques. Elle est aujourd'hui remplacée par la chirurgie d'exérèse et le laser.
L'électrocoagulation consiste, à l'aide d'un bistouri électrique, à dépigmenter la peau. Cette technique laisse des cicatrices importantes et ne parvient pas à éliminer tous les pigments.

Il existe maintenant plusieurs solutions modernes et efficaces pour faire disparaître les tatouages, selon leur taille, leur emplacement, leur forme et leur profondeur.

TECHNIQUES CHIRURGICALES

Selon la taille du tatouage, on a recours à différentes techniques, dont le choix dépend aussi de l'élasticité de la peau.

Les motifs de petite taille

- **La technique.** Sous anesthésie locale et en ambulatoire, le chirurgien excise un morceau de peau en forme de fuseau contenant tout ou partie du tatouage. Il retend la peau et suture les bords. L'intervention, selon la taille du motif, peut se faire en une ou plusieurs séances.
- **Les suites.** L'ablation des fils a lieu après 1 ou 2 semaines.
- **La cicatrice.** Elle s'estompe progressivement, et finit par passer inaperçue. En tout cas, nul ne peut soupçonner qu'il s'agit de la trace d'un ancien tatouage.

Les motifs de grande taille

Si le motif est trop important pour être enlevé en quelques séances, on peut recourir à des greffes cutanées ou à une exérèse après expansion cutanée.

▶ LES GREFFES

- **La technique**. Sous neuroleptanalgésie et en ambulatoire, on excise le motif dans sa totalité et l'on greffe un morceau de peau prélevé sur la fesse ou sur la cuisse.
- **Les suites.** Elles sont simples. La seule complication serait la non prise de la greffe.
- **La cicatrice.** Le prélèvement de peau laisse une petite cicatrice souvent dissimulée dans un pli naturel. L'ablation du tatouage donne à la cicatrice l'aspect d'une pièce rapportée, comme dans un patchwork.

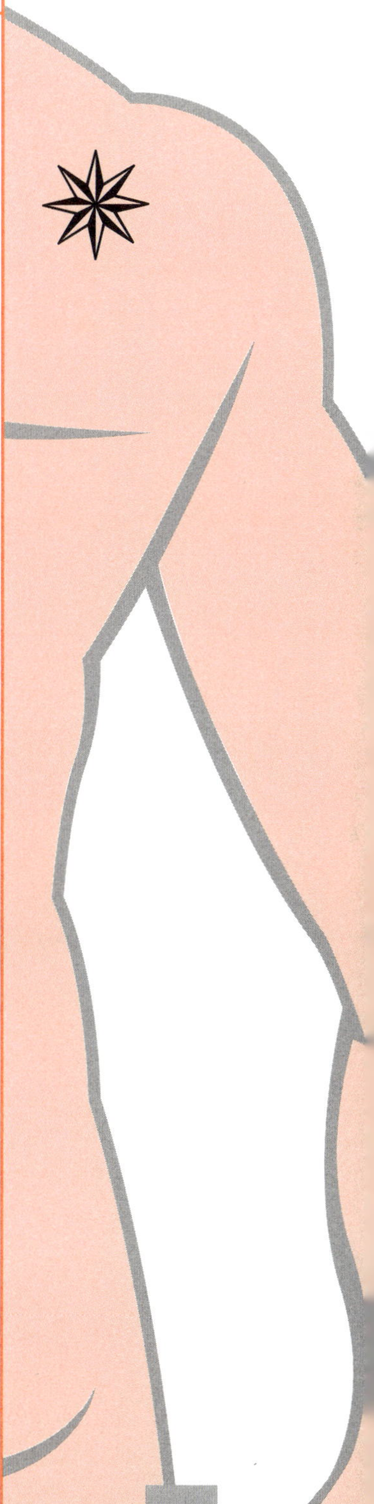

L'EXPANSION CUTANÉE

A l'aide de ballonnets dilatateurs implantés sous la peau, et que l'on gonfle progressivement, on provoque une distension de la peau permettant de couvrir la zone excisée où se trouvait le tatouage.
L'opération s'effectue en deux temps, séparés par des séances de gonflage des ballonnets.

- **La première intervention.** Elle a lieu sous neuroleptanalgésie. Le chirurgien place les ballonnets dilatateurs munis de valves antiretour sous la peau.

- **En consultation.** Dès la deuxième semaine, et à raison de 2 séances par semaine, pendant environ 2 mois, on gonfle progressivement les ballonnets en injectant par les valves du sérum physiologique, jusqu'à ce que l'on obtienne la distension cutanée voulue de la zone adjacente au tatouage.

- **La seconde intervention.** Elle a lieu 2 à 3 mois après la première. Elle s'effectue à nouveau sous neuroleptanalgésie. Elle permet d'enlever les ballonnets, et de procéder à l'ablation de toute la zone tatouée, que l'on peut recouvrir avec la peau adjacente distendue.

Complications et aléas

- ❒ Les complications surviennent le plus souvent entre les deux interventions. Elles sont liées aux ballonnets : infection, rejet, ou souffrance cutanée.
- ❒ La forme de la cicatrice dépend des cas, mais elle est linéaire et généralement de bonne qualité.

Le coût

Il varie en fonction de la surface du tatouage et de la technique utilisée.

La durée de l'intervention

- 1 heure pour chaque intervention.

LE LASER

La technique du laser a fait de grands progrès ces dernières années, et permet d'obtenir des résultats très satisfaisants. Le laser est particulièrement indiqué dans le cas des très grands tatouages et des tatouages pleins. Le type du laser sera choisi en fonction de la couleur du tatouage.
La qualité des résultats dépend du siège du tatouage, de sa profondeur, de sa couleur, et de la technique de tatouage. Plus il est profond, plus il est difficile de l'effacer. Ces conditions déterminent également le nombre de séances qu'il faudra pour supprimer le tatouage.
Le laser laisse une plage cicatricielle définitive qui est un tatouage fantôme. La cicatrice reproduit la forme du tatouage initial. Ainsi, un cœur laisse place à une cicatrice en cœur. Celle-ci apparaît bien comme la marque d'un ancien tatouage. C'est la raison pour laquelle il faut tenter d'estomper le tout par un « brouillage » qui laisse une plage cicatricielle.

LES RÉSULTATS

Que ce soit par le laser ou par la chirurgie, le tatouage a disparu. Il reste une cicatrice, qui est souvent plus satisfaisante esthétiquement dans le cas de la solution chirurgicale. En effet, beaucoup d'hommes préfèrent une cicatrice dont l'origine restera inconnue plutôt qu'une marque de détatouage au laser qui est souvent trop évocatrice.

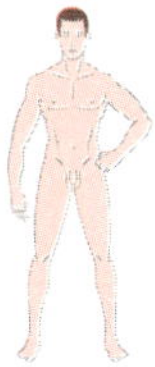

VOIR AUSSI
Le laser, p. 190

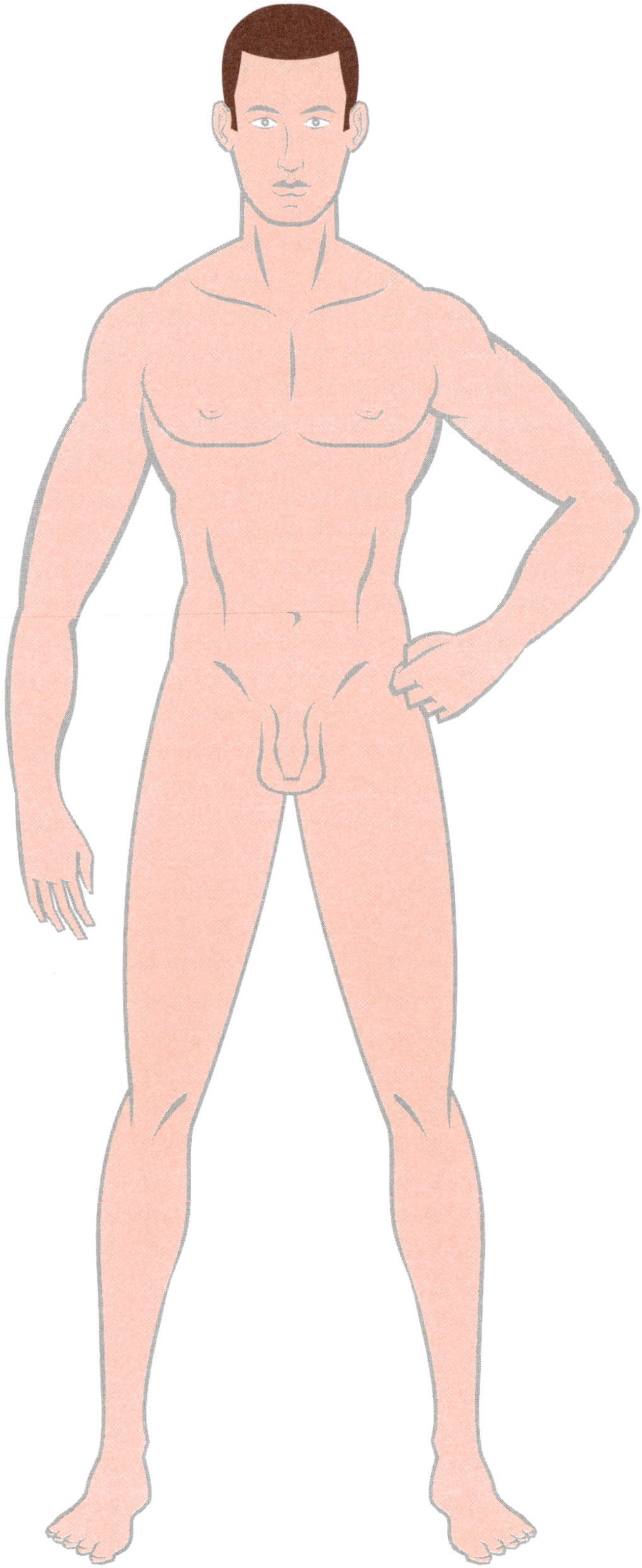

la

silhouette

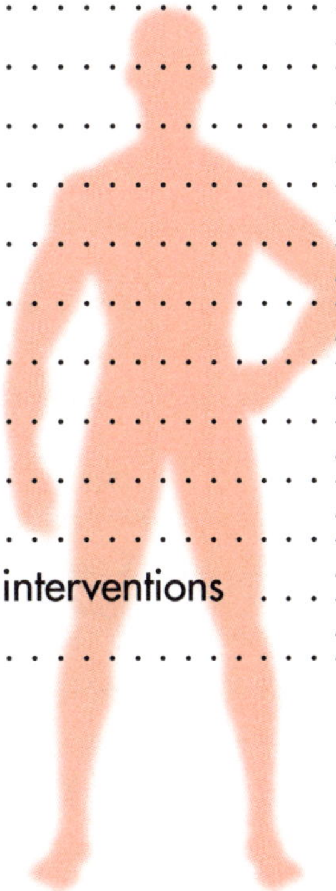

«Ne cesse
de sculpter
ta propre statue»
Plotin, IIIe siècle av. J.-C.

LA LIPOSCULPTURE

La graisse se joue du corps, s'accumule là où on ne le voudrait pas, et résiste souvent à tous les efforts sportifs ou alimentaires. Petit bedon, poignées d'amour, double menton... autant de façons de qualifier nos bourrelets. La liposculpture permet de les faire disparaître définitivement et de remodeler la silhouette.

C'est un chirurgien français, Y.G.Illouz, qui a mis au point la liposculpture au début des années 80. Depuis, les modalités de cette technique et ses applications n'ont cessé d'être perfectionnées, et elle est maintenant couramment utilisée. Quelque 20 ans après sa création, c'est aujourd'hui l'intervention la plus pratiquée aux États-Unis.

Appelée encore liposuccion, lipoaspiration ou lipoplastie, la liposculpture permet de faire disparaître ou de diminuer par aspiration des amas graisseux localisés dans des zones, génétiquement déterminées pour chaque sexe, où la graisse se fixe avec prédilection : visage, cou, ventre, hanches, seins, membres...

En dépit de son apparence anodine et de ses suites souvent légères, la liposculpture reste une intervention chirurgicale qui nécessite beaucoup de rigueur dans ses indications et une grande maîtrise technique de la part du plasticien.

Les amas graisseux

Dans l'organisme, le nombre de cellules graisseuses, les adipocytes, devient fixe à partir de la puberté. Les adipocytes ne se multiplient plus mais leur nombre ne diminue pas non plus ! Lorsque l'on grossit, les adipocytes gonflent, l'épaisseur du pannicule adipeux augmente et les bourrelets apparaissent. Comme il existe plusieurs types d'adipocytes et que certains sont plus sensibles que d'autres, lors d'une prise de poids, les graisses s'accumulent dans certaines parties du corps de préférence à d'autres.

Il en va de même lorsque l'on maigrit, la graisse a tendance à disparaître, mais jamais là où on le souhaite.

NE PAS CONFONDRE

La liposculpture consiste à faire disparaître par aspiration des amas graisseux localisés dans des zones génétiquement déterminées où la graisse se fixe de préférence.

La lipostructure consiste à injecter de la graisse pour combler des dépressions du relief du visage et du corps d'origine héréditaire ou formées par le vieillissement naturel.

L'action de la liposculpture
La liposculpture agit en diminuant de façon définitive le nombre d'adipocytes dans la zone concernée empêchant ainsi que la graisse ne « revienne ». Cette partie du corps perd donc sa capacité de grossir. Ce qui a des effets durables et spectaculaires.

Une peau élastique
L'élasticité de la peau conditionne sa capacité de rétraction et, par là même, les résultats d'une lipoaspiration. En effet, après aspiration de la graisse, la peau vient se rétracter sur le nouveau volume, comme après un amaigrissement ou une grossesse. A condition toutefois qu'elle soit suffisamment élastique ou que la quantité de graisse retirée n'ait pas été excessive.

! Les bons résultats d'une liposculpture dépendent d'une parfaite adéquation entre la quantité de graisse aspirée et l'élasticité de la peau.

Le chirurgien devra donc évaluer l'élasticité de la peau pour adapter son geste. Ainsi, plus la peau est élastique, plus la liposuccion pourra être importante. L'élasticité de la peau dépend de plusieurs facteurs. Elle diminue avec l'âge, mais de grandes variations individuelles sont possibles. Elle est aussi fonction du sexe, de la zone du corps concernée, de facteurs génétiques et raciaux, des variations pondérales antérieures et de certains facteurs de vieillissement. Si la peau est peu élastique chez un homme agé, une liposculpture sera peut être envisageable ; mais les ambitions du patient devront être plus limitées.

LES INDICATIONS

La liposculpture a pour but de supprimer ou de diminuer les amas graisseux localisés, rebelles à tous les régimes amaigrissants, et qu'une activité physique régulière n'a pas jugulés.

À SAVOIR

L'élasticité cutanée en règle générale, est excellente chez les hommes.

La liposculpture donne d'encore meilleurs résultats chez l'homme que chez la femme.

LES ZONES CONCERNÉES PAR LA LIPOSCULPTURE

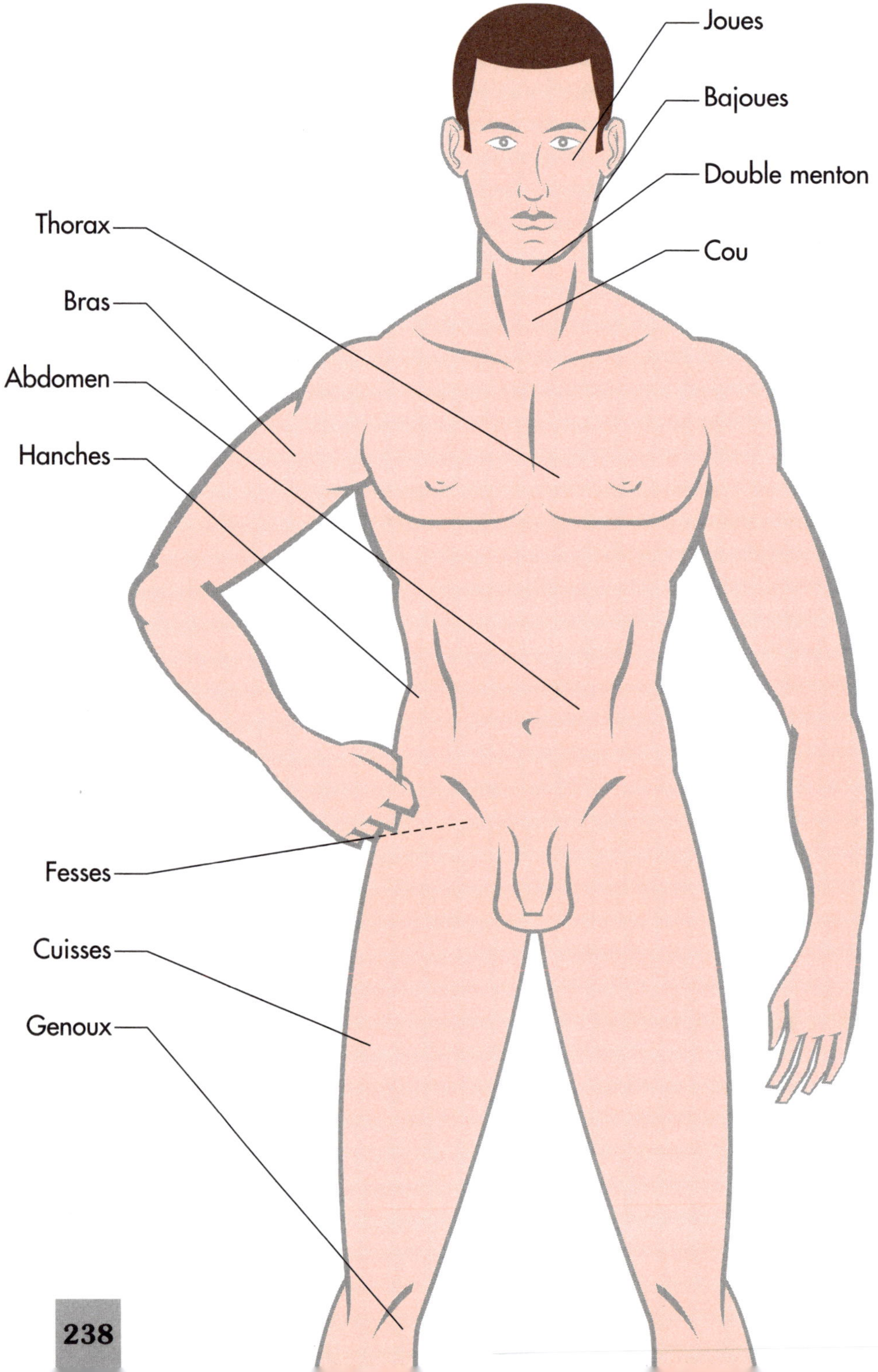

À qui s'adresse cette intervention ?

- A tous ceux qui veulent remodeler leur silhouette à condition de ne pas présenter de surpoids trop important et d'avoir une peau élastique.

Ce qu'on peut en attendre

- La liposculpture est la seule solution pour supprimer définitivement les bourrelets qui affectent la silhouette.
- Elle permet donc d'améliorer l'apparence du sujet en intervenant sur les zones sujettes à l'accumulation disgracieuse de graisse.
- La graisse supprimée ne revient pas dans les zones aspirées si le poids reste à peu près stable.

Ce qu'elle ne corrige pas

- La liposculpture ne constitue pas un traitement de l'obésité.
- Elle n'entraîne pas d'amaigrissement notable et ne provoque qu'une faible perte de poids.
- Elle ne corrige pas l'aspect de capitonnage de la peau, ni la peau d'orange ni les vergetures.
- Elle ne corrige pas une trop importante distension cutanée qui nécessitera une réduction cutanée complémentaire laissant des cicatrices plus importantes.

LA CONSULTATION

L'examen consiste :

- à évaluer les surcharges graisseuses, tout en appréciant globalement la silhouette (au moyen de Polaroids pris de face, de dos, et de profil, si besoin est) ;
- à tester l'élasticité cutanée par la palpation ;

VRAI

Le drainage lymphatique améliore le capiton (la peau d'orange). La mésothérapie n'a qu'un effet très localisé et éphémère.

FAIRE

Après l'intervention, on peut recourir à un drainage lymphatique qui permet de résorber l'œdème plus rapidement. Selon la nature de la liposculpture, il faudra compter de 2 à 3 séances de massage par semaine, pendant 3 semaines.

ATTENTION !

Pas de soleil avant 1 mois pour ne pas courir le risque d'une pigmentation définitive.

LES PLUS

La liposculpture humide, avec injection préalable d'un mélange destiné à faciliter l'intervention, donne de meilleurs résultats.

L'utilisation de canules plus fines permet d'aspirer de façon plus atraumatique.

La durée de l'intervention
— De 15 minutes à 2 h 30 selon son importance

Le séjour en clinique
— En ambulatoire ou 24 heures selon l'importance du geste.

- à apprécier les motivations psychologiques du patient et le réalisme de ses attentes ;
- à l'informer des résultats réels auxquels il peut s'attendre, compte tenu de son âge, de sa silhouette et de ses desiderata.

Le coût
— De 5 000 à 30 000 francs, selon l'importance du geste et le nombre de localisations.

L'arrêt de travail
— Très variable, il dépend de l'importance de l'intervention.

L'INTERVENTION

Elle consiste à aspirer les excédents de graisse localisés à l'aide de fines canules reliées à un système d'aspiration créant le vide.

Le déroulement

- **Le tracé.** Le chirurgien trace d'abord les limites des zones à traiter sur le patient éveillé et debout.
- **L'anesthésie.** Selon la localisation et le volume de graisse à éliminer, la liposculpture se fera sous une neuroleptanalgésie, anesthésie locale, anesthésie générale, ou anesthésie péridurale.
- **Les gestes.** Le chirurgien injecte dans la zone un mélange destiné à la fois à diminuer le saignement et à faciliter l'aspiration de la graisse.
  Le chirurgien pratique une ou plusieurs mini-incisions de quelques millimètres pour permettre l'introduction des canules. Les incisions sont faites si possible dans des plis naturels de façon à rendre insoupçonnables ou invisibles les cicatrices.
  Il introduit ensuite une canule reliée à un dispositif produisant le vide. Elle permet la création de tunnels qui ménagent les vaisseaux sanguins. La graisse ainsi fragmentée est facilement aspirée. Il suture enfin les incisions.
- **Le pansement** ou un vêtement compressif est installé pour favoriser le redrapage de la peau sur le nouveau volume.

LES SUITES OPÉRATOIRES

Elles dépendent de l'importance du geste.

❒ L'opéré ressent un léger inconfort après l'intervention. Au début, on note une insensibilité de la peau, qui est comme endolorie.
❒ Les fils sont enlevés environ une semaine après l'intervention.
❒ L'œdème et les ecchymoses persistent 2 à 3 semaines.
❒ Le port d'une gaine élastique favorise le redrapage de la peau sur le nouveau volume et sa rétraction. On porte ce vêtement deux semaines en permanence, puis à mi-temps pendant les deux semaines suivantes.

! Le résultat est déjà très spectaculaire au bout d'un mois. Il faudra néanmoins attendre 3 mois pour que les résultats soient définitifs.

Complications et aléas

❒ Une aspiration soit excessive, soit trop superficielle, ou encore irrégulière peut entraîner un aspect de vagues inesthétiques qui sont en fait des irrégularités de surface. Une retouche pourra être envisagée.
❒ Parfois, on peut également noter la persistance de petits excédents de graisse faciles à corriger. Les retouches sont effectuées sous anesthésie locale et en ambulatoire.

LES RÉSULTATS

A long terme, les résultats d'une liposculpture sont excellents. La liposculpture supprime définitivement les amas graisseux. La graisse enlevée ne se reforme pas.
En cas de reprise de poids, la graisse se déposera sur d'autres sites au lieu de s'accumuler sur la zone liposculptée. Celle-ci ne sera affectée que si la prise de poids est importante. Au besoin on peut s'adonner à la liposculpture plusieurs fois dans une vie.

À SAVOIR

Les ultrasons peuvent entraîner une nécrose cutanée et des brûlures.

La microliposuccion n'existe pas ; elle ne s'effectue pas sous microscope.

Le lipojet et l'électrocellulolipolyse sont des méthodes dont l'efficacité n'est pas démontrée et dont on ne peut attendre de résultats sensibles.

VOIR AUSSI

L'anesthésie, p. 33
Les bras, p. 260
La consultation, p. 23
Les cuisses, p. 264
L'élargissement de sexe, p. 274
Les hanches, p. 250
Les joues, p. 280
La lipostructure, p. 268
Les seins, p. 254
Le ventre, p. 242

LE VENTRE

Tout tourne autour du nombril. Que le ventre soit rond, les muscles relâchés, la peau distendue... Que l'on ait trop grossi, puis trop maigri, et que les tissus s'effondrent... A chaque disgrâce, son intervention. Avec, pour résultats, une silhouette harmonieuse, un ventre plat et une peau tendue. De quoi se prendre de nouveau pour le centre du monde.

S'il est une disgrâce qui vieillit la silhouette d'un homme, c'est bien l'accumulation de graisse sur le ventre. Ne dit-on pas avoir une taille de jeune homme ? Le modèle du bedonnant notable balzacien n'est plus de mise. Au contraire, on stigmatise. Estomac, bedon, brioche, bouée, voire durillon de comptoir... Les qualificatifs ne manquent pas ! Tous aussi laids que l'embonpoint ou le relâchement excessif qui, dès la quarantaine et parfois même avant, affectent l'homme, un peu gourmand, un peu paresseux, surtout très négligent, qui se réveille avec une taille en plus à son pantalon, ou deux, qui ne se voit plus ou se voit trop, qui se cambre ou se relâche, qui a mal au dos... Alors, il se met au régime, fait un peu de sport, des abdominaux... Mais la graisse est rebelle ! Deux solutions. La liposculpture qui peut faire disparaître définitivement le vilain bourrelet, ou la plastie abdominale si la peau est en excès.

LIPOSCULPTURE ABDOMINALE

Le ventre rond, qui est une surcharge graisseuse pure, relève de la liposculpture exclusivement.

LES INDICATIONS

À qui s'adresse cette intervention ?

- A tous ceux qui présentent une surcharge graisseuse localisée, rebelle aux régimes et à l'activité physique, à condition que la peau soit suffisamment élastique.

Ce qu'on peut en attendre

- Un ventre plus plat donc un rajeunissement de la silhouette.

Ce qu'elle ne corrige pas

- La liposculpture ne dispense pas d'un amaigrissement. De plus une bonne hygiène de vie préviendra toute récidive.

LA CONSULTATION

L'examen permet d'apprécier l'excédent graisseux sur le ventre et aussi l'ensemble de la silhouette. L'élasticité de la peau est testée. Si elle est satisfaisante, elle autorise une liposculpture. Enfin, la tonicité de la paroi musculaire est notée. Si elle est faible, le ventre restera toujours un peu rond.

Le coût
— De 10 000 à 24 000 francs.
La prise en charge
— Pas de prise en charge.
L'arrêt de travail
— De 2 à 6 jours.

L'INTERVENTION

Le principe est le même que celui de toute liposculpture : retirer l'excès de graisse, localisé ici sur l'abdomen et les flancs.

Le déroulement

- **Le tracé.** Le chirurgien repère sur le patient debout et éveillé les zones à aspirer.
- **L'anesthésie.** L'intervention, selon son importance, se déroule sous anesthésie locale, générale, péridurale ou neuroleptanalgésie.
- **Les gestes.** Le chirurgien procède à une infiltration de la graisse avec un mélange destiné à faciliter son aspiration et à diminuer le saignement. Il pratique des incisions de 1 à 2 mm, au niveau de l'ombilic et dans les poils du pubis pour le passage de canules très fines, avec lesquelles il aspire la graisse. Il suture les incisions qui laissent des cicatrices très discrètes, quasi invisibles.
- **Le pansement.** Le chirurgien met en place une gaine de contention élastique.

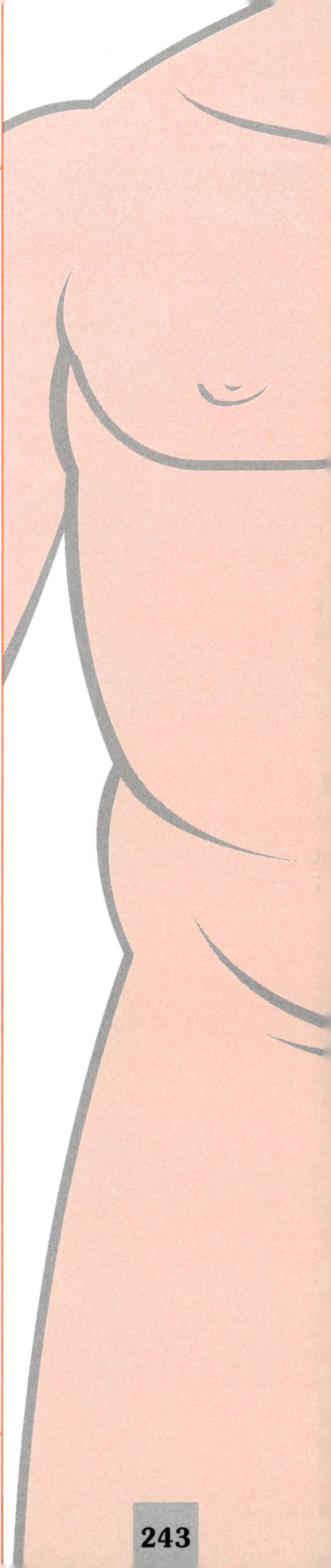

FAIRE

Avant l'intervention, maigrir si possible.

Entreprendre des séances de musculation abdominale un mois après l'intervention. Le résultat n'en sera que meilleur.

Quelques séances de drainage lymphatique accéléreront la fonte de l'œdème, et le résultat apparaîtra plus vite.

La durée de l'intervention
— De 30 minutes à 1 h 30.
Le séjour en clinique
— En ambulatoire ou 24 heures.

Les interventions associées
D'autres liposculptures peuvent être effectuées simultanément, comme celle des hanches, par exemple.

LES SUITES OPÉRATOIRES

- Le ventre est sensible et dur au début.
- Les ecchymoses et l'œdème disparaissent dans les 15 jours.
- La gaine de contention doit être portée pendant 2 semaines, puis à mi-temps pendant la quinzaine suivante.
- Le ventre retrouve sa souplesse au bout de 2 mois, et la peau se redrape totalement.

! Le résultat définitif est appréciable au bout de 3 mois.

LES RÉSULTATS

Le résultat est définitif à la condition de ne pas reprendre de poids. Le ventre redevient plat, la taille plus fine, et la silhouette, maintenant beaucoup plus harmonieuse, en est toute rajeunie.

L'ABDOMINOPLASTIE

Le ventre distendu, avec amas de graisse, mais aussi relâchement des muscles et excès de peau, est traité par la plastie abdominale — encore appelée abdominoplastie, dermolipectomie abdominale, ou lifting du ventre —, qui sera éventuellement associée à une liposculpture.

LES INDICATIONS

À qui s'adresse cette intervention ?

- A tous ceux qui ont un abdomen proéminent, avec une peau distendue peu tonique.

- A ceux qui présentent, à la suite d'un important amaigrissement, un abdomen en besace encore appelé tablier.

- A ceux qui ont une sangle musculaire relâchée.

Ce qu'on peut en attendre

- Un ventre plus plat, plus ferme, et plus tonique. La disparition des vergetures sous-ombilicales, et aussi celle d'une cicatrice verticale sous-ombilicale s'il en existait une.

Ce qu'elle ne corrige pas

- Cette intervention ne constitue pas un traitement de l'obésité. Le chirurgien demandera toujours au patient de perdre du poids avant l'intervention, qui aura toutefois lieu quelquefois avant que le patient n'atteigne son objectif pondéral.

LA CONSULTATION

Le chirurgien apprécie la surcharge graisseuse abdominale, l'excèdent cutané et teste la sangle abdominale. La contraction volontaire des muscles abdominaux est un test intéressant.L'existence de cicatrices abdominales résultant d'interventions antérieures est importante à remarquer, car celles-ci peuvent constituer une contre-indication à une telle intervention.

Le coût
— De 15 000 à 25 000 francs.
L'arrêt de travail
— Variable. De 1 à 2 semaines.

FAUX !

« Quelques semaines de gymnastique, et le ventre disparaîtra. » Hélas non ! L'exercice développe les muscles, mais ne fait pas fondre la graisse.

FAUX !

« Une petite liposculpture fera réapparaître la tablette de chocolat abdominale. » Non ! La liposculpture ne peut créer des muscles. Il faut se livrer à de longues heures de musculation.

PLASTIE ABDOMINALE

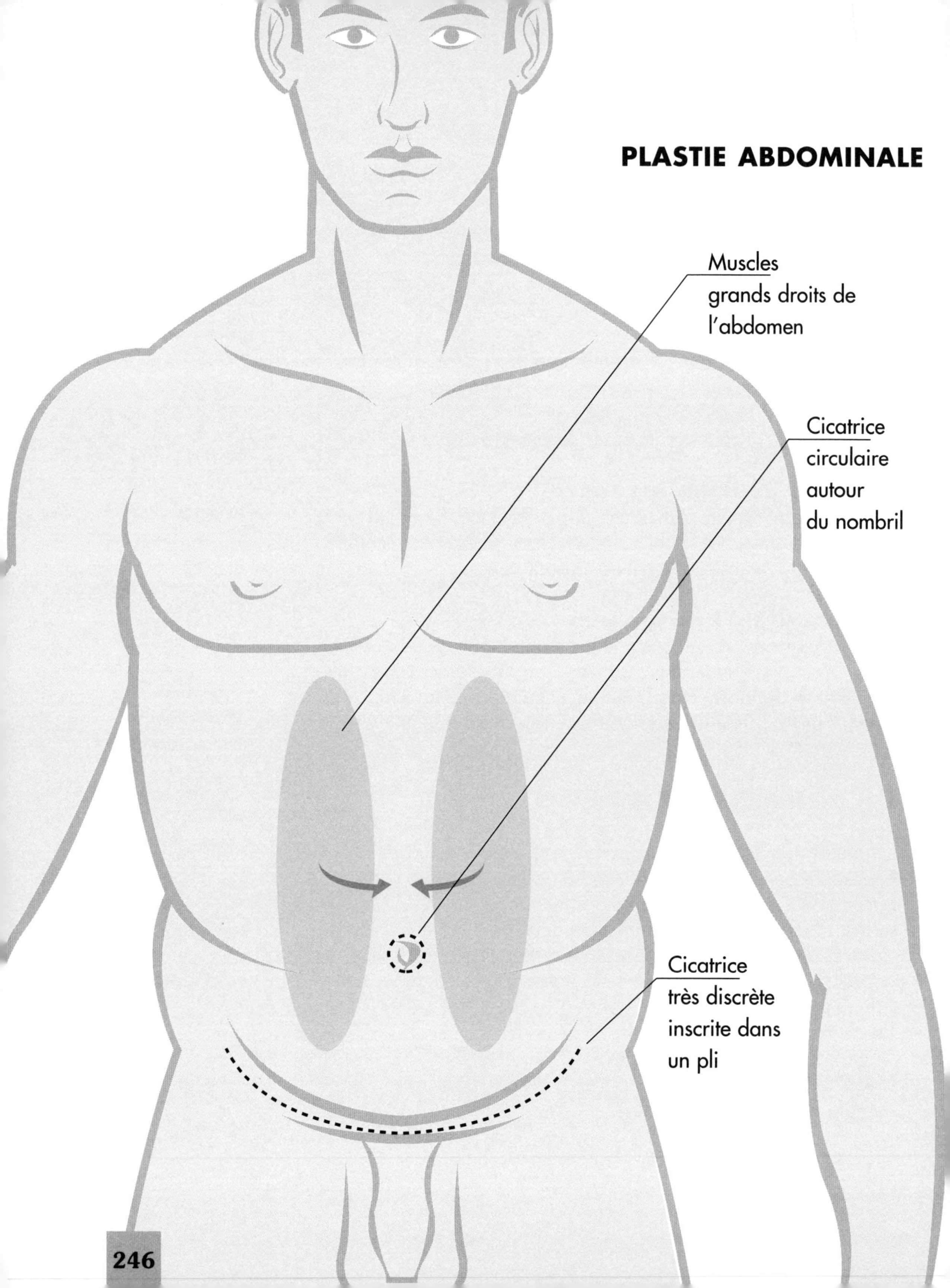

FAUX !

Non ! Les appareils de musculation passive par stimulation n'ont jamais développé la musculation.

La prise en charge
— La Sécurité sociale prend partiellement en charge une grande plastie abdominale chez un obèse, ou encore après un important amaigrissement.

L'INTERVENTION

L'intervention type se propose de corriger les trois éléments anatomiques de la paroi abdominale — peau, graisse et muscles —, et comprend donc trois temps.

Un temps graisseux, qui est en fait une liposculpture qui permet d'aspirer l'excès de graisse.

Un temps musculaire, qui assure une remise en tension de la sangle abdominale. Les muscles grands droits distendus sont rapprochés et suturés ensemble.

Un temps cutané, qui est un véritable lifting du ventre pour retirer l'excès de peau.

Le déroulement

- **Le tracé.** Le chirurgien repère sur le patient éveillé et debout l'emplacement des incisions et des zones à aspirer.
- **L'anesthésie.** L'intervention, selon son importance, se déroule sous anesthésie générale, voire péridurale.
- **Les gestes.** Le chirurgien procède à une liposculpture première de la partie sus-ombilicale de l'abdomen.
  L'incision horizontale est masquée dans un pli à la hauteur des poils du pubis. Sa taille varie en fonction de l'importance de l'excès de peau à retirer. Elle est bien acceptée par les patients, car elle se confond dans le pli abdominal inférieur, et ne se voit en principe pas en position assise.
  À partir de cette incision, le chirurgien décolle toute la couche cutanéo-graisseuse de l'abdomen en ayant simplement découpé le nombril qui reste en place. La sangle musculaire est retendue, et la peau remise en tension par l'ablation de toute la partie sous-ombilicale de l'abdomen.

FAIRE

Les 2 premiers jours après l'intervention,
en position allongée, garder un coussin sous les genoux, et porter des bas de contention, qui ont été placés pendant l'intervention, pour prévenir un problème thrombo-embolique. De toute façon, un traitement anticoagulant sera prescrit pendant le séjour en clinique.

Se lever, quelques minutes, le lendemain de l'opération.

Par la suite
Porter scrupuleusement la gaine pendant 2 semaines au minimum suivant les indications du chirurgien.

Prendre réellement une semaine de repos.

Reprendre une activité physique ou faire de la musculation au bout de 6 semaines.

Le chirurgien met en place, pour deux jours environ, deux drains afin d'évacuer les sérosités. Il suture l'incision et extériorise le nombril qu'il faut ressortir en bonne place.
- **Le pansement.** Le chirurgien met en place une gaine de contention.

La durée de l'intervention
— De 1 h à 2 heures.
Le séjour en clinique
— De 24 à 72 heures.

Variante technique : le minilifting abdominal
On peut également pratiquer un minilifting abdominal sans transposition ombilicale. L'intervention se déroule selon le même principe que celui de la plastie abdominale, avec la même liposculpture et le même temps musculaire.
Toutefois, si l'excès de peau est moins important, on peut réaliser une intervention qui ne réséquera qu'un croissant de peau. Dans ce cas, la cicatrice horizontale est plus courte, et il n'y a pas de cicatrice autour de l'ombilic. Mais la Sécurité sociale ne prend pas en charge ce type d'intervention.

LES SUITES OPÉRATOIRES

- On ôte les drains au bout de 48 heures.
- Le patient éprouve une sensation d'inconfort avec difficulté à se tenir bien droit pendant les 3 premiers jours, mais les antalgiques sont efficaces.
- Les ecchymoses et l'œdème disparaissent au bout d'une quinzaine de jours.
- Au bout de 10 jours environ, on enlève les fils.
- Pendant 15 jours, il faut porter une gaine de contention de façon continue.
- L'abdomen est insensible au début. Cette sensation peut durer plusieurs mois.

! Le résultat définitif n'est appréciable qu'à partir du troisième mois.

Complications et aléas

Immédiats

- Un hématome lié à l'usage des anticoagulants pourra être ponctionné. Il ne nécessite que rarement une évacuation chirurgicale.
- Chez un patient tabagique, une nécrose cutanée ou graisseuse entraînera une cicatrisation prolongée sur quelques semaines. Une retouche sera parfois nécessaire.
- Un épanchement séreux, sans gravité mais gênant, peut se rencontrer. Il se tarira spontanément, mais on peut aussi le ponctionner.

Secondaires

- Il n'y a que quelques rares complications. Elles peuvent faire l'objet de retouches qui seront effectuées le plus souvent en ambulatoire.
- Un petit bourrelet en bout de cicatrice ou une cicatrice inesthétique seront retouchés en ambulatoire.

LES RÉSULTATS

Le ventre devient plus plat et plus ferme. La sangle musculaire est plus tonique. La taille plus fine.
On note une très importante amélioration, stable et durable, de la silhouette. L'allure vestimentaire et la perception de soi, par le patient — et son entourage — en seront trandformées.

Deux conditions cependant ! Faire de nouveau du sport, ce que l'embonpoint ou le tablier interdisaient, et manger normalement. Que la tablette de chocolat soit la forme des abdominaux et non celle que l'on avale sur son canapé, en regardant la télévision.

ATTENTION !

Ne pas reprendre aussitôt une activité sportive. Il faut attendre au moins un mois et éviter les sports violents pendant 2 mois, et les plongeons en piscine.

Ne pas porter de charges lourdes pendant un mois.

Ne pas interrompre le régime alimentaire sous prétexte qu'on a retrouvé sa taille de jeune homme.

VOIR AUSSI

L'anesthésie, p. 33
La consultation, p. 23
La liposculpture, p. 236

LES HANCHES

Les hanches enrobées portent, chez l'homme, le nom évocateur et délicieux de « poignées d'amour ». Mais elles finissent parfois par donner non pas trop d'amour, mais trop de prise. Et elles obligent parfois à faire un trou de plus à la ceinture du pantalon, décidément trop serré ! Il faut penser à la liposculpture, une intervention légère pour retrouver une taille de jeune homme.

Insidieusement, avec les années, les hanches s'arrondissent et de petits bourrelets s'installent pour ne plus bouger malgré les efforts faits pour suivre un régime ou malgrès l'exercice physique. Ce qui était plaisanterie coquine devient petit à petit réelle disgrâce.
Parfois aussi, certains hommes en sont affectés dès leur prime jeunesse, particulièrement les Méditerranéens.
Dans les deux cas, comme il s'agit d'un excès de graisse bien localisé, le seul traitement est la liposculpture.
D'autant plus que la peau, dans cette partie du corps, présente toujours une excellente élasticité.

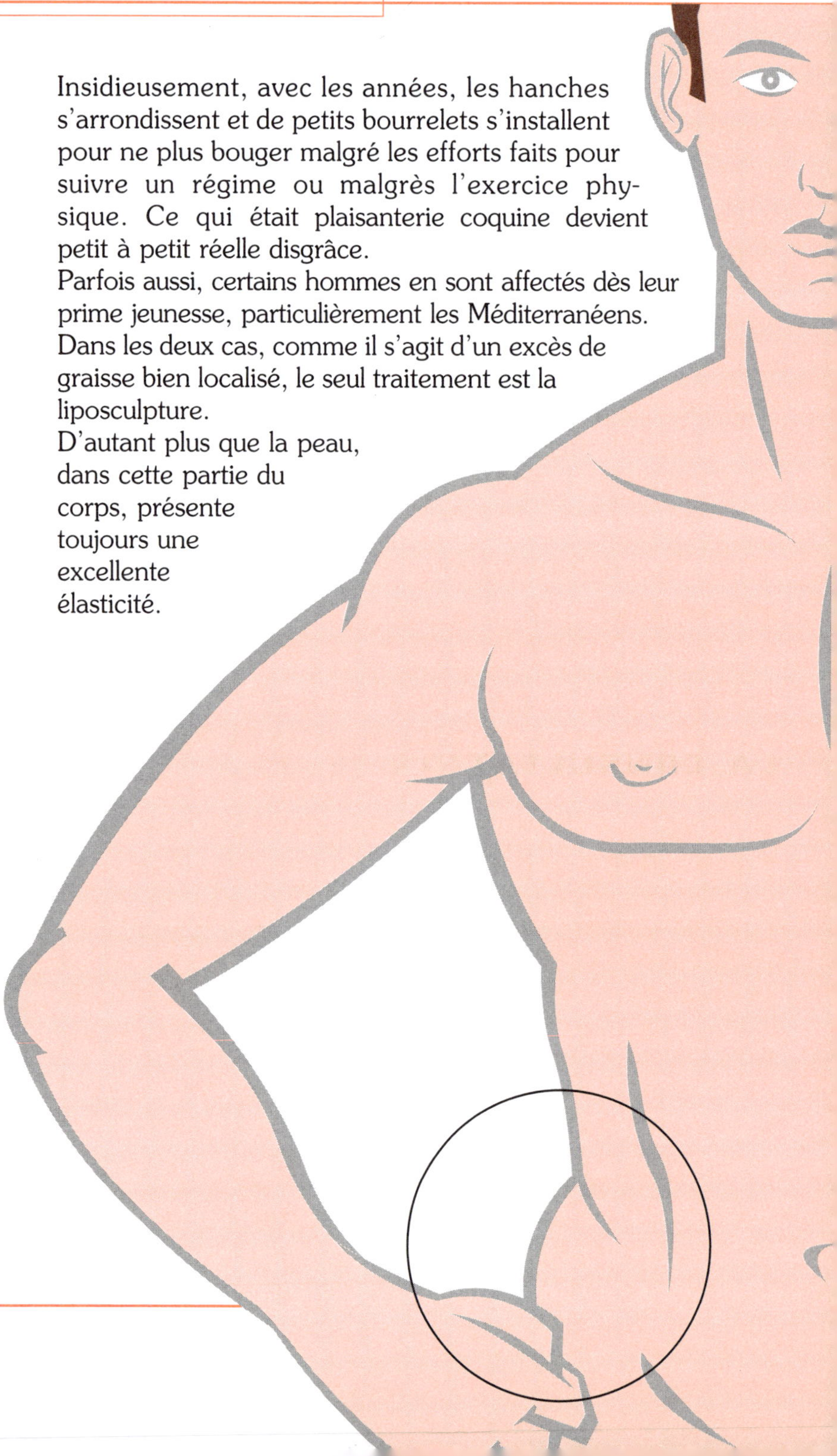

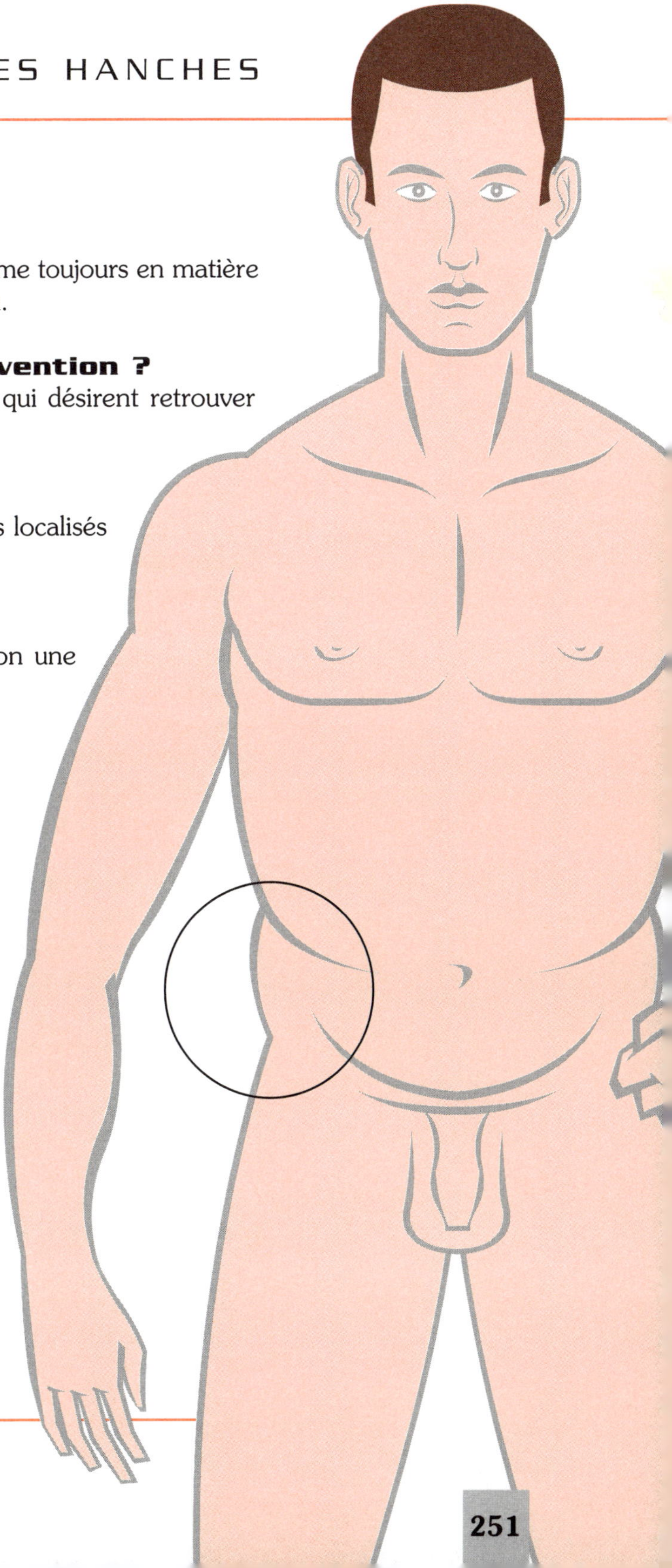

LES INDICATIONS

Les indications sont conditionnées, comme toujours en matière de liposuccion, par la qualité de la peau.

À qui s'adresse cette intervention ?

- A tous ceux, quel que soit leur âge, qui désirent retrouver une silhouette harmonieuse.

Ce qu'on peut en attendre

- La disparition définitive des bourrelets localisés au niveau des hanches.

Ce qu'elle ne corrige pas

- La liposculpture n'est en aucune façon une méthode d'amaigrissement.
  Elle ne dispense pas d'un régime alimentaire équilibré et d'une saine hygiène de vie.

LA CONSULTATION

Le chirurgien évalue la surcharge graisseuse localisée et teste l'élasticité cutanée. Il apprécie également globalement la silhouette.

Le coût

Il est fonction de l'importance du geste. Il dépend aussi du type d'anesthésie et de la nécessité ou non d'un séjour en clinique.
— De 8 000 à 18 000 francs.

L'arrêt de travail

— De 1 à 2 jours éventuellement.

FAIRE

Pratiquer rapidement une activité sportive après l'intervention.

ATTENTION !

Ne pas s'exposer au soleil pendant au moins trois semaines.

L'INTERVENTION

Le principe est le même que celui de toute liposculpture : il s'agit de supprimer un excès de graisse localisé.

Le déroulement

- **Le tracé.** Le chirurgien repère sur le patient éveillé et debout les limites des zones à corriger.
- **L'anesthésie.** L'intervention se déroule sous anesthésie locale ou sous neuroleptanalgésie, en fonction de l'importance de la surcharge graisseuse.
- **Les gestes.** Le chirurgien infiltre dans la région un mélange destiné à la fois à diminuer le saignement et à faciliter l'aspiration de la graisse.
  Il pratique ensuite des incisions de 2 à 3 mm sur les flancs. Il aspire l'excédent de graisse à l'aide de canules très fines. Les sutures ne laissent que des cicatrices très discrètes.
- **Le pansement.** On installe un pansement sur les sutures et on met en place un vêtement compressif à conserver pendant 15 jours.

La durée de l'intervention
— De 30 mn à 1 h.
Le séjour en clinique
— L'intervention a lieu en ambulatoire.

Les interventions associées

La liposculpture des hanches peut être associée à une liposculpture d'une autre zone afin d'harmoniser la silhouette, en particulier celle du ventre.

LES SUITES OPÉRATOIRES

❒ Le patient éprouve un sensation d'inconfort, mais les antalgiques sont efficaces.

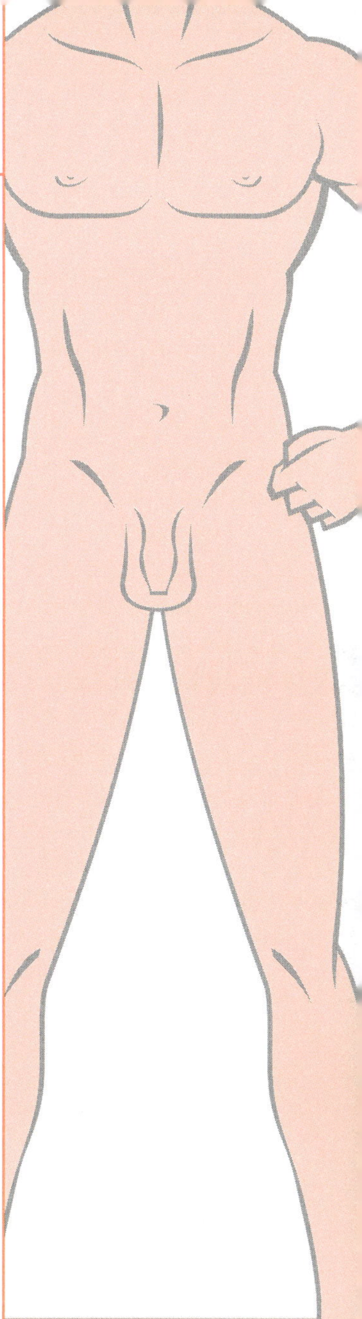

- L'œdème se résorbe rapidement dans cette zone.
- Les ecchymoses disparaissent en 2 semaines environ.

! Les premiers résultats sont visibles au bout d'une huitaine de jours. Les résultats définitifs sont appréciables au bout de 2 mois.

LES RÉSULTATS

Les hanches retrouvent une courbe harmonieuse et ferme. La silhouette en est transformée, surtout si l'intervention a été couplée à d'autres. Les résultats sont donc excellents, durables et stables, car la peau est toujours élastique à cet endroit. Évidemment, si l'on ne reprend pas trop de poids...

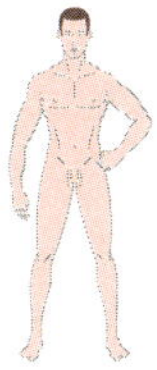

VOIR AUSSI
L'anesthésie, p. 33
La consultation, p. 23
La liposculpture, p. 236
Le ventre, p. 242

LES SEINS

Hommes et femmes possèdent une glande mammaire. Mais le sein est le symbole féminin par excellence ! Et quand un homme voit ses seins se développer, on imagine son déplaisir. Ainsi, la gêne de l'adolescent qui se trouve en pareille situation est extrême. Quant à l'homme d'âge mûr, il supporte très mal d'être affecté par une poitrine féminine.

La gynécomastie qui définit le développement anormal des seins chez l'homme, peut être unilatérale ou bilatérale, mais elle est toujours très mal supportée psychologiquement.
Cette hypertrophie de la poitrine masculine peut avoir plusieurs causes. Le plus souvent, elle est la conséquence d'une surcharge pondérale, la graisse se localisant dans la glande mammaire en regard des muscles pectoraux. Une véritable poitrine se développe alors. C'est l'indication d'une liposculpture.
Parfois, c'est à la puberté qu'apparaît la disgrâce. Un sein ou les deux se développent de façon pathologique alors que l'adolescent n'est pas forcément en excès pondéral.
Il faut alors procéder à un bilan endocrinologique. Si une anomalie est découverte (cause testiculaire ou hypophysaire), il faudra d'abord la traiter avant d'envisager la cure chirurgicale de la gynécomastie.
Mais, le plus souvent, le bilan est strictement normal. On parle alors de gynécomastie idiopathique et le traitement chirurgical de cette disgrâce pourra être entrepris.

Enfin, certains traitements médicamenteux administrés notamment lors des affections prostatiques sont susceptibles de provoquer une gynécomastie qui peut régresser ou non à l'arrêt du traitement. Une cure chirurgicale peut être indiquée dans ce cas.

LES INDICATIONS

L'adipomastie est un pur excès de graisse. Elle tient de l'embonpoint, et elle peut donc être traitée par la liposculpture isolée.
La gynécomastie glandulaire, due à un développement excessif de la glande, nécessite l'ablation totale ou partielle de la glande mammaire.
Souvent les deux composantes tissulaires, adipomastie et gynécomastie sont impliquées. Il faudra donc associer une liposculpture à l'ablation de la glande.

À qui s'adressent ces interventions ?

- A tous ceux, quel que soit leur âge, qui présentent une gynécomastie.

- Les adolescents doivent être opérés très tôt, avant que cette affection n'engendre des troubles psychologiques importants. Les résultats sont excellents.

- Les hommes affectés d'un certain embonpoint pourront aussi bénéficier de cette intervention, même s'ils n'ont pas encore fait trop d'effort pour maigrir.
  Les chirurgiens esthétiques considèrent que cette intervention très gratifiante constituera une excellente incitation à entreprendre un régime. On peut difficilement demander à un homme atteint de gynécomastie d'aller faire du sport avec un tel complexe physique.

- Aux patients qui ont suivi une cure médicamenteuse, et dont la gynécomastie n'a pas totalement régressé à son arrêt.

Ce qu'on peut en attendre

- Avec l'une ou l'autre de ces interventions, le patient retrouve un thorax plus masculin.

- Un confort physique et psychologique considérable.

Ce qu'elles ne corrigent pas

- La liposculpture n'est pas un traitement de l'obésité, ni une cure d'amaigrissement. Elle ne dispense pas, au contraire, d'un régime diététique équilibré et d'une bonne hygiène de vie. Ces interventions ne peuvent corriger des problèmes dont la cause est endocrinienne et qui relèvent d'un traitement spécifique.

! La cause de la gynécomastie, si elle est d'origine endocrinienne ou autre, devra d'abord être traitée.

FAUX !

Le développement anormal des seins passera en faisant des pectoraux. Non ! Car les pectoraux sont des muscles. Ici, il s'agit d'un problème de graisse et de glande.

LA CONSULTATION

L'examen permet de noter le caractère unilatéral ou bilatéral de la gynécomastie. La palpation du sein et les examens complémentaires prescrits (mammographie et échographie mammaire) permettront de déterminer l'importance respective des tissus, graisse et tissu glandulaire, qui composent la glande mammaire, ce qui est essentiel pour déterminer la méthode chirurgicale à employer.
La cause de la gynécomastie sera également recherchée dans des traitements médicamenteux suivis auparavant par le patient, et par la prescription d'un bilan endocrinologique.
Si les résultats révèlent une affection endocrinienne ou autre, On envisagera un traitement médical avant de procéder à une intervention. Sinon, la cure de la gynécomastie pourra être rapidement entreprise.

Le coût

— Pour une liposculpture, de 12 000 à 20 000 francs.
— Pour une résection de la glande, de 10 000 à 15 000 francs.

La prise en charge

— Aucune prise en charge par la Sécurité sociale pour une liposculpture de gynécomastie liée à un excès de poids.
— Prise en charge partielle par la Sécurité sociale dans le cas d'une anomalie endocrinienne.

L'arrêt de travail

— De 2 à 4 jours.

Le sein

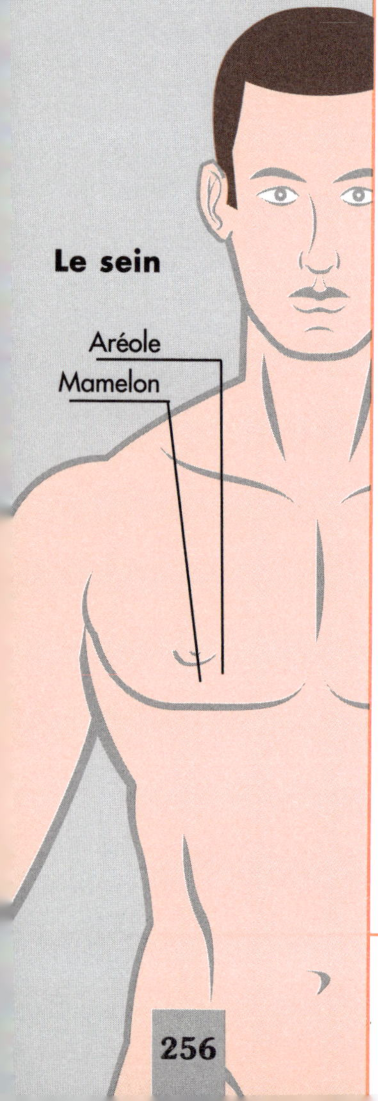

L'ANATOMIE DU SEIN

Le sein de l'homme n'est pas différent de celui de la femme, sinon par la taille. Le sein est composé de deux sortes de tissus : le tissu glandulaire et le tissu graisseux. Dans les deux sexes, on trouve ces deux composantes en proportions variables.
L'une comme l'autre peut se développer anormalement chez l'homme, souvent les deux et cela indépendamment de la cause. Le mamelon et l'aréole sont érectiles dans les deux sexes.

LES INTERVENTIONS

Le développement excessif des seins peut être traité par la liposculpture qui permet de supprimer un excès de graisse localisé, ou par l'ablation partielle ou totale de la glande mammaire. Bien souvent, les deux interventions sont associées.

LA LIPOSCULPTURE

Le déroulement

- **Le tracé.** Le chirurgien repère sur le patient éveillé et assis les zones d'intervention.
- **L'anesthésie.** L'intervention a lieu sous neuroleptanalgésie ou anesthésie générale.
- **Les gestes.** Le chirurgien infiltre le sein avec un mélange destiné à la fois à diminuer le saignement et à faciliter l'aspiration de la graisse. Les incisions, axillaires et sous le sein, sont minimes et donc invisibles. Il aspire l'excédent de graisse à l'aide de canules très fines. Puis il suture les incisions.
- **Le pansement.** C'est un pansement modelant par vêtement compressif en forme de maillot de corps, qui reste en place 15 jours.

La durée de l'intervention
— De 45 minutes à une heure.
Le séjour en clinique
— En ambulatoire ou 24 heures.

Emplacement des incisions dans une liposculpture

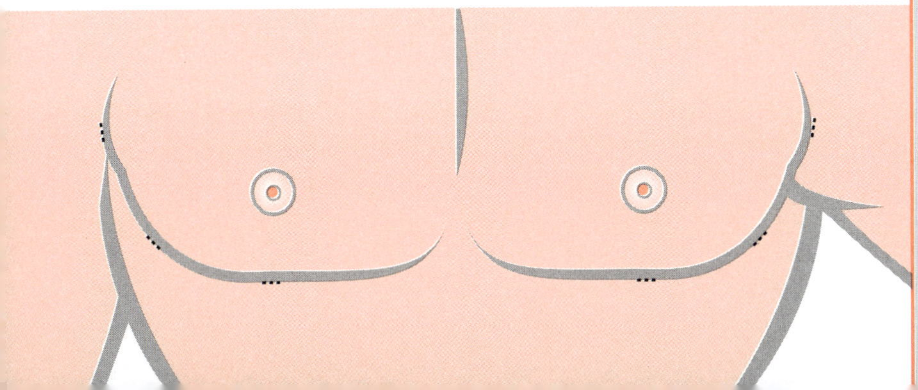

ATTENTION !

Pas d'effort
ni de sport pendant
3 à 4 semaines.

L'ABLATION DE LA GLANDE

Cette intervention peut s'accompagner, dans le même temps, d'une liposculpture si nécessaire.

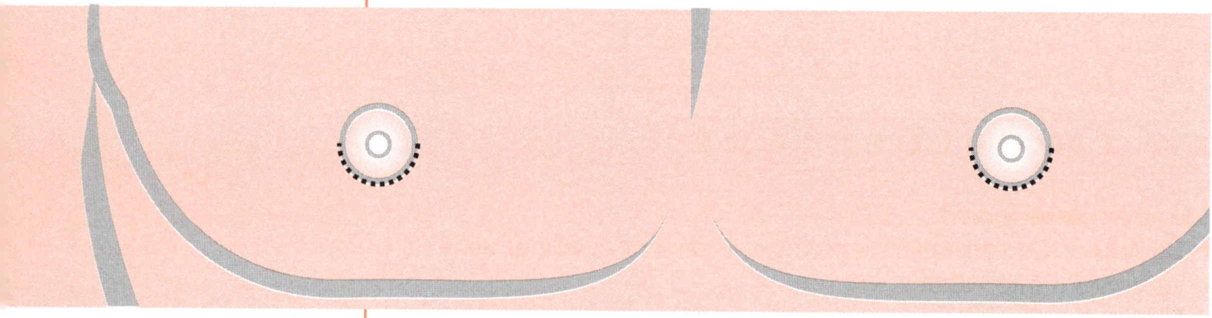

Emplacement des incisions dans une ablation de la glande

Le déroulement

- **Le tracé.** Le chirurgien repère sur le patient éveillé et assis les zones d'intervention.
- **L'anesthésie.** L'intervention se déroule sous neurolepta-nalgésie ou anesthésie générale.
- **Les gestes.** L'incision est pratiquée en croissant de lune sur la moitié inférieure de la circonférence de l'aréole. Le chirurgien procède à l'ablation totale ou partielle de la glande. Les sutures laissent une cicatrice très discrète quasi invisible.
- **Le pansement.** C'est un vêtement compressif en forme de maillot de corps, qui reste en place 15 jours.

La durée de l'intervention
— De 1 heure à 1 heure 30.
Le séjour en clinique
— 24 heures.

LES SUITES OPÉRATOIRES

❒ L'inconfort des premiers jours est calmé par les antalgiques.
❒ L'œdème et les ecchymoses se résorbent en 15 jours.

- L'ablation des fils a lieu vers le 10e jour.
- Le pansement, qui est en fait le maillot élastique, est gardé 15 jours.
- On peut, dès le lendemain, porter une chemise sous laquelle on ne peut soupçonner la présence du maillot.

! Le résultat est appréciable 1 mois après l'intervention. Il faut attendre 3 mois pour qu'il soit définitif.

Complications et aléas

L'intervention, sous l'une ou l'autre de ses formes, n'entraîne que de rares aléas.

- Un hématome long à se résorber sera généralement traité par ponction.
- Une souffrance cutanée entraînera un retard de cicatrisation.
- Une discrète asymétrie du résultat sera aisément corrigée par une retouche en ambulatoire.

LES RÉSULTATS

Il s'agit d'une intervention très gratifiante qui a un fort impact psychologique, notamment chez l'adolescent. Les résultats sont véritablement excellents. Attention toutefois si l'on se laisse trop aller à la bonne chère et que l'on est sujet à l'embonpoint... La graisse pourrait bien obliger à cacher de nouveau ce sein... que l'on devrait pouvoir montrer.

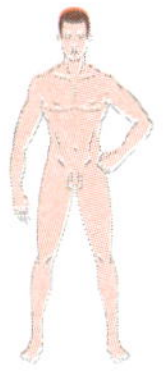

VOIR AUSSI
L'anesthésie, p. 33
La consultation, p. 23
La liposculpture, p. 236

LES BRAS

Le bras est de plus en plus important dans l'esthétique masculine. La pratique du sport, le port de vêtements jeunes et décontractés — polo, tee-shirt, débardeur — le laissent entrevoir. Et pour l'exhiber, on le muscle. Mais parfois aussi la graisse s'est accumulée. La peau est distendue, et le bras, symbole d'efficience, apparaît mou et flasque...

Pour redonner aux bras un galbe en harmonie avec le reste de la silhouette, deux techniques sont possibles, le lifting ou la liposculpture qui sont en fait souvent associés.
La liposculpture permet de réduire l'excès de graisse localisé aux bras.
Le lifting de bras est une intervention destinée à améliorer le relâchement cutané, qui donne un aspect flasque et détendu aux bras, et à lui restituer un meilleur galbe.

LES INDICATIONS

À qui s'adressent ces interventions ?

- A ceux qui présentent des bras « dodus ».
- A ceux qui, soit après un amaigrissement important, soit à partir d'un certain âge, désirent retrouver un galbe harmonieux des bras.

Ce qu'on peut en attendre

- Des bras dont l'allure est rajeunie.

Ce qu'elles ne corrigent pas

- Ces interventions ne dispensent pas d'un effort de remusculation qui complétera leur résultat.
- La liposculpture n'est pas un traitement de l'obésité.

LA CONSULTATION

Les bras sont examinés avec soin par le chirurgien, le patient se tenant debout, les bras à l'horizontale. Puis le chirurgien apprécie l'élasticité cutanée en vue d'une liposculpture. Si la peau est en excès, si elle pend et ballotte, ce qui donne un aspect vieillissant au membre, c'est l'indication d'un lifting de bras.

La prise en charge
— Liposculpture, aucune prise en charge par la sécurité sociale.
— Lifting de bras, prise en charge partielle après amaigrissement majeur chez un ancien obèse.
Le coût
— Liposculpture, 10 000 à 18 000 francs.
— Lifting de bras, 15 000 à 25 000 francs.
L'arrêt de travail
— Liposculpture, 1 à 2 jours.
— Lifting de bras, 3 à 4 jours.

LA LIPOSCULPTURE DES BRAS

Le principe est le même que celui de toute liposculpture : il s'agit de retirer l'excès de graisse.

Le déroulement

- **Le tracé.** Le chirurgien dessine sur le patient éveillé les contours de la liposculpture.
- **L'anesthésie.** L'intervention se déroule sous neuroleptanalgésie.
- **Les gestes**. Le chirurgien pratique des incisions, de 1 à 2 mm, au niveau de l'aisselle et au-dessus du pli du coude. Il aspire de la graisse à l'aide de canules très fines. Il suture les incisions qui laissent des cicatrices très discrètes, quasi invisibles.
- **Le pansement.** Il est constitué de bandages élastiques.

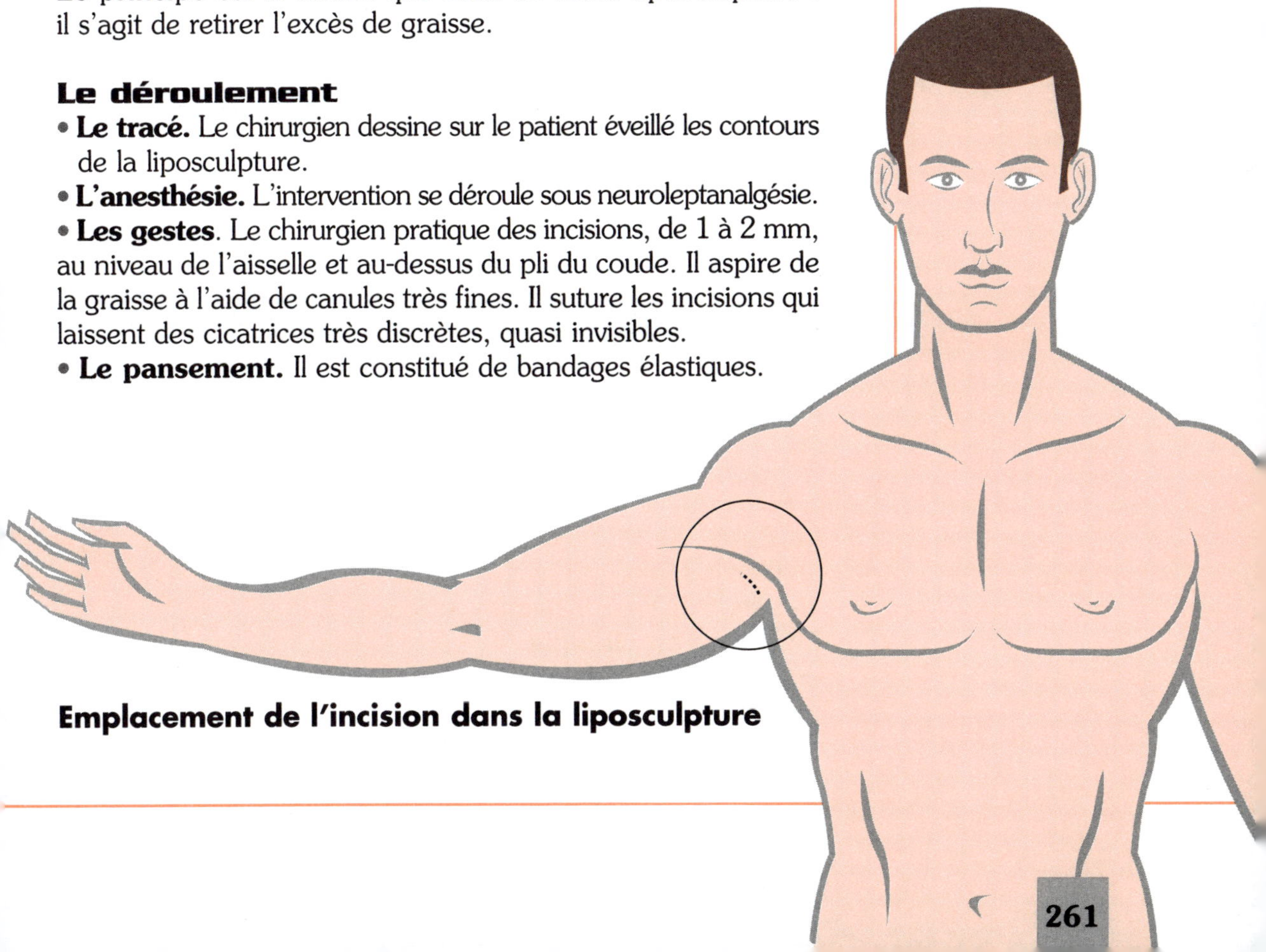

Emplacement de l'incision dans la liposculpture

FAIRE

Un travail de musculation est recommandé au-delà du premier mois.

LE LIFTING DES BRAS

L'intervention type, qui se déroule sous neuroleptanalgésie ou anesthésie générale, comprend deux temps successifs :

- **Un temps graisseux,** c'est-à-dire une liposculpture (voir plus haut).

- **Un temps cutané,** qui est un véritable lifting du bras, pour retirer, sous forme de fuseau, l'excès de peau.

- **Pose** éventuelle d'un drain et d'un bandage compressif pour 24 heures.

- **La cicatrice** linéaire est dissimulée à la face interne du bras.

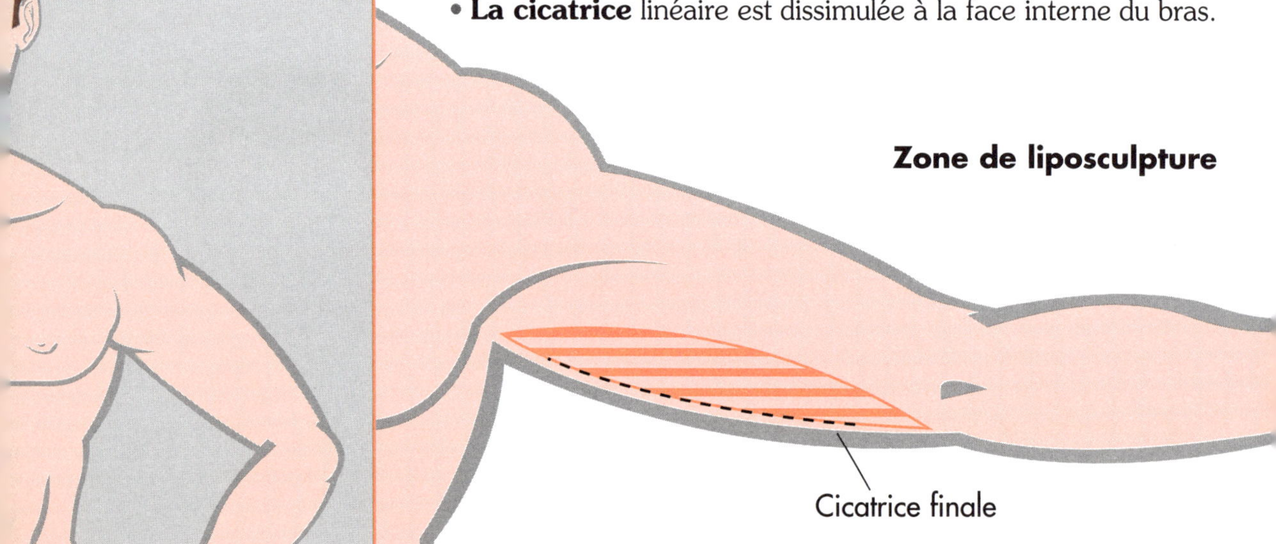

La durée de l'intervention
— Liposculpture, 30 min.
— Lifting de bras, 1 heure à 1 heure 30.
Le séjour en clinique
— Liposculpture, 1 jour ou en ambulatoire.
— Lifting de bras, 2 jours.

LES SUITES OPÉRATOIRES

- Le bras est endolori, ecchymotique et œdémateux, d'où la nécessité de porter des vêtements aux manches amples.
- Ces phénomènes ne dépassent pas quelques jours.
- Sauf l'œdème qui peut se prolonger quelques semaines.

! Le résultat définitif est jugé au bout de 1 à 2 mois.

Complications et aléas

- Une infection sera prévenue par une antibiothérapie adéquate.
- Dans le cas d'un lifting de bras, un retard de cicatrisation prolongera les suites, sans conséquences ultérieures.

LES RÉSULTATS

Le bras est véritablement rajeuni. Le patient peut maintenant porter des vêtements à manches courtes. Le résultat est durable et stable.

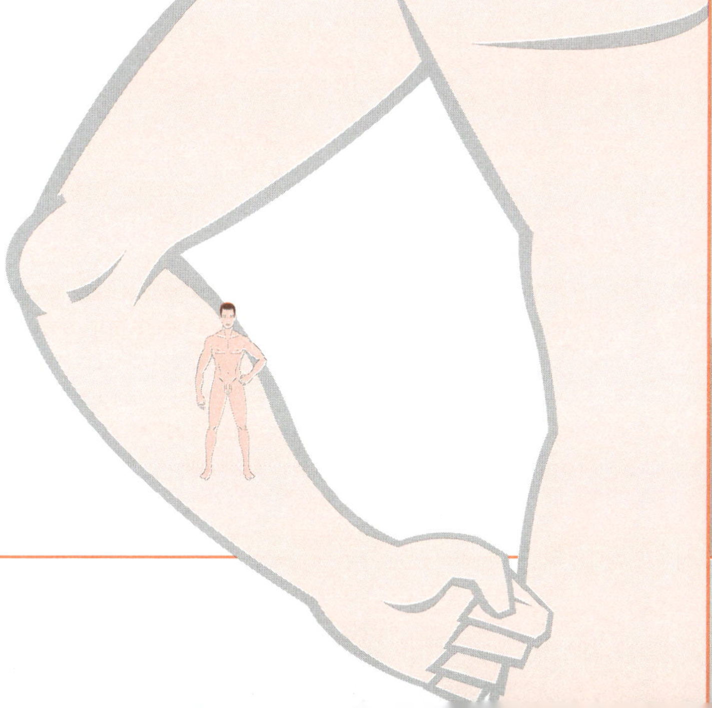

ATTENTION !

Le patient ne doit pas porter de charges, même légères, pendant 1 mois.

VOIR AUSSI

L'anesthésie, p. 33
La consultation, p. 23
La liposculpture, p. 236

LES CUISSES

Quand Dyonisos sortit de la cuisse de Jupiter où il achevait sa gestation, l'enveloppe cutanée du divin cuissot, délivrée de sa surcharge, devait manquer de fermeté. Rien dans la mythologie n'indique que le Dieu des Dieux ait pu bénéficier d'un lifting de cuisses. Dommage ! Le galbe retrouvé sera donc pour le simple mortel d'aujourd'hui.

A la suite d'un amaigrissement important, les cuisses ont un aspect flasque car la peau a perdu son élasticité. L'excès de peau se traduit par un bourrelet de l'entrecuisse, disgracieux et gênant. Il est en effet situé dans une zone de frottement à la marche, ce qui peut aussi engendrer une désagréable macération par la transpiration en été. Une liposculpture et une résection cutanée, qui constituent en fait un véritable lifting, s'avèrent indispensables.

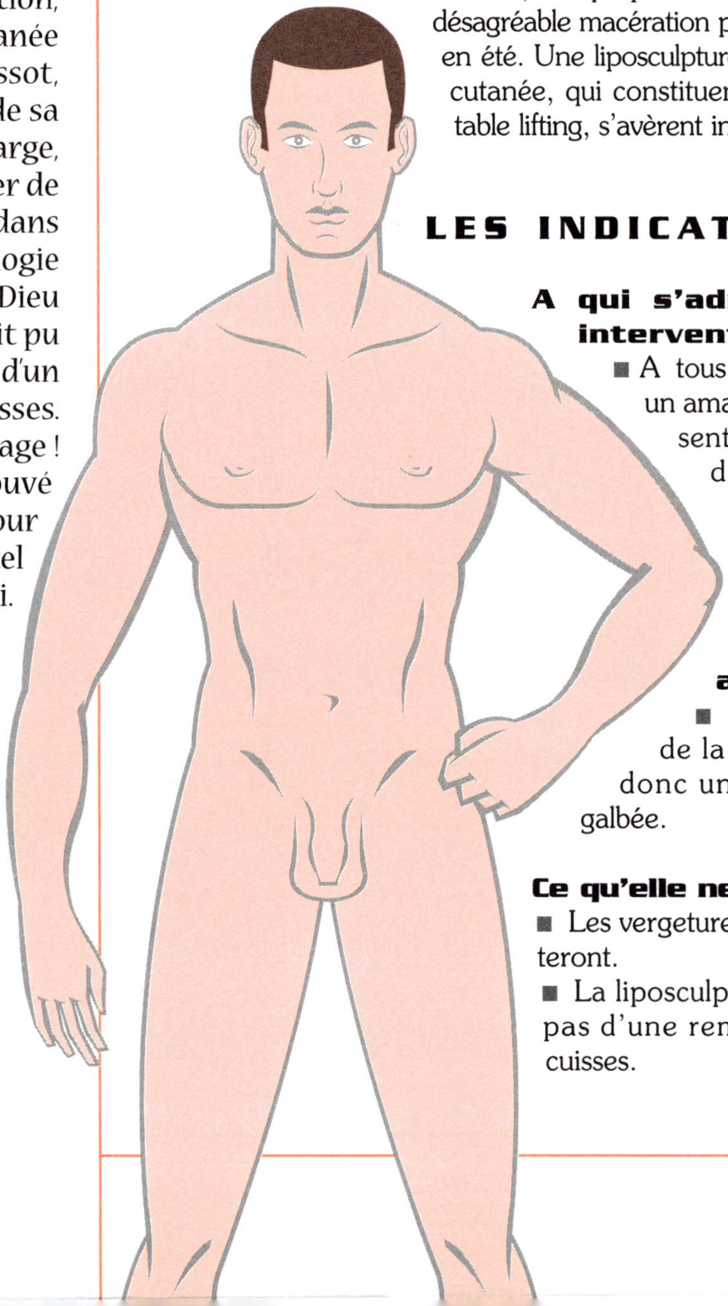

LES INDICATIONS

A qui s'adresse cette intervention ?

- A tous ceux qui, après un amaigrissement, présentent un excédent de peau à la fois inesthétique et gênant.

Ce qu'on peut en attendre

- La suppression de la peau en excès, donc une cuisse mieux galbée.

Ce qu'elle ne corrige pas

- Les vergetures éventuelles resteront.
- La liposculpture ne dispense pas d'une remusculation des cuisses.

LA CONSULTATION

Le patient est examiné debout les cuisses écartées, puis allongé, les cuisses surélevées, pour bien mettre en évidence la peau excédentaire.

Le coût
— De 15 000 à 25 000 francs.
L'arrêt de travail
— 10 jours.

L'INTERVENTION

L'intervention type d'un lifting de cuisse comprend deux temps successifs, une liposculpture des cuisses, puis une résection de peau.

Le déroulement

- **Le tracé.** Le chirurgien repère et dessine l'emplacement des incisions sur le patient éveillé, en position debout, puis en position allongée.
- **L'anesthésie.** Cette intervention est effectuée sous anesthésie générale.
- **Les gestes.** Le patient est installé jambes écartées, les cuisses soutenues au niveau des genoux.
  On commence donc par une liposculpture à prédominance interne.
  On procède ensuite à la résection de la peau.

▸ Dans les cas modérés, la résection affecte un tracé en fuseau horizontal laissant une cicatrice dans le pli inguinal.

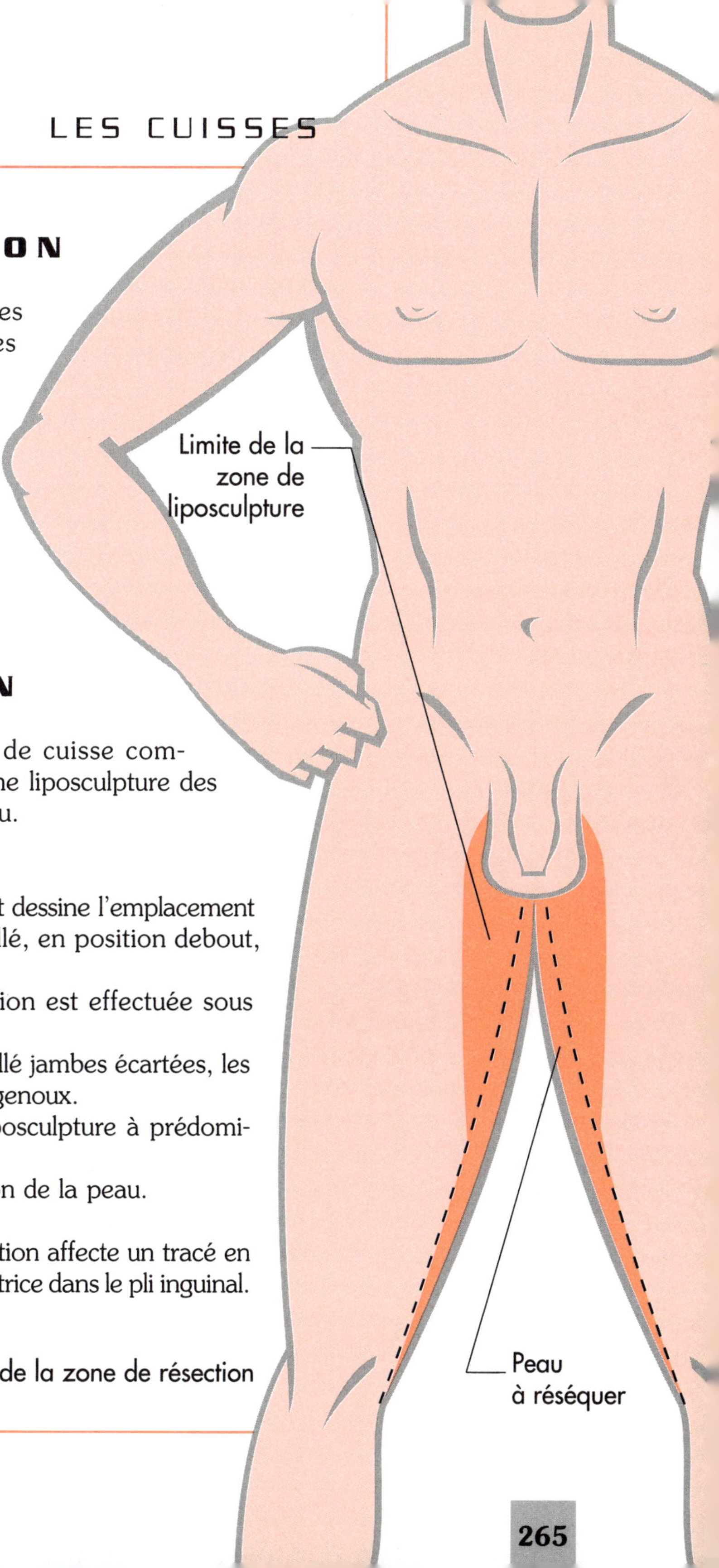

e siège de l'intervention avec les limites de la zone de résection

VARIANTE TECHNIQUE : la liposculpture des cuisses

Chez le sujet jeune, dont la peau est encore suffisamment élastique, une simple liposculpture peut suffire sans nécessité de résection cutanée. Plus légère qu'un lifting de cuisses, cette intervention ne nécessite qu'un court séjour en clinique (en ambulatoire ou 24 heures) et ne laisse pas de cicatrices.

Le coût
— De 8 à 18 000 francs.

▸ Dans les cas plus importants, il faut faire une résection de peau à la fois horizontale et verticale. La cicatrice descend sur la face interne de la cuisse jusqu'à mi-hauteur, ce qui n'est pas trop gênant chez l'homme.

- **Le pansement.** Mise en place d'un drain et d'un pansement compressif.

La durée de l'intervention
— 2 heures
Le séjour en clinique
— 3 jours.

Les interventions associées
Chez les obèses ayant « fondu », on pratique souvent dans le même temps, ou secondairement, une plastie abdominale ou un lifting de bras.

LES SUITES OPÉRATOIRES

- ❐ Un œdème se forme et des ecchymoses apparaissent.
- ❐ L'ablation des drains a lieu au bout de 48 heures.
- ❐ Le patient éprouve une assez importante sensation d'inconfort, car les cicatrices sont gênantes et ont tendance à macérer du fait de la transpiration.
- ❐ L'ablation des fils a lieu au bout de 2 semaines.

! Le résultat définitif est appréciable 2 mois après l'intervention.

Complications et aléas

Immédiats
- ❐ On peut parfois noter un écoulement séreux, qui ne présente aucune gravité.

- Une infection sera prévenue par des antibiotiques.
- Il peut occasionnellement se produire un retard de cicatrisation.

Secondaires

- Des cicatrices inesthétiques feront l'objet d'une retouche.

LES RÉSULTATS

Les effets de l'intervention sont spectaculaires et définitifs. Les résultats ne seront que meilleurs si l'on pratique régulièrement des exercices physiques, et si l'on se garde de trop regrossir.

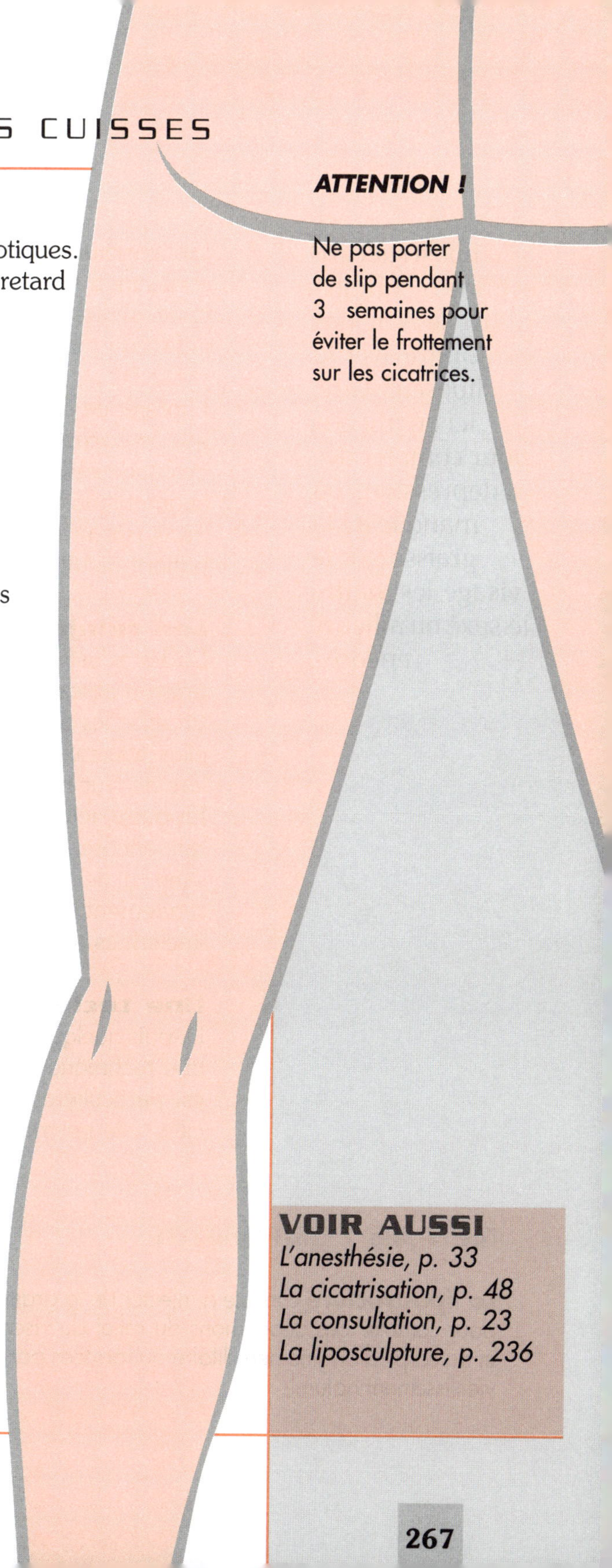

ATTENTION !

Ne pas porter de slip pendant 3 semaines pour éviter le frottement sur les cicatrices.

VOIR AUSSI

L'anesthésie, p. 33
La cicatrisation, p. 48
La consultation, p. 23
La liposculpture, p. 236

LA LIPOSTRUCTURE

La lipostructure est une technique nouvelle. A ne pas confondre avec la liposculpture. Ici on injecte, pour combler des dépressions où manque de la graisse, sur le visage, les mains, le sexe ou ailleurs encore...

Lipostructure, lipofilling, injections de graisse, tous ces termes sont synonymes et désignent un procédé destiné à remplir certaines régions anatomiques, creusées de façon naturelle ou par l'effet du temps, avec la graisse du sujet sur lequel elle a été prélevée.
L'intérêt de cette intervention, qui concerne aussi bien le visage que le corps, est évident. Matériau naturel, la graisse vient avantageusement combler toutes les zones qui nécessitent une augmentation de volume ou une modification des contours. Sans risque de rejet, puisque c'est sa propre graisse que le patient reçoit.

Les réinjections de graisse

L'idée n'est pas nouvelle, mais les résultats étaient jusqu'à présent assez médiocres, car la graisse ne « prenait » pas bien. En effet les adipocytes ou cellules graisseuses sont fragiles. Or elles étaient traumatisées lors du prélèvement puis à nouveau lors de leur réinjection.
En outre, leur passage à l'air libre entre ces deux temps les altérait encore. Finalement c'était un mélange d'adipocytes, de sang et de graisse liquéfiée qui était réinjecté. D'où le faible rendement du procédé et son manque de succès avec les anciennes techniques.

Une technique efficace

Depuis quelques années, un chirurgien américain a mis au point une technique particulière pour les réinjections de graisse. Elle est particulièrement intéressante car, en évitant les écueils précités, elle permet d'obtenir des résultats beaucoup plus fiables.

NE PAS CONFONDRE

La lipostructure consiste à injecter de la graisse pour combler des dépressions du relief du visage et du corps d'origine héréditaire ou formées par le vieillissement naturel.

La liposculpture consiste à faire disparaître p aspiration des amas graisseux localisés dans d zones génétiquement déterminées où la graisse fixe de préférence.

LES INDICATIONS

La lipostructure permet de regonfler toutes les zones anatomiques où la graisse fait défaut, soit de façon structurelle, soit du fait du vieillissement, soit à la suite d'une intervention chirurgicale inadaptée.

À qui s'adresse cette intervention ?

Il existe de nombreuses applications possibles qui concernent à la fois le visage et certaines régions du corps.

▶ Sur le visage

■ Pour modifier les structures faciales

- Les pommettes, dans un visage trop plat, peuvent être augmentées grâce à cette technique.
- Les lèvres peuvent être gonflées. La graisse joue le même rôle de remplissage que les injections de collagène, par exemple.
- Le rebord de la mandibule peut bénéficier d'une lipostructure. Cette demande est assez fréquente chez l'homme, qui souhaite avoir une mâchoire bien dessinée avec un angle de la mâchoire bien défini.
- Le menton peut être regalbé par cette technique.

■ Dans le cadre d'un rajeunissement

- Au niveau de l'arcade sourcilière, pour remonter le sourcil.
- Au niveau des tempes, qui ont parfois tendance à se creuser avec l'âge.
- Au niveau des joues, dont l'aspect creux accuse l'âge.
- Pour combler les sillons nasogéniens et les plis d'amertume au coin des lèvres.
- Pour combler un œil creux.

■ Sur des cicatrices d'acné

- Les dépressions formées par certaines cicatrices d'acné peuvent être corrigées par la lipostructure.

Sur le corps

- L'augmentation de verge est une excellente indication. Il s'agit essentiellement d'un élargissement mais la longueur est aussi augmentée au repos.
- Au niveau des mains, on peut injecter de la graisse sur le dos de la main qui souvent accuse prématurément l'âge d'un homme par ses flétrissures.
- Après une liposculpture qui a laissé quelques irrégularités de surface, on peut également proposer au patient une lipostructure qui comblera les légers défauts résultant de l'intervention.

L'INTERVENTION

Quelle que soit la localisation de l'intervention, celle-ci se déroule en trois temps, puisqu'il faut prélever la graisse sur le patient et la préparer pour la lui réinjecter.

Le déroulement

- **L'anesthésie.** Selon la localisation, elle se déroule sous anesthésie locale, neuroleptanalgésie, ou anesthésie générale.

- **Le prélèvement de graisse** est effectué de la même façon que dans une liposculpture classique, soit sur le bas-ventre, soit sur les hanches, mais avec des précautions particulières :
  — infiltration de la zone à aspirer avec un mélange spécial ;
  — utilisation de canules adaptées ;
  — aspiration à la seringue plutôt qu'avec une pompe à vide.

- **La préparation des adipocytes.** La graisse prélevée est stockée pendant les manipulations suivantes dans des seringues la préservant de toute dessiccation par un contact intempestif avec l'air ambiant. Elle est successivement lavée et centrifugée afin de la purifier et de mieux la conserver. Ainsi seuls des adipocytes viables seront réinjectés.

• **L'injection de la graisse.** La graisse ainsi préparée est réinjectée dans la zone voulue à l'aide de canules fines en lui assurant une répartition rigoureuse et homogène par des mouvements de canules itératifs dans des directions en réseau.

• **Le pansement.** Un pansement modelant est ensuite appliqué sur la zone traitée.

LES SUITES OPÉRATOIRES

❒ Si la zone de prélèvement ne pose pas de problème particulier, la zone traitée est souvent très tuméfiée dans les jours suivants, particulièrement s'il s'agit du visage. Un traitement anti-inflammatoire pourra être prescrit.
❒ La zone est souvent très indurée durant 2 semaines, voire plus.

! Le résultat est appréciable au bout d'un mois, mais il faut attendre 3 mois pour observer le rendu définitif.

Complications et aléas

❒ Le principal aléa est la persistance anormalement prolongée de l'œdème post-opératoire, ce qui est surtout gênant sur le visage.
❒ L'insuffisance de correction pourra faire l'objet d'une retouche.
❒ L'excès de correction doit être prévenu par une juste évaluation du geste. S'il persiste, il pourra être traité par une réaspiration.

LES RÉSULTATS

Les effets de l'intervention sont généralement bons, avec parfois une insuffisance de correction, qui fera l'objet d'une retouche. Une fois les résultats installés, leur durabilité est permanente.

À SAVOIR

La durée de l'intervention, son coût, le séjour en clinique et l'arrêt de travail, sont variables selon la localisation.

VOIR AUSSI

L'anesthésie, p. 33
Les cicatrices d'acné, p. 217
La consultation, p. 23
L'élargissement de sexe, p. 274
Les hanches, p. 250
Les injections de comblements, p. 210
Les joues, p. 280
Les lèvres, p. 280
Les liftings, p. 88
La liposculpture, p. 268
Les mains, p. 283
Le menton, p. 66
Les pommettes, p. 84
Les rides, p. 198

LA CHIRURGIE DU SEXE

Ça commence très tôt à l'école, et ça continue parfois plus tard avec les filles. L'avoir plus courte ou plus grêle que les copains... La chose prête bien souvent à sourire. À tort. Tant d'hommes sont angoissés par la taille de leur sexe... Quelques centimètres de plus, c'est maintenant possible. En largeur voire en longueur.

La plupart des hommes ne savent guère « combien ça mesure vraiment » un sexe. La prise de conscience est parfois brutale, à la piscine, dans les douches, dans les salles de sport ou avec les petites amies, tout aussi ignorantes. Qui se gaussent, pouffent de rire, et le reste...
Le désastre pour qui n'est pas surdimensionné. Car l'herbe est toujours plus longue et plus drue chez le voisin. Effet d'optique souvent.

Les dimensions du sexe

Les anatomistes ont clairement défini les dimensions d'un sexe : 10 cm de longueur au repos, et 9 cm de circonférence. Ce qui correspond à un diamètre d'environ 2,5 cm.
La longueur se mesure depuis l'os pelvien jusqu'à l'extrémité de la verge. Et si les cas de micropénis sont très rares, les variations individuelles sont importantes.
La taille du sexe est la préoccupation physique majeure des hommes qui se sont tous, au moins une fois, comparés, mesurés. A l'adolescence, beaucoup contemplent leur norme, et se désespèrent... Par ignorance. Ils entrent dans l'obsession du petit membre. Si la taille ne fait rien à l'affaire — la longueur et la grosseur de la verge n'interviennent pas dans la réussite d'une relation sexuelle —, cela n'empêche pas bien des hommes d'étalonner leur virilité à l'aune de leur pénis. Et s'ils le jugent trop petit, certains peuvent développer une angoisse qui les mènera à ne plus avoir de rapports sexuels ou, pire encore, à l'impuissance. L'aide psychologique est alors de bien peu d'effet. La reconquête du phallus perdu passe plutôt par la chirurgie esthétique, qui peut l'allonger et/ou le grossir.

LA CONSULTATION

L'écoute du patient est ici plus qu'ailleurs très importante et la motivation devra être solidement étayée. La présence de la partenaire pourra être intéressante.

L'interrogatoire portera non seulement sur les aspirations esthétiques du patient, mais aussi sur ses relations sexuelles, car il est fondamental que le patient comprenne que l'intervention n'améliorera pas ses performances. La présence de la partenaire peut être utile.
Il ne faudra pas hésiter à demander le conseil d'un sexologue ou d'un urologue.
Enfin, un avis psychiatrique peut s'avérer utile.
L'examen clinique appréciera les dimensions de la verge à l'état flaccide et, si besoin, en érection.

Les interventions possibles
Selon les indications, le chirurgien peut procéder à un élargissement de sexe, à son allongement ou même combiner les deux interventions. D'autres interventions sont possibles telles que l'allongement du frein, la circoncision, la plastie du prépuce ou le lifting de scrotum.

Le coût
— L'élargissement de sexe, de 8 000 à 20 000 francs.
— L'allongement de sexe, de 12 000 à 25 000 francs.
La prise en charge
— Prise en charge partielle par la Sécurité sociale dans le cas d'un micropénis.
L'arrêt de travail
— Aucun.

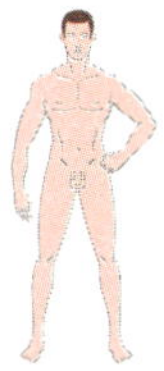

LES CHIFFRES

50% des hommes pensent que la taille du sexe est la marque de la virilité.

33% des hommes seraient prêts à bénéficier d'une augmentation de sexe.

3% des hommes ont un micropénis.

15 cm, la moyenne française d'un sexe en érection.

12 ou 13 cm, la moyenne américaine d'un sexe en érection.

L'ÉLARGISSEMENT DE SEXE

LES INDICATIONS

En raison de la légèreté du procédé, les indications sont nombreuses.

À qui s'adresse cette intervention ?

L'élargissement satisfait les aspirations esthétiques personnelles de certains hommes, présentant ce qu'on appelle le « syndrome de la douche », du vestiaire de sport, de la piscine encore où l'on impose le port du slip, plus moulant que le boxer-short maintenant interdit pour des raisons d'hygiène. Et on assiste, à l'heure actuelle, à une recrudescence des demandes, notamment chez les hommes jeunes.

L'INTERVENTION

Elle consiste à augmenter le diamètre de la verge en y injectant de la graisse. C'est la lipopénisculpture ou pénoplastie.

Le déroulement

- **L'anesthésie.** L'intervention se déroule sous anesthésie locale ou neuroleptanalgésie.
- **Les gestes.** On prélève de la graisse par liposuccion sur le ventre ou sur le pubis. La graisse est ensuite traitée par lavage et centrifugation avant d'être injectée dans le pénis.

- **La technique de lipostructure de Coleman.**
A l'aide de fines canules, on injecte la graisse entre la peau du fourreau de la verge et les corps caverneux, et l'on masse pour la répartir de façon homogène sur toute la longueur.

La durée de l'intervention
— De 40 à 50 minutes.
Le séjour en clinique
— L'intervention se déroule en ambulatoire.

LES SUITES OPÉRATOIRES

- L'intervention a des suites peu douloureuses.
- On prescrit un traitement médicamenteux pour éviter les érections durant une semaine.
- La verge est œdématiée pendant 1 semaine.
- Il est possible d'avoir des rapports sexuels 15 jours environ après l'intervention.

! Mon conseil : masser ou faire masser quotidiennement pendant une semaine la verge pour assurer une répartition homogène de la graisse.

LES RÉSULTATS

L'intervention est sans danger, car elle ne modifie pas l'érection. Il n'y a aucune cicatrice visible et l'intervention est insoupçonnable. On sent parfois sous la peau quelques nodules de graisse, mais ce n'est pas gênant.

! Le gain, immédiatement constatable, est d'environ 3 à 5 cm de circonférence, tant à l'état flaccide qu'en érection.
La longueur de la verge est aussi augmentée à l'état flaccide, car le poids de la graisse injectée provoque un allongement par traction. Mais la longueur en érection n'est pas modifiée.

Le devenir

La graisse injectée se résorbe partiellement, d'environ 30 % en 6 mois environ, délai après lequel le résultat est stable.
Le patient souhaite parfois un élargissement plus imposant. L'intervention peut être recommencée pour obtenir un résultat encore plus spectaculaire.

VRAI

La taille du sexe n'influe pas sur la qualité des rapports, en dehors des cas de micropénis.
Les dimensions de la verge en érection sont peu corrélées avec celles de la verge flaccide.
Une verge de dimensions modestes s'expandra souvent mieux qu'une verge surdimensionnée.
La qualité de l'érection, aussi bien sa durée que la rigidité de la verge, sont indépendants de la taille du sexe.

ATTENTION !

La taille du sexe ne peut pas augmenter avec une pratique sexuelle intensive.
Celui qui espère de tels résultats s'épuisera avant...

L'ALLONGEMENT DE SEXE

LES INDICATIONS

Le micropénis constitue la meilleure indication de l'allongement de sexe.
Sinon les indications sont plus restreintes que celles de l'élargissement. A cela deux raisons. D'une part l'allongement n'augmente les dimensions du sexe qu'à l'état flaccide. Il ne modifie pas les dimensions du sexe en érection, car les corps caverneux ont une taille constante. D'autre part, les aléas de cette intervention incitent à ne pas multiplier les indications souvent assez subjectives.

L'INTERVENTION

Le principe consiste à sectionner les ligaments qui relient les corps caverneux à l'os pelvien, c'est-à-dire les ligaments suspenseurs de la verge, pour désenfouir le sexe. L'intervention est pratiquée conjointement par un urologue et un chirurgien esthétique.

Le déroulement

- **L'anesthésie.** L'intervention se déroule sous anesthésie générale.
- **Les gestes.** En coupant les ligaments qui relient les corps caverneux à l'os pelvien, la verge se trouve extériorisée. Les corps caverneux, qui se rétractent après une érection, sont poussés vers l'avant. Le pénis s'allonge par cet effet de désenfouissement. Les corps caverneux sont ensuite réinsérés sur l'os pelvien. On termine l'intervention en recouvrant les corps caverneux dégagés préalablement par un lambeau de peau.

La durée de l'intervention
— De 1 heure à 1 heure 30.
Le séjour en clinique
— 24 heures.

LES SUITES OPÉRATOIRES

- La douleur est très modérée à condition d'éviter toute érection. On prescrit un traitement médicamenteux pour éviter les érections durant 2 semaines.
- La verge reste tuméfiée pendant quelques jours.
- Il n'y a pas de nécessité d'enlever les fils de suture, car on utilise généralement des fils qui se résorbent spontanément.
- La verge reste œdématiée pendant 2 semaines.

L'arrêt de travail
— De 24 heures à 48 heures.

LES RÉSULTATS

On peut espérer gagner de 2 à 4 cm de longueur, ce qui est peu pour une verge de 12 cm de long ; mais le gain est capital pour un micropénis de 7 cm. Néanmoins le gain ne porte que sur la verge au repos. Sa longueur en érection n'est pas modifiée. L'érection est instable dans 20 % des cas. La verge a une rigidité correcte mais ne reste pas orientée dans la même direction. Toutefois, cet effet de ballant n'est pas gênant dans les relations sexuelles.

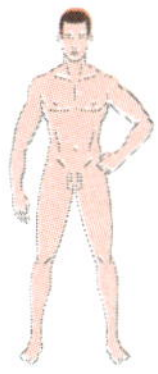

FAIRE

On peut reprendre des rapports sexuels après 3 semaines.

Le port d'un suspensoir est absolument nécessaire dans les suites opératoires.

Le traitement qui inhibe toute érection sera indispensable pendant 15 jours.

LE CHIFFRE

90 %
des Nord-Américains sont circoncis. Des groupes de « cut » et « non-cut » se retrouvent aux États-Unis sur Internet. Certains lobbies ont même réclamé la mise au point de techniques de reconstruction de prépuce.

VRAI

La fréquence du cancer du col de l'utérus est statistiquement abaissée chez les populations qui pratiquent la circoncision.

ATTENTION !

La circoncision n'améliore pas les performances sexuelles.

En dehors de l'augmentation de sexe, d'autres interventions permettent de corriger des anomalies ou de procéder à certaines modifications pour des raisons thérapeutiques, rituelles ou de pure convenance personnelle. Toutes ces interventions ont lieu en ambulatoire et ne nécessitent aucun arrêt de travail.

L'ALLONGEMENT DU FREIN

La région du frein est capitale dans le déclenchement d'une érection, car la zone est érogène. Or, un frein trop court gêne l'érection en serrant le gland, et il peut même se rompre lors d'un rapport, ce qui provoque une hémorragie souvent très impressionnante. L'intervention, qui s'effectue sous neuroleptanalgésie, consiste à allonger le frein sans le sectionner. On ne modifie donc pas sa sensibilité. Les suites très légères ne nécessitent aucun arrêt de travail. Le résultat est constamment favorable en dehors de la rare survenue d'une hémorragie post-opératoire.

Le coût
— De 3 000 à 8 000 francs.
La durée de l'intervention
— 20 minutes.
La prise en charge
— Prise en charge par la Sécurité sociale pour une rupture de frein.

LA CIRCONCISION

Plusieurs raisons peuvent amener un patient à demander une circoncision. Si elle est rituelle, elle doit être pratiquée à l'âge de 8 jours chez les juifs, et avant 13 ans chez les musulmans. Mais pour des raisons de convenance personnelle, on peut se faire circoncire à n'importe quel âge. La circoncision est également indiquée dans le phimosis, qui est une étroitesse anormale de l'anneau du prépuce, empêchant le décalottage et gênant l'érection.

- L'intervention s'effectue en clinique sous anesthésie générale, ou sous neuroleptanalgésie accompagnée d'une anesthésie locorégionale qui bloque les nerfs sensitifs. Elle consiste à sectionner le prépuce dont le reliquat est ensuite suturé.
- Les suites opératoires sont peu douloureuses. La cicatrisation s'effectue rapidement, en 8 jours. Peu à peu, la peau qui recouvre le gland change de structure, car celui-ci est maintenant constamment exposé, alors que normalement, il ne l'est que lorsque la verge est décalottée.

Le coût
— De 2 000 à 5 000 francs.
La durée de l'intervention
— 15 minutes.
La prise en charge
— Prise en charge partielle par la Sécurité sociale pour un phimosis.

Variante : la plastie de prépuce
C'est une variante qui permet d'élargir l'anneau du prépuce sans pratiquer de circoncision. Cette technique est très utile en cas de phimosis chez un patient souhaitant conserver son prépuce.

LE LIFTING DE SCROTUM

Cette intervention, rarement demandée, permet de corriger un scrotum distendu en pratiquant une simple résection de peau. Elle s'adresse soit à des hommes d'âge mur dont le scrotum s'est distendu avec les années, soit au contraire à des hommes encore jeunes, dont la peau est peu élastique, ce qui est souvent le cas des blonds ou des Nordiques.

Le coût
— De 8 000 à 15 000 francs.
La durée de l'intervention
— 20 minutes.

VOIR AUSSI
L'anesthésie, p. 33
La consultation, p. 23
La lipostructure, p. 268

LES INTERVENTIONS RARES

Les interventions

- Les joues
- Les lèvres
- Les cernes
- Les fossettes
- Les mains
- La transpiration excessive
- Les prothèses pectorales
- Les prothèses de fesses

En dehors des demandes traditionnelles décrites dans les chapitres précédents, il arrive que certains patients réclament des corrections esthétiques plus rares pour modifier un aspect de leur apparence qu'ils jugent inesthétique.

Lorsque la demande est raisonnable et motivée, le praticien proposera alors des solutions chirurgicales susceptibles d'y répondre.

LES JOUES

Tandis que les uns se plaignent de leur aspect joufflu, qui leur confère une apparence poupine, d'autres déplorent le côté émacié de leur visage, résultant du creusement excessif des joues. Diverses solutions chirurgicales peuvent être proposées pour y remédier.

Comment creuser les joues ?

■ Les joues rondes

La liposculpture, effectuée sous neuroleptanalgésie en ambulatoire, permet de diminuer globalement des joues trop rebondies par l'aspiration de l'excès de graisse.

■ Les boules de Bichat

Les boules de Bichat sont des coussinets de graisse qui physiologiquement tapissent les joues en profondeur. Leur ablation, effectuée sous neuroleptanalgésie en ambulatoire, permet de creuser les joues de façon sélective sous les pommettes. Les cicatrices sont invisibles, car l'incision se fait dans la bouche.

Comment augmenter les joues ?

On comble la dépression des joues par une lipostructure. Le chirurgien prélève de la graisse sur le bas-ventre ou les hanches. Après avoir été purifiée, celle-ci est réinjectée dans les joues.

Le coût
— Liposculpture : de 8 000 à 12 000 francs.
— Boules de Bichat : de 10 000 à 15 000 francs.
— Lipostructure : de 8 000 à 12 000 francs.
La durée de l'intervention
— Liposculpture : 30 minutes.
— Boules de Bichat : 30 minutes.
— Lipostructure : 30 minutes.
L'arrêt de travail
— Liposculpture : Inutile ou selon l'activité sociale.
— Boules de Bichat : de 2 à 3 jours en raison de l'œdème des joues qui suit l'intervention.
— Lipostructure : de 2 à 3 jours.

LES RÉSULTATS

Pour la liposculpture on pourra juger des résultats définitifs après 3 mois. Il faut attendre 6 mois pour une lipostructure.

LES LÈVRES

Certains hommes présentent des lèvres trop minces et souhaitent avoir une bouche plus charnue. Cette demande, fréquente chez la femme, est plus rare chez l'homme.
On peut augmenter la lèvre supérieure ou la lèvre inférieure ou encore les deux.
Pour donner du volume aux lèvres, le chirurgien peut avoir recours à diverses méthodes, toutes efficaces.

À SAVOIR

Les injections de silicone sont interdites en France.

Le remplissage par injections ou filling

■ Les produits artificiels
On utilise du collagène ou de l'acide hyaluronique. Le procédé pourra être renouvelé chaque année, car les produits utilisés se résorbent progressivement.

■ **La propre graisse du patient**
Le chirurgien procède à une lipostructure sous neuroleptanalgésie en ambulatoire.

■ **La mise en place d'implants de Goretex**
Cette intervention est pratiquée sous neuroleptanalgésie en ambulatoire. Elle ne laisse pas de cicatrice visible.

Le coût
— Collagène ou acide hyaluronique : de 2 000 à 3 000 francs, selon la quantité injectée.
— Lipostructure : de 5 000 à 12 000 francs.
— Implants de Goretex : de 5 000 à 12 000 francs.

LES RÉSULTATS

Les résultats sont définitifs avec la lipostructure et les implants de Goretex.
Les injections de collagène ou d'acide hyaluronique ont besoin d'être renouvelées chaque année.

LES CERNES

Par cerne, on désigne un pli inesthétique de la paupière inférieure dont les causes sont diverses :
- Tantôt, il s'agit de l'ombre portée par des poches graisseuses à la paupière inférieure. Une blépharoplastie inférieure est la solution ;
- Tantôt, c'est un défect musculaire qu'une petite intervention, effectuée sous neuroleptanalgésie et en ambulatoire, pourra corriger ;
- Tantôt, la pigmentation de la peau est excessive, ce qui arrive souvent chez les méditerranéens. Ce défaut relève d'un éventuel traitement dépigmentant par peeling ou dermopigmentation.

Le coût
— Blépharoplastie : de 8 000 à 14 000 francs.
— Plastie musculaire : de 10 000 à 15 000 francs.
— Peeling ou dermopigmentation : de 3 000 à 5 000 francs.
La durée
— Blépharoplastie : 40 minutes.
— Plastie musculaire : 40 minutes.
— Peeling ou dermopigmentation : 30 minutes.

LES FOSSETTES

La création d'une fossette, notamment au menton, ou sa suppression sont des demandes rares mais non exceptionnelles. Le résultat est définitif.

Le coût
— De 3 000 à 8 000 francs.
La durée de l'intervention
— De 15 à 30 minutes.

LES MAINS

Les mains vieillissent assez vite et la fonte du tissu graisseux sous-cutané leur donne parfois un aspect décharné. Constamment à découvert et exposées au regard des autres, elles trahissent souvent notre âge. Longtemps sans solution, ce vieillissement peut maintenant bénéficier d'une lipostructure. Cette intervention peut d'ailleurs être complétée par un traitement des taches séniles par laser. Le résultat est définitif après 6 mois.

Le coût
— De 10 000 à 12 000 francs.
La durée de l'intervention
— De 1 à 1 heure 30 sous neuroleptanalgésie et en ambulatoire.

TRANSPIRATION EXCESSIVE

L'hyperhidrose axillaire, le nom savant de la transpiration excessive, affecte certains hommes au niveau des aisselles de façon pathologique et sans raison connue.
Elle est si importante qu'ils mouillent en quelques minutes leur chemise ce qui handicape considérablement leur vie sociale. Elle peut, de plus, s'accompagner parfois d'une odeur gênante.

L'INTERVENTION

Le déroulement

- **L'anesthésie.** Elle se déroule sous neuroleptanalgésie.
- **Les gestes.** Le chirurgien incise la peau de l'aisselle dans les poils et la décolle. Il procède au curetage des glandes sudoripares, puis ferme l'incision qui ne laisse qu'une petite cicatrice invisible.
- **Le pansement.** Il est maintenu pendant 24 heures.

Le coût
— De 10 000 à 18 000 francs.
L'arrêt de travail
— De 1 à 2 jours.
La durée de l'intervention
— 1 heure.
Le séjour en clinique
— L'intervention nécessite un séjour d'une nuit en clinique.

LES RÉSULTATS

L'intervention entraîne parfois une diminution de la pilosité, qui peut être gênante. Le patient en sera prévenu à l'avance.

! Les effets de l'intervention sont définitifs et d'une remarquable efficacité.

PROTHÉSES PECTORALES

Cette intervention n'est pas pratiquée en France en dehors de la chirurgie réparatrice.

PROTHÉSES DE FESSES

Cette intervention dangereuse n'est pratiquée que de façon anecdotique en France.

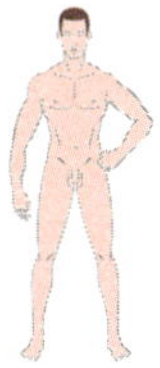

VOIR AUSSI

L'anesthésie, p. 33
La cicatrisation, p. 48
La consultation, p. 23
Les injections de comblements, p. 210
Les liftings, p. 88
La liposculpture, p. 236
La lipostructure, p. 268
Les peelings, p. 200

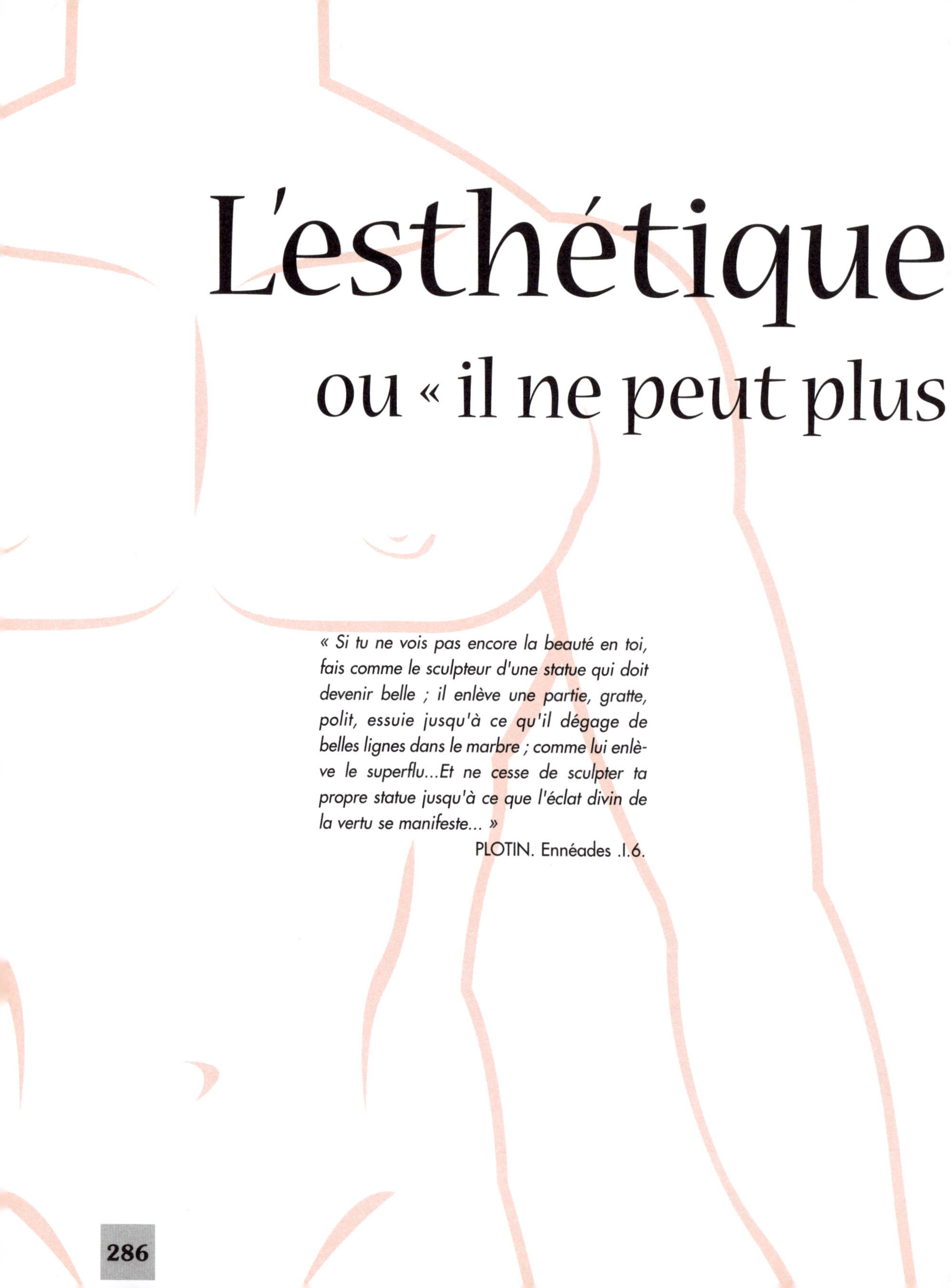

L'esthétique

ou « il ne peut plus

« Si tu ne vois pas encore la beauté en toi, fais comme le sculpteur d'une statue qui doit devenir belle ; il enlève une partie, gratte, polit, essuie jusqu'à ce qu'il dégage de belles lignes dans le marbre ; comme lui enlève le superflu...Et ne cesse de sculpter ta propre statue jusqu'à ce que l'éclat divin de la vertu se manifeste... »

PLOTIN. Ennéades .I.6.

Aspects psychanalytiques

au masculin

se voir en peinture »

« La beauté est une forme de génie
supérieure en fait au génie,
car elle ne requiert aucune explication…
Impossible de la mettre en doute.
Elle est, de droit divin, souveraine…
Vous souriez ? Ah, quand vous l'aurez
perdue, vous ne sourirez plus…
Le véritable mystère du monde,
c'est le visible et non l'invisible…»
Lord HENRY à Dorian GRAY.

«Un sentiment de douleur l'envahit
à la pensée de la dégradation
qui attendait le beau visage fixé sur la toile.
Jadis, dans une parodie puérile de
Narcisse, il avait baisé, ou feint de baiser,
ces lèvres peintes qui maintenant lui
souriaient si cruellement..
Se modifierait-il désormais
à chaque caprice auquel il céderait ? »
Dorian GRAY devant son portrait.

Dans un article de 1915 intitulé *Verganglichkeit* et traduit par « l'éphémère » ou « passagèreté », Freud analyse le travail de deuil à partir d'une réflexion philosophique concernant l'empreinte du temps sur la beauté du corps et du visage en particulier.

Se promenant à travers un paysage d'été en fleurs (le roman de Dorian Gray commence d'ailleurs par la riche senteur des roses qui emplit l'atelier) en compagnie d'un ami taciturne et d'un jeune philosophe (peut-être Lou-Andréas Salomé et Rainer Maria Rilke), le psychanalyste s'étonne de l'impossibilité du jeune poète à jouir complètement de la beauté du fait même de son caractère éphémère. Il conteste en effet que la passagèreté du beau puisse entraîner sa dévalorisation.

La limitation dans la possibilité de jouissance au contraire en augmente le prix.

Il reprend l'argument de l'éternel retour de la beauté de la nature à travers le cycle de saisons, mais, en qui concerne l'être humain, va plus loin analysant le travail de deuil nécessaire au bonheur :

La beauté du corps et du visage humains, nous la voyons disparaître pour toujours dans l'espace de notre propre vie, mais cette brièveté de vie ajoute un nouveau charme à ceux de la beauté.

Comment ne pas penser à Sénèque philosophant sur la brièveté de la vie ? Dans le *De Brevitate Vitae*, Sénèque distingue les hommes « occupés » des « sages » et remarque que le temps de la vie n'est pas trop court mais que nous en perdons beaucoup. *La partie de la vie que nous vivons est courte. Tout le reste n'est pas de la vie mais du temps... Ne va pas croire que des cheveux blancs et des rides prouvent qu'un homme a longtemps vécu : il n'a pas longtemps vécu, il a longtemps été.*

Cet argument laissant insensible le jeune poète, Freud s'interroge sur l'avant-goût du deuil de sa disparition que peut engendrer le caractère éphémère du beau. La jouissance du beau est donc endommagée par la pensée de sa passagèreté et c'est

alors que le deuil « cette grande énigme pour le psychanalyste » intervient dans la compréhension de ce phénomène. Lorsque les objets sont détruits ou perdus pour nous, notre libido redevient libre et peut prendre d'autres substituts ou revenir sur le moi. Mais c'est ce détachement de la libido de ses objets qui est si douloureuse d'où sa tendance à se cramponner aux objets perdus et à rendre impossible le deuil.
Ce n'est pas par hasard que cet entretien eut lieu l'été précédant la guerre. Un an plus tard, les combats dépouillèrent le monde de ses beautés. Celles de la nature, des œuvres d'art et des corps mutilés, et ébranlèrent nos convictions culturelles et scientifiques. Bref, la guerre montra la caducité des choses aimées et considérées auparavant comme stables.

On pourrait aborder l'histoire de Dorian Gray et de son portrait sous cet angle. Le beau jeune homme ne pouvant en effet faire le deuil de sa jeunesse et de sa beauté transfert sur son double (le portrait) les marques du vieillissement et lui-même garde un visage et un corps jeunes et beaux alors que le tableau s'enlaidit et vieillit. Cette première interprétation purement esthétique du portrait reste néanmoins superficielle et en appelle une seconde faisant intervenir le narcissisme surtout sur son versant négatif (narcissisme de mort).
Le portrait vieillit certes à la place de l'original mais se charge surtout du fardeau de ses péchés et devient laid plus que vieux. Il porte donc une double empreinte : celle du temps qui vieillit le corps mais celle de la culpabilité qui l'enlaidit jusqu'à l'horreur.
Après une courte mise en scène des principaux personnages mythologiques considérés comme emblématiques de la chirurgie esthétique (Narcisse et Pygmalion en étant les deux principaux avant Aphrodite, Adonis, Apollon...) et un rappel des mythes de l'androgyne d'Aristophane et de l'origine de l'amour de Diotime dans *Le Banquet* de Platon, nous tenterons de montrer combien le texte de Freud *Pour introduire le narcissisme* (1914) fut une « révolution métapsychologique » obli-

geant à penser un Éros du moi alors qu'il existait auparavant un dualisme entre les pulsions du Moi et les pulsions sexuelles. Freud dans sa célèbre lettre à Marie Bonaparte pose la question « Que veut la femme ? », et dans le texte sur le narcissisme émet l'hypothèse que le choix d'objet des femmes serait plutôt narcissique et celui des hommes plutôt par étayage. Notre réflexion sur l'esthétique au masculin relance le débat sur la spécificité du narcissisme masculin.
Dans un troisième temps nous ferons appel aux différentes définitions philosophiques de la beauté (l'harmonie, l'utile, le bien, le plaisir) pour relancer le caractère universel du débat ou, au contraire, singulier (reflet des désirs inconscients du sujet).
Nous pourrons alors présenter quelques cas cliniques célèbres avec un regard plutôt psychiatrique : outre Dorian Gray d'Oscar Wilde son double littéraire des Eisseintes, le héros d'*À rebours* de J. K. Huysmans, qui avait la phobie des miroirs, surfaces de métal poli et de l'eau dormante du fait d'une altération soudaine de sa beauté. Outre Don Juan ou Casanova, les séducteurs sans relâche, nous tenterons de montrer comment les dandys tel Brummel habillent avec tant de raffinement leur corps pour masquer la chair et la différence des sexes au risque de faire l'impasse sur leur désir sexuel.
Pourquoi l'hystérie de Solal dans *Belle du Seigneur* d'Albert Cohen l'oblige-t-elle à s'enlaidir pour séduire Ariane ?

La psychanalyse et la chirurgie esthétique ont souvent été comparées avec humour sur deux points : les deux coûtent très cher, mais le temps passé sur le divan est infiniment plus long que celui passé sur le billard.
Les demandes d'interventions chirurgicales vont crescendo alors que les patients en analyse se raréfient. Pourquoi certains hommes à l'aube de l'an 2000 ont plus envie d'être beaux que de mieux se connaître ? Confier passivement son corps à un chirurgien est-il moins angoissant que de confier activement son âme à une écoute bienveillante ?
Les deux démarches ne devraient en aucun cas être exclusives

(pour confirmer *Mens sana in corpore sano*). La pathologie psychiatrique commence là où le patient demande à la chirurgie de remplacer l'interrogation sur soi, là où dans certaines dysmorphophobies une imperfection corporelle fait écran à un malaise psychique. Il ne s'agira néanmoins en aucun cas de chercher une corrélation stricte entre une structure psychopathologique et une demande de chirurgie esthétique.

1-Figures mythologiques de la chirurgie esthétique

Classiquement la relation du chirurgien esthétique avec son patient se réfère au couple mythologique réuni pour l'occasion Pygmalion-Narcisse.

Pygmalion est un roi de Chypre qui devint amoureux d'une statue d'ivoire représentant une femme, peut-être sculptée par luimême. Dans sa passion, il demanda à Aphrodite de lui accorder une femme qui ressemblât à cette statue. Lorsqu'il rentra chez lui, la statue était vivante. Il l'épousa et eut une fille, Paphos.

S'agit-il d'une version plus objectale de Narcisse où l'homme ne peut aimer l'autre qu'à condition de l'avoir créé à sa propre image de l'objet aimé et désiré ?

Le mythe de Narcisse comprend trois versions principales. La plus connue est celle des métamorphoses d'Ovide : Narcisse est un beau jeune homme, fils du dieu-fleuve Céphise et de la nymphe Liriopé. À sa naissance, ses parents interrogèrent le devin Tirésias qui répondit « que l'enfant vivrait vieux s'il ne se regardait pas ». Arrivé à l'âge d'homme, il devint l'objet de passions de nombreuses jeunes filles mais y restait insensible.

En particulier la nymphe Écho devint amoureuse de lui mais n'obtint rien de plus que les autres. Les filles méprisées demandèrent vengeance à Némésis qui, un jour de grande chaleur après une chasse, fit en sorte que Narcisse se penchât sur une

source pour se désaltérer. C'est alors qu'il aperçut sa propre image, si belle, et en devint amoureux. Coupé du monde, il se consuma ne pouvant atteindre l'objet de son amour et se laissa mourir au bord de l'eau. Jusqu'aux enfers dans les eaux du Styx, il contempla son visage. A la place où il mourut poussa une fleur jaune safran entourée de feuilles blanches désormais appelée le narcisse.
La version béotienne de Conon est une version homosexuelle se dénouant en un double suicide. Écho est remplacée par un jeune homme, Ameinias, que Narcisse méprise tout autant. Il finit même par lui envoyer comme présent une épée avec laquelle Ameinias se suicide devant la porte de Narcisse après en avoir appelé à la malédiction des dieux. C'est le dieu Amour qui rendra Narcisse amoureux de lui-même devant une source. Désespéré par cette passion, il se suicidera. À la place où l'herbe avait été imprégnée de son sang naquit une fleur, le narcisse.
La troisième version est celle de Pausanias et décrit la relation incestueuse entre Narcisse et une sœur jumelle. Lorsqu'elle mourut, Narcisse devint inconsolable et, un jour qu'il était près d'une source, il crut voir sa sœur et cette vision spéculaire consola son chagrin. Bien qu'il sût que ce n'était pas sa sœur qu'il voyait, il prit l'habitude de se regarder pour consoler son chagrin.

Les déesses et dieux mythiques de la beauté sont célèbres et variés. À Rome, Aphrodite, par exemple, est assimilée, à Vénus, déesse de l'amour.
Fille d'Ouranos, dont les organes sexuels tranchés par Chronos tombèrent dans la mer et engendrèrent « la déesse née des vagues » ou « née du sperme du Dieu », Aphrodite fut mariée à Héphaïstos, le dieu boiteux, mais elle aimait Arès, le dieu guerrier. Héphaïstos les surprit, les enferma dans un filet magique sur le lit et appela tous les dieux de l'Olympe. Des amours d'Arès et d'Aphrodite naquirent Éros et Antéros, Déimos et Phobos (la terreur et la crainte), Harmonie (qui devint la femme de Cadmos) et peut-être Priape. Aphrodite recueillit aussi le

bel Adonis et le confia à Perséphone. La légende syrienne d'Adonis est liée à Aphrodite : le roi de Syrie, Théias, avait une fille, Myrrha, que la colère d'Aphrodite poussa à désirer un inceste avec son père. Elle s'unit avec lui douze nuits consécutives, sans qu'il sache que c'était elle. Théias s'aperçut enfin de la ruse de sa fille et voulut la tuer avec son couteau. Myrrha se mit sous la protection des dieux et fut transformée en arbre.
Dix mois après, l 'écorce de l'arbre se souleva et naquit un bébé d'une rare beauté, Adonis. C'est ainsi qu'Aphrodite touchée par sa beauté le recueillit et le confia à Perséphone.
Mais celle-ci également sensible à sa beauté ne voulut pas le rendre. Zeus arbitra la querelle entre les deux femmes : Adonis pouvait vivre un tiers de l'année avec Perséphone, un tiers avec Aphrodite,un tiers où il voulait. Il passa toujours deux tiers de l'année avec Aphrodite et un tiers avec Perséphone. Il fut ensuite blessé mortellement par un sanglier sous la colère d'Artémis.
Comme pour Narcisse, plusieurs légendes de fleurs se rattachent à Adonis : non seulement l'origine mythique de la myrrhe (les larmes de Myrrha), mais aussi les roses blanches colorées par le sang d'Aphrodite qui se blessa le pied en courant au secours se son ami. Les anémones, enfin, naquirent du sang d'Adonis blessé. Aphrodite fut responsable de la guerre de Troie. La Discorde lança une pomme destinée à être accordée à la plus belle des trois déesses Héra, Athéna et Aphrodite. Héra offrit à Pâris, sous l'arbitrage de Zeus, la royauté universelle, Athéna l'invincibilité à la guerre et Aphrodite la main de la belle Hélène. Et c'est ainsi que la dernière fut choisie.

Apollon est représenté comme un dieu très beau, très grand, remarquable surtout par ses longues boucles noires aux reflets bleutés, qui lui valurent de nombreuses amours.

Daphné s'enfuit dans la montagne pour échapper à Apollon et demanda à son père de la métamorphoser en laurier (*daphné* en grec), l'arbre consacré à Apollon.

Marsyas dont le mythe est utilisé par Didier Anzieu au départ de sa réflexion analytique sur le moi-peau. Marsyas avait trouvé une flûte jetée par Athéna qui avait renoncé à s'en servir tellement il trouvait que cela lui déformait la bouche et donnait à son visage une expression déplaisante. Le satyre, trouvant que la musique qu'il en tirait était mélodieuse, défia Apollon en prétendant être meilleur musicien avec sa flûte que le dieu avec sa lyre. Marsyas fut vaincu et Apollon l'écorcha vif, après l'avoir suspendu à un pin.

Deux mythes platoniciens, enfin, sont essentiels à notre réflexion sur le beau.

Celui de l'origine de l'amour est raconté par Diotime dans *Le Banquet*. Le jour où naquit Aphrodite les dieux étaient au festin. Pénia (la pauvreté) était venue mendier et Poros (le passage) s'était enivré de nectar et s'endormit dans le jardin de Zeus. Pénia eut envie d'avoir un enfant de Poros, se coucha près de lui et fut enceinte d'Éros. Éros, l'amour, est ainsi devenu le compagnon d'Aphrodite et engendré lors des fêtes de la naissance de la déesse, il est naturellement amoureux du beau.

Ce mythe explique la double nature de l'amour : *Étant fils de Poros et de Penia, il est toujours pauvre... va pieds nus, sans gîte, couche par terre, dort à la belle étoile et comme sa mère le besoin l'accompagne toujours. À l'exemple de son père, c'est un chasseur de premier ordre. Il ne cesse d'inventer des ruses, est désireux du savoir et sait trouver des passages qui y mènent... Il n'est ni mortel, ni immortel... Ainsi n'est-il jamais ni dans l'indigence ni dans l'opulence.*

Aphrodite est donc présentée par Platon davantage comme la déesse de la Beauté que de l'Amour et Éros naît sous le signe de la beauté.

Comme sa mère, il n'a rien, mais, comme son père, veut tout. Il est dans la pénurie mais trouve toujours un passage qui le mène vers la beauté et la fécondité. *Aimer, c'est enfanter dans la beauté selon l'âme et le corps.*

La dialectique ascendante platonicienne se clarifie alors : Platon

définit deux formes d'ascension spirituelle, l'une vers la vérité, l'autre vers la beauté et par deux voies médiatrices : la connaissance et l'amour. Cette dialectique en cinq stades peut se résumer ainsi : l'éducation esthétique conduit à l'amour des beaux corps, l'éducation morale à l'amour des belles actions puis des belles âmes. L'éducation intellectuelle conduit à l'amour des sciences dont l'ultime étape sera celle de la beauté en elle-même, pour elle-même c'est-à-dire à l'idée du Beau absolu.
Le second mythe essentiel est celui de l'androgyne raconté par Aristophane toujours dans *Le Banquet* : *Au temps jadis, il y avait trois genres chez les humains : le mâle, la femelle et l'androgyne, genre distinct, qui pour la forme et pour le nom tenait des deux autres à la fois. Aujourd'hui, il n'existe plus, ce n'est qu'un nom déshonorant.*
Chaque individu avait deux visages, quatre mains, quatre jambes, et deux organes de la génération donc mâle-femelle, mâle-mâle ou femelle-femelle.
Ils tentèrent d'escalader le ciel et d'attaquer les dieux. Zeus se défendit en les coupant en deux et les moitiés séparées cherchèrent à se rejoindre.

Chacun d'entre nous est donc une fraction d'être humain dont il existe le complément.
Ce mythe de l'androgyne se déroule ainsi en trois temps : une nature primitive unique, une séparation en deux moitiés et l'amour comme aspiration à l'unité de la moitié perdue.
C'est d'ailleurs Apollon, dieu guérisseur et « chirurgien esthétique » par excellence, qui aide Zeus à retourner le visage et à guérir les coupures engendrées par la scission en deux.
Apollon retournait alors le visage, et ramenant de toutes parts la peau sur ce qui s'appelle à présent la ventre, comme on fait avec les bourses à cordons, il l'attachait fortement au milieu du ventre en ne laissant qu'une ouverture, ce qu'on appelle le nombril. Puis il effaçait la plupart des plis qui subsistaient, il modelait exactement la poitrine avec un outil pareil à celui qu'emploient les cordonniers pour apla-

nir sur la forme les plis du cuir. Il laissa pourtant quelques plis comme souvenir du traitement subi jadis.
Ce passage ne serait-il pas digne de figurer dans un manuel décrivant avec précisions les techniques de chirurgie esthétique ? Il pose en outre la question de la bisexualité psychique de notre inconscient.
Zeus décide de couper les êtres doubles en deux pour briser leur toute-puissance narcissique. Mais cette scission donne encore des Narcisses affaiblis et cherchant à récupérer leur double pour retrouver l'unité narcissique première.
Dans l'histoire du sujet, à l'équation narcissique 1 + 1 = 1 devra se substituer l'équation œdipienne 1 + 1 = 3.

2-La beauté au risque de la psychanalyse : le narcissisme.

Quatre auteurs avant Freud ont utilisé le terme de narcissisme ou employé le mythe de Narcisse pour décrire des situations psychopathologiques d'amour de soi-même et d'autoérotisme.

Havelock Ellis, en 1898, utilisa le terme de *Narcissus-like* pour illustrer le cas d'une de ses patientes captée par son image dans le miroir.

L'année suivante (1899), Nacke prit l'expression allemande de *Narzismus* pour désigner le cas d'un patient *qui contemple son corps en y prenant un plaisir sexuel, le caresse, le cajole jusqu'à ce qu'il parvienne à la satisfaction complète.*

Sadger introduit le terme de narcissisme lors d'un mercredi du Cercle psychanalytique de Vienne en décrivant le stade par lequel passe la libido pour évoluer de l'auto-érotisme à l'amour objectal. Il décrit le problème du choix objectal dans l'homosexualité et Freud reprendra Sadger pour décrire le rôle des désirs homosexuels dans la genèse de la paranoïa.

Enfin Rank, en 1911, écrit une contribution au narcissisme décrivant les rêves d'une patiente qui privilégie l'image féminine de son corps. On retrouve ici la mise en exergue de la vanité féminine qui impose l'image de son corps à la fois comme attrait et défense au mépris masculin. Freud rejoindra Rank en postulant que le choix d'objet des femmes est plutôt narcissique alors que celui des hommes se ferait plutôt par étayage. Et Rank écrira un essai sur *Don Juan et son double.*

1914 sera l'année clé du « séisme métapsychologique » freudien avec le texte *Zur Einführung des Narzismus (Pour introduire le narcissisme).* Freud a déjà évoqué le narcissisme dans quatre textes antérieur à cette date.
Il utilise pour la première fois le terme dans *Trois Essais sur la sexualité* en 1910 en définissant l'autoérotisme. Il s'agit du comportement sexuel infantile précoce par lequel une pulsion partielle liée au fonctionnement d'un organe ou à l'excitation d'une zone érogène trouve sa satisfaction sans recours à un objet extérieur et sans référence à une image du corps unifié.
Il s'agit de la première ébauche du *Je* narcissique.

Les pulsions d'autoconservation servent d'étayage aux pulsions sexuelles grâce à un objet (le sein maternel permet de nourrir et d'apaiser la faim mais, par là même, la découverte du plaisir sexuel de succion). La pulsion orale en oubliant la faim pourra se séparer de l'objet et deviendra autoérotique (pouce, tétine).
C'est l'annonce du stade du miroir décrit par Lacan au congrès de Marienbad de 1936.
L'enfant entre 6 et 18 mois, encore en état d'impuissance et d'incoordination motrice, anticipe imaginairement la maîtrise de son unité corporelle. Il s'identifie à l'image du semblable comme forme totale et par unification imaginaire perçoit sa propre image dans un miroir.
Freud décrit pour la première fois, dans les *Trois Essais,* le choix d'objet homosexuel et le passage du choix d'objet d'amour maternel à l'identification avec la mère où le patient

devient son propre objet sexuel et aime un adolescent comme sa mère l'a aimé.

Dans *Un souvenir d'enfance de Léonard de Vinci* en 1910, il définit le choix d'objet homosexuel comme une identification à la mère avec un choix d'objet typiquement narcissique puisqu'il s'agit d'un jeune garçon qu'il aimera comme sa mère l'aimait lui-même. Il y a en quelque sorte un retour à l'autoérotisme : *Les garçons que l'adolescent aime désormais ne sont que des personnes substitutives et des renouvellements de sa propre personne enfantine qu'il aime comme sa mère l'a aimé enfant.* Rappelons que Léonard, surnommé « le Faust italien » pour sa soif de connaissance, avait un dégoût de l'accouplement alors même qu'il représentait dans les dessins anatomiques, inspirés par des séances de dissection les organes génitaux externes, internes, masculins et féminins avec des erreurs anatomiques troublantes.
Néanmoins et contrairement au Professeur Schreber, le narcissisme de Léonard est l'exemple même d'une certaine réussite de la sublimation.
Dans *Pour introduire le narcissisme,* Freud fait cette remarque essentielle : *L'être humain a deux objets sexuels originaires : lui-même et la femme qui lui a donné les soins.* D'autre part, il distingue la sublimation *qui conserve la libido mais où la pulsion change de but pour s'éloigner de la satisfaction sexuelle* (en l'occurrence ici vers l'esthétique) de l'idéalisation qui concerne l'objet qui est agrandi. L'idéalisation du moi dans l'objet sexuel chez Léonard reste compatible avec sa sublimation artistique et avec le maintien de la sublimation de la libido homosexuelle dans les liens sociaux. Au contraire, chez le président Schreber l'idéalisation amoureuse et sexuelle de son psychiatre en Dieu entraîne une régression vers un narcissisme destructeur de toutes les sublimations. Léonard est devenu un des peintres les plus célèbres du monde en peignant ces doubles objets originaires dont parle Freud : les éphèbes au sourire féminin (saint Jean Baptiste, le Christ...) et les femmes-

mères (sainte Anne, Marie...). On retrouve donc dans ses tableaux le si célèbre sourire léonardesque de Mona Lisa, de la Vierge et de sainte Anne comme l'empreinte du sourire maternel.

Rappelons brièvement le souvenir de Léonard analysé par Freud et tant commenté : *Étant au berceau, un vautour vint à moi, m'ouvrit la bouche avec sa queue et me frappa plusieurs fois entre les lèvres.* Freud analyse ce fantasme de « *fellatio* » lié à l'allaitement maternel en utilisant la mythologie égyptienne. Mout en effet est une déesse égyptienne représentée par un vautour, symbole de la maternité car toujours de sexe féminin et concevant en plein vol sans mâle. Les liens avec *Mutter* (mère en allemand) et la Vierge Marie paraissent jusque-là simples. D'autant plus que la déesse à tête de vautour est dotée d'un phallus.
Oscar Pfister, analyste disciple de Freud, a décelé un vautour dans l'entrecroisement des jambes de Marie dans le tableau de sainte Anne. Mais Meyer Schapiro remarquera que *nibbio* se traduit non par vautour mais par milan, remettant en cause l'argumentation de Freud.

Pour en revenir au narcissisme, le thème du double narcissique est flagrant dans les tableaux de Léonard avec les deux mères du peintre (Caterina et Donna Albiera) représentées en sainte Anne et Vierge Marie se fondant et confondant dans l'entrelacement de leurs jambes et les doubles saint Jean Baptiste et le Christ représentant le narcissique et son double.
Ne dit-on pas que l'homme recherche — et par la chirurgie esthétique — un moyen de retrouver le regard et le sourire de la mère qui trouvait son enfant beau ? Dans le *Président Schreber* en 1910, Freud analyse ce rêve de l'ex-président de la cour d'appel de Saxe : *Ce serait très beau d'être une femme subissant l'accouplement.* Et son délire : *Il ne pourrait faire le salut du monde qu'après avoir été transformé en femme.*

Les deux pôles, émasculation et rédemption, peuvent s'articuler de la manière suivante : les tentatives d'émasculation dans un but contraire à l'univers et son ordre (satisfaire l'être humain) ont échoué. Mais l'émasculation dans un but conforme à l'ordre de l'univers (la rédemption) réconcilie Schreber avec son fantasme *pour créer une race nouvelle*. Le remplacement du psychiatre par Dieu ne fait qu'aggraver le conflit avec intensification de la persécution.
Mais, dans un troisième temps, le moi est dédommagé par la mégalomanie et le fantasme de désir féminin devient plus acceptable. Le président Schreber attend sa transformation rédemptrice.
Il y a échec de la sublimation sociale de l'homosexualité et fixation au stade narcissique avec régression de la libido de l'homosexualité au narcissisme et annihilation des sublimations acquises au cours du développement normal de la libido.

Ce chemin rétrograde est sous tendu par l'identification à une mère châtrée et méprisée par le père (d'où le fantasme d'émasculation par identification à une mère désirée par un père-Dieu), contrairement à l'identification à une « bonne » mère « avec pénis maternel » de Léonard qui lui permettait de s'aimer dans l'autre comme elle-même l'avait aimé. Cette régression catastrophique vers le moi-idéal de toute puissance narcissique de l'idéal du moi (dont le chemin inverse devrait être un projet favorisé par une enfance heureuse) caractérise la déchéance sociale de Schreber perdant son poste de président de la cour d'appel en opposition à la réussite sublimatoire de Léonard devenu un peintre mondialement et éternellement.

Ces deux cas cliniques ne nous éloignent en rien du problème de la chirurgie esthétique dont la réussite psychique (et non physique qui résulte évidemment de l'art du chirurgien) dépend, oh ! combien, de la structure psychopathologique sous-jacente. La réussite sublimatoire et esthétique de Léonard et l'échec du fantasme d'émasculation de Schreber doivent nous faire

réfléchir sur la motivation « narcissique » du patient en fonction de ses fantasmes voire délires. C'est dire que le psychiatre est à la disposition du chirurgien pour essayer d'évaluer la demande au moindre doute c'est-à-dire dès sa moindre bizarrerie...
Enfin dans *Totem et Tabou* en1912, Freud définit le narcissisme intellectuel et la toute puissance et sexualisation de la pensée dans la névrose obsessionnelle.

Mais reprenons le texte central de 1914 *Pour introduire le narcissisme* publié dans *La Vie sexuelle*.
Le narcissisme est le complément libidinal à l'égoïsme de la pulsion d'autoconversation.
C'est à partir d'une réflexion sur le destin de la libido dans les psychoses que Freud aborde le narcissisme. Comment expliquer à la fois le délire de grandeur et le désintérêt pour le monde extérieur ? Dans la schizophrénie, la lidido est retirée du monde extérieur et rapportée au moi.
Le délire est apparu au dépens de la libido d'objet. Et ce délire est l'agrandissement d'un état narcissique primaire.

Freud définit donc deux choix d'objets : libido du moi ou narcissique (dont les avatars produiront des « névroses narcissiques », comme nous l'avons vu pour le Président Schreber, et la libido d'objet qui pourra donner « des névroses de transfert » accessibles à la psychanalyse.

Freud utilise une métaphore empruntée à la biologie cellulaire pour illustrer la dynamique économique de l'énergie des pulsions sexuelles. Le Moi est comparé au noyau d'une cellule soit enflé par l'investissement narcissique (retrait sur soi), soit évidé lors des investissements d'objets après émission de pseudopodes dans le monde extérieur. *Nous voyons une opposition entre la libido du moi et la libido d'objet. Plus l'une absorbe, plus l'autre s'appauvrit.*
Ainsi dans la passion amoureuse il y a évidemment un investissement narcissique avec surinvestissement de l'objet aimé.

En résumé, on aime :
1 - Selon le type narcissique :
  a) ce que l'on est soi-même ;
  b) ce que l'on a été soi-même ;
  c) ce que l'on voudrait être soi-même ;
  d) la personne qui a été une partie de soi.

2 - Selon le type par étayage :
  a) la femme qui nourrit ;
  b) l'homme qui protège.

On retrouve donc dans ces différents types de relations amoureuses tous les fantasmes rapportés par les patients : la relation en miroir (ce que l'on est), la recherche du paradis perdu (ce que l'on a été), l'aspiration à un idéal (les qualités que l'on n'a pas), la projection parentale sur l'enfant des possibilités d'échec ou de réussite, l'identification aux bons objets : la mère nourricière, le père protecteur et fort.

Rappelons que le Moi-idéal (*Ideal Ich*) est l'idéal de toute puissance narcissique construit sur le modèle de narcissisme infantile. L'idéalisation selon Freud a pour but une reconquête de l'état de toute puissance du narcissisme infantile. Il s'agit de la recherche du « paradis perdu de l'enfance » par sa « majesté l'enfant roi ». L'identification primaire correspondrait à un être investi de toute puissance c'est-à-dire la mère.
L'Idéal du Moi (*Ideal Ich*) est l'héritier du narcissisme (de même que le surmoi est l'héritier du complexe d'Œdipe) et le substitut du narcissisme perdu de l'enfance en ce temps où il était lui-même son propre idéal.
Dans la cure analytique le Moi-idéal s'esquisse et réapparaît comme une formation irréductible de l'Idéal du moi. Si le surmoi concerne les objets redoutés, l'Idéal du moi s'intéresse aux objets aimés. *Alors que le Moi obéit au Surmoi par peur de la punition, il se soumet à l'idéal du Moi par amour.*
Du point de vue topique, on pourrait dire que l'Idéal du Moi ini-

tie la maturation du Moi ou plutôt du Soi ou Self. Le *Je* correspond alors au registre plus objectal.
Du point de vue dynamique, le conflit pourrait s'exprimer par une érotisation et une non sexualisation de la libido narcissique. Du point de vue économique, la balance entre l'investissement objectal et du moi traduit ce double choix d'objet en quelque sorte en compétition.

Rappelons que la révolution métapsychologique de *Pour introduire le narcissisme* consiste en une redéfinition des pulsions qui sera reprise en 1920 dans *Au-delà du principe du plaisir.*
Les pulsions d'autoconservation sont d'abord opposées aux pulsions sexuelles (libido du moi et d'objet) et liées par l'étayage (1914). Entre 1915 et 1920 un rapprochement avec le monisme pulsionnel de Jung fait des pulsions d'autoconservations un cas particulier de la libido du Moi. En 1920 apparaît le dualisme pulsionnel : pulsions de vie et de mort (Éros et Thanathos) avec le schéma suivant :

Pulsions d'autoconservation — Pulsions sexuelles

Pulsions sexuelles ↙ Pulsions de vie ↘ Pulsions de mort

Pulsions de vie ↙ Libido d'objet ↘ Libido du Moi

Dans *Deuil et mélancolie* (1915), Freud reprend le narcissisme en étudiant les différences entre l'affect « normal » de deuil et la mélancolie.
Le deuil est la réaction à la perte d'un objet aimé et le travail de deuil consiste à retirer la libido de cet objet perdu. Le trait spécifique de la mélancolie est le trouble du sentiment de soi et le « délire de petitesse ». Le moi est vide. Dans le deuil la perte consciente est celle de l'objet. Dans la mélancolie la perte se fait quant au Moi et inconsciemment. L'objet perdu est en quelque sorte inconnu.

Il y a identification du moi avec l'objet perdu sur un mode narcissique. L'identification narcissique avec l'objet devient le substitut de l'investissement d'amour ce qui a pour but de conserver la relation amoureuse mais par dévoration de l'objet. Il y a donc dans la mélancolie une régression de l'investissement de l'objet à la phase orale de la libido narcissique.
Enfin, à l'instar de cette régression à l'identification narcissique qui a pour but de garder un amour extrême, peut s'opérer un retournement, du fait de l'ambivalence des pulsions d'amour et de haine, de vie et de mort, du sadisme contre soi aboutissant au suicide.
André Green, dans *Narcissisme de vie. Narcissisme de mort,* rappelle les deux définitions freudiennes du narcissisme primaire :
— l'organisation des pulsions partielles du Moi en un investissement unitaire du Moi : il s'agit du Moi narcissique comme Un, union de pulsions partielles sous l'action d'Éros ;
— le narcissisme primaire absolu comme expression de la tendance à la réduction des investissements au niveau zéro : expression du principe d'inertie ou du Nirvana. Il définit ensuite le Narcissisme négatif, « double sombre d'Éros », différent du masochisme qui entretient un état douloureux, comme le double inversé de l'investissement d'objet et du Moi visant un retour régressif vers l'inexistence, l'anesthésie, le vide, le blanc (ou plutôt *blank* anglais signifiant neutre) que ce blanc investisse l'affect (l'indifférence), la représentation (hallucination négative), la pensée (psychose blanche).

Dans *Le Complexe de la mère morte*, Green décrit la répétition d'une dépression infantile chez un patient narcissique. Du fait d'une dépression maternelle dans l'enfance, le patient a désinvesti l'objet maternel et s'est identifié inconsciemment à la mère dépressive ou « morte ». La « perte de sens » entraîne par défense le déclenchement d'une haine secondaire et une excitation auto-érotique. Il y a rivalisation précoce avec l'objet dans la triangulation. La quête du sens perdu structure le développe-

ment des capacités fanstasmatiques et intellectuelles du sujet sous forme de « contrainte d'imaginer et contrainte de penser ». *La mère morte a emporté dans le désinvestissement dont elle avait été l'objet l'essentiel de l'amour dont elle avait été investie avant son deuil.* Cette mère enterrée vive a entraîné une congélation des affects du sujet dans l'impossibilité d'aimer un nouvel objet. Riche en affects, il n'en a pourtant pas la jouissance car ils sont hypothéqués par la mère morte.
C'est cette utopie unitaire qu'est le désir de l'Un du narcissisme où l'excitation tend vers zéro qui caractérise la narcissisme négatif.

Didier Anzieu, à partir du mythe de Marsyas, fonde sa théorie du « Moi-Peau » avec l'étude de neuf fonctions spécifiques en parallèle avec neuf mythèmes tirés de la deuxième partie du mythe de Marsyas concernant particulièrement sa peau et d'autres mythes.
1. Marsyas est pendu à un pin par Apollon (par les bras pour pour mieux permettre sa dissection). Ce mythème est en rapport avec la verticalité de l'homme. Il correspond à la fonction de maintenance du psychisme, que Winnicott a appelé le *holding* c'est-à-dire la façon dont la mère soutient le bébé.

2. La victime suspendue a sa peau entaillée pour qu'elle se vide de son sang (Oedipe nouveau-né a les chevilles percées et est suspendu à un bâton, Oedipe découvrant Jocaste pendue se crève les yeux, le Christ est cloué à la croix, saint Sébastien percé de flèches...). Il s'agit de la capacité de la peau à contenir le sang. Ce mythème illustre la fonction contenante du Moi-Peau et correspond au *handling* maternel.

3. Marsyas est écorché vivant et sa peau arrachée est suspendue au pin. Cette enveloppe protectrice maintenue intacte inverse le destin de Marsyas par le maintien de son intégrité. La Toison d'Or de Jason, le baume de Médée et la peau d'Achille, en sont d'autres exemples. La couche superficielle de

la peau protège la couche sensible : c'est la fonction de pare-excitation reconnue par Freud.

4. Les Phrygiens voyaient dans la peau de Marsyas intacte un signe de résurrection, comme si un Soi psychique persistant dans une enveloppe corporelle en garantissait l'individualité. C'est la fonction d'individuation du Soi qui apporte le sentiment d'être un être unique.

5. La tête de la victime est coupée du reste du corps (bouclier d'Athéna à tête de Méduse). C'est le complément en négatif du quatrième mythème où la peau globale (visage et crâne compris) est conservée. La peau est trouée de cavités où sont logés les organes des sens autres que ceux du toucher. C'est la fonction d'intersensorialité du Moi-Peau qui est ici en jeu.

6. Le fleuve Marsyas jaillit sous l'emblème de la peau suspendue du dieu flûtiste. Ce fleuve représente les pulsions de vie. Le Moi-Peau remplit la fonction de surface de soutien de l'excitation sexuelle.

7. Le fleuve Marsyas est source de fécondité pour la région. L'accomplissement sexuel nécessite une sécurité narcissique de base, un sentiment de « bien-être dans sa peau ». C'est la fonction de recharge libidinale du Moi-Peau (que l'on retrouve dans *La Vénus à la Fourrure* de Sacher-Masoch et dans *Peau d'Âne* de Perrault).

8. La peau de Marsyas pendue dans la grotte reste sensible à la musique du fleuve et aux chants. Ce mythème illustre la communication originaire entre le bébé et l'environnement maternel comme une vibration harmonique. C'est la fonction d'inscription des traces sensorielles du Moi-Peau correspondant à la fonction de pictogramme de Piera Aulagnier. Le Moi-Peau est un parchemin originaire qui conserve tous les brouillons d'une écriture préverbale.

9. La peau se détruit elle-même (la peau de chagrin de Balzac) ou est détruite par une autre peau (la robe empoisonnée de Médée). C'est la fonction négative du Moi-Peau au service de Thanathos visant à l'autodestruction de la peau et du Moi. Les troubles narcissiques de la personnalité affectent un sentiment de cohésion de soi.

Le Moi-Peau « normal » n'entoure pas la totalité de l'appareil psychique et présente une double face interne et externe avec un écart entre les deux faces qui laisse une place à un libre jeu. Cette limitation et cet écart tendent à disparaître dans les personnalités narcissiques qui ont besoin de se suffire de leur propre enveloppe psychique sans garder avec autrui une peau commune au risque d'une dépendance. La mère n'a pas conservé la peau commune avec l'enfant mais lui en a fait don. Il s'en revêt triomphalement et cette « double enveloppe » brillante lui donne l'illusion d'invulnérabilité voire d'immortalité. Cette organisation du Moi-Peau en double paroi permet au Moi psychique de rester intégré au Moi corporel mais la pensée y est prisonnière.

3-La beauté : un concept philosophique ?

Le sublime touche, le beau charme. Le visage de l'homme qui éprouve la plénitude du sublime est sérieux, et parfois figé et surpris. Au contraire,le sentiment vivace de la beauté s'annonce par la chaleur brillante du regard, par l'accent du sourire, et souvent par un gaieté bruyante.
Kant (*Observations sur le sentiment du beau et du sublime).*
Schématiquement l'esthétique est une partie de la philosophie qui a pour objet le beau, de même que la logique et la morale s'intéressent respectivement au vrai et au bien.
Étymologiquement le mot esthétique provient du grec *aisthésis*, sensation. L'esthétique est donc ce qui est perceptible par les sens. Le sensualisme esthétique est en effet au point de départ

de la constitution du sentiment esthétique. Mais s'y ajoute le facteur lié aux représentations c'est-à-dire des images et des idées. Comme l'analyse si bien Delacroix dans sa *Psychologie de l'art : Au point de départ de tout sentiment esthétique, il y a un élément de pure sensibilité, un plaisir sensoriel... Mais ce plaisir est beauté par la qualité propre des sensations qui le procurent et par leur ordonnance... C'est le côté formel de l'art. Clarté et intelligibilité de l'ensemble, ordre logique.*

Le conflit entre les problématiques philosophique et psychanalytique du beau pourrait se résumer très schématiquement par le question suivante : le beau est-il universel ou revoit-il le sujet à la dialectique de ses désirs inconscients ?

Pour essayer d'y répondre, nous pourrions nous aider de l'évolution du concept de beauté dans l'histoire de la philosophie.

L'esthétique platonicienne est basée sur la *mimésis* où l'artiste ne peut produire que des images et non des idées.

L'opposition du mythe de la caverne entre les essences et les images apparentes se retrouve pleinement ici. Platon condamne l'illusion. Son esthétique est indissociable de l'éthique : l'unité harmonieuse par excellence étant le Bien.

L'esthétique grecque classique est fondée sur l'harmonie. Reprise par les néoplatoniciens de la Renaissance, Marcile Ficin définit la plus grande loi comme la *consonantia* des formes visibles révélant une *concordia discors* c'est-à-dire un équilibre dynamique des contraires.

Platon pose en fait le problème à travers une dialectique ascendante mais comprenant de nombreuses apories. Platon, dans *Hippias majeur* plaide pour une universalité du beau.

Première hypothèse

Le beau est convenance. Mettre un vêtement « convenable » embellit même un homme « ridicule ». La convenance confère donc l'apparence de la beauté. Mais cette beauté apparente n'est-elle pas en fait une tromperie ? Entre la beauté réelle et la beauté apparente, laquelle faut-il choisir ?

Deuxième hypothèse
Le beau est l'utile puissance. Mais elle peut alors produire le bien et le mal.
Hypothèse supérieure
Est belle la puissance qui opère le bien. La dialectique conduit vers l'identité du beau et du bien : le *kalokagathos*.
Le dernière définition de *L'Hippias* échappe à l'ascension dialectique : le beau est le plaisir qui provient de la vue et de l'ouïe.
Le Banquet apportera une réponse à l'aporie apparente de *L'Hippias majeur*, qui, en partant d'exemples différents de beauté, ne parvenait pas à s'élever à l'Idée unique de Beauté. Là où la logique est impuissante, Éros servira de guide.
Dans *Le Banquet*, le discours de Diotime néanmoins relégitime une certaine beauté physique et le désir qu'elle suscite. L'élan « érotique » de l'âme doit conduire à l'idée du beau.
La beauté des corps est une image et fait partie du monde sensible. L'Amour, *la forme suprême du délire*, permet à l'âme nostalgique de retrouver le monde suprasensible des idées. L'idée du beau a un statut particulier dans la mesure où la beauté est l'objet d'un élan érotique de l'âme.
Dans *Le Philèbe*, Platon définit les plaisirs purs, que l'on n'attend pas, que l'on ne regrette pas.
Ces plaisirs purs et sans mélange sont à rapprocher des beautés absolues. L'hédonisme platonicien n'est-il donc pas une tentative de rencontre entre le désir et la pensée ?

Le baroque sera un tournant décisif de l'esthétisme postulant que la ressemblance n'est qu'une déformation réglée des lois de la perspective. La distorsion des formes aboutit inéluctablement à une vision mystique du Dieu caché. L'anamorphose opérée par le baroque semble bafouer la forme mais pour, au contraire, mieux en révéler sa tessiture secrète.
Les cinq critères de Wölfflin renversent les règles classiques :
— Le classique est linéaire et plastique, le baroque est pictural c'est-à-dire montre une image mouvante en perpétuel devenir et non une essence immuable.

— Le classique projette une surface, le baroque voit l'espace en profondeur.
— La composition classique est close, le baroque ouvre l'espace interdisant au regard de se fixer sur un point de vue privilégié.
— Le classique procède par analyse alors que le baroque part de la synthèse pour donner une image globale qui doit frapper au premier regard.
— Enfin le classique exige l'absolue clarté alors que le baroque préserve une obscurité relative.

Lacan, dans son séminaire sur la jouissance, *Encore*, a donné une définition du baroque en association avec la jouissance mystique : *Le baroque, c'est la régulation de l'âme par la scopie du corps*. Lacan pose ici une question essentielle : à quoi peut servir la jouissance du corps s'il n'y a pas de rapport sexuel ?
Cette jouissance qui est au-delà, celle des mystiques, n'est-ce pas la face de L'Autre, la face Dieu de la jouissance féminine ? Saint Jean de la Croix rencontre ici sainte Thérèse. L'extase mystique est une jouissance dont on ne sait rien.
Cette question me semble fondamentale dans la demande de chirurgie esthétique.

Ne pourrait-on pas dire de la jouissance esthétique qu'elle est elle aussi au delà de celle de la pensée d'une part et du désir sexuel de l'autre ?
Dans son étude sur le baroque de Leibniz, *Le pli*, Deleuze compare la monade « sans porte ni fenêtre » à l'intérieur d'une église baroque en marbre noir dont l'éclairage se fait par des ouvertures imperceptibles. L'âme est ainsi pleine de plis obscurs. De même, partant de *la nécessité morale d'avoir un corps*, Deleuze analyse le va-et-vient incessant entre l'âme et le corps, entre les deux plis, *l'entre-pli, la pliure des deux étages.* Le corps ne cesse de se plier, déplier, replier en harmonie avec les mouvements de l'âme. On pense ici aux plis du Moi-Peau. Si les plis du corps sont plus féminins que masculins, le laby-

rinthe des plis de l'âme ne pourrait-il pas être une métaphore de la bisexualité psychique ?

Revenons au deuxième tournant philosophique sur le beau. Le jugement du goût kantien postule que la beauté séparée du sentiment du sujet n'est rien en soi. Aux antipodes de Léonard pour qui le beau jaillissait de l'idée qui était grâce à l'artiste extraite des choses, Kant centre sur le sujet, et non plus sur l'objet, la nature esthétique.
Le jugement du goût est un jugement réfléchissant c'est-à-dire que la faculté de juger part de l'objet pour rechercher à partir du particulier l'universel qui lui correspond. C'est un acte de l'entendement mais original par le fait que la représentation y est rapportée au sujet. La faculté de juger réfléchissante du goût consiste à exploiter notre faculté à inscrire le particulier et le contingent sous une législation universelle : c'est une critique de la raison imprégnée de l'immédiateté du sentiment.
L'analytique du beau définit le beau contrairement à l'agréable comme l'objet d'un jugement du goût désintéressé et qui plaît universellement sans concept.
Pour Kant la satisfaction du beau est purement contemplative et sans désir de consommation de l'objet. Mais la représentation du beau doit être associée à un plaisir nécessaire. Le plaisir esthétique est spécifiquement humain, ressenti par un être raisonnable et sensiblement affecté.

L'idéalisme hégélien ira plus loin faisant du beau un moment de l'absolu et de la révélation de l'esprit. Le beau sera défini comme une manifestation sensible de l'idée.
Kant, dans *L'Esthétique transcendantale*, a montré les formes a priori de la connaissance sensible. En faisant abstraction de tout ce que l'entendement pense par ses concepts et de tout ce qui appartient à la sensation, il isole l'intuition sensible pure qui comprend deux formes : l'espace (connaissance du monde extérieur) et le temps (connaissance du monde intérieur de la conscience).

Pour Kant, le beau est irréductible à l'agréable et à l'utile et il n'y a pas de beau sans universalité.
Le jugement du goût est désintéressé, universel et nécessaire.
Comme le rappelle Paul-Laurent Assoun, Freud cite Kant, dans *Au-delà du principe du plaisir*, à propos de « l'esthétique transcendantale » : en présence de certaines données psychanalytiques que nous possédons aujourd'hui, il est permis de mettre en doute la proposition de Kant, d'après laquelle le temps et l'espace seraient les formes nécessaires de notre pensée. Freud conteste l'universalité de la structuration spatio-temporelle de la sensibilité humaine. Les processus inconscients sont en effet atemporels.

Mais le point de rencontre entre Freud et Kant pourrait exister si l'on admet l'équation métapsychologique simplifiée suivante : conscient = phénomène et inconscient = chose en soi. De même que Kant nous a avertis de ne pas oublier le conditionnement subjectif de notre perception, Freud nous met en garde de ne pas mettre la perception de conscience à la place du processus psychique inconscient qui est son objet.
Intervient aussi le facteur représentatif de l'art. Pour un philosophe, si la représentation d'un nu éveille un désir sexuel, c'est que le sujet ne perçoit pas le tableau dans sa dimension esthétique. L'art n'est pas une imitation de la nature mais l'inverse est vrai.
Au contraire, comme le souligne Paul Klee dans *Théorie de l'art moderne : L'art ne reproduit pas ce qui est visible, il rend visible.*

De même Oscar Wilde fait dire à Lord Henry :
La beauté est une des formes les plus élevées du génie. Elle n'a pas besoin de se démontrer. Elle se montre... Le vrai mystère du monde est ce qui est visible et non l'invisible. La question du modèle et de la copie est au cœur de la discussion.
Un jugement aussi simple que « ce corps est beau » peut en effet s'interpréter de deux façons :

— soit en faisant référence à l'idée archétypale de l'homme, à *l'eidos* platonicien invisible, à l'essence ;
— soit en faisant référence aux qualités requises et détachables c'est-à-dire à une beauté plus formelle.

Quatre définitions du beau émergent de ce survol philosophique :

1. L'harmonie ou la *summétria* ou la juste proportion est la définition classique des Grecs.

2. L'utile : ce qui est beau remplit bien une fonction. La beauté de la femme ne résiderait-elle pas dans sa fonction de reproduction ?

3. Le bien : c'est la dialectique ascendante de l'amour.

4. Le plaisir.

4-Aspects psychiatriques. Quelques cas cliniques célèbres.

A la manière d'un banquet platonicien (dont le sujet est l'amour mais dont la protagoniste féminine Diotime fait si bien l'éloge de la beauté) ou plutôt à la manière d'un dialogue ressemblant plus au *Phédon*, nous pourrions imaginer une conversation sur la beauté masculine entre les personnages suivants : Dorian Gray et son double des Eisseintes, Don Juan et son double Sganarelle-Leporello, Brummel et son double George IV d'Angleterre, Pygmalion et sa complice Aphrodite, Narcisse et sa triste Écho. Dans les seconds rôles (non des moindres), nous pourrions trouver Apollon, Œdipe, Adonis, un sportif de haut niveau, un mannequin « top modèle », un acteur de cinéma oscarisé et césarisé... Ce casting risquerait néanmoins d'être un peu trop baroque... Dorian Gray reste le personnage clé de notre réflexion sur la beauté. Oscar Wilde a écrit à propos de

son roman : *C'est un roman sans intrigue à un seul personnage.* En fait, les personnages « secondaires » sont multiples et les événements s'y succèdent au point de pouvoir compter cinq morts successives, presque comme dans un roman d'Agatha Christie : Sybil se suicide avec de l'acide, le peintre est tué par Dorian Gray avec un couteau, le chimiste Campbell ayant fait disparaître le corps du peintre encore dans de l'acide devra à son tour se suicider, le frère de Sybil mourra dans un « accident » de chasse à la place d'un lièvre.
Enfin Dorian Gray, en plantant le couteau qui a tué le peintre dans son œuvre, mourra et cette représentation de ce qu'on pourrait appeler un suicide narcissique marquera la fin de la tragédie. On retrouve dans ces meurtres et suicides la triade décrite classiquement dans le fantasme suicidaire : tuer, être tué, se tuer.
L'auteur a écrit aussi : *Basil est ce que je crois être, Lord Henry ce que le monde croit que je suis, Dorian Gray ce que j'aimerais être.*

On y retrouve plusieurs choix d'objets narcissiques et Wilde en effet s'identifie à plusieurs personnages de son roman. Il est l'artiste, le peintre du portrait de Narcisse et qui sait le secret. Il est le cynique pervers qui révèle à Narcisse son secret. Il est lui-même le double narcissique .
L'enfance de Dorian Gray est révélatrice. Wilde dit *qu'il est un enfant de l'amour et de la mort.*
Fils d'une femme mariée à un capitaine contre la volonté de son père qui fit assassiner son gendre sous couvert d'un duel, Dorian Gray est donc né après la mort de son père et a vécu la dépression de sa mère devenue « silencieuse » et muette face à son propre père assassin et qui mourra elle-même peu après. Narcisse-Gray a donc un couple parental particulièrement mortifère : un père mort réellement et une mère « morte » au sens où André Green le décrit dans *Narcissisme de vie. Narcissisme de mort.* Le désir de Dorian Gray de ne pas vieillir s'explique alors mieux. Dans la galerie de portraits de la maison familiale,

Wilde place celui de la mère, d'une grande beauté : *Il savait bien ce qu'elle tenait en elle : la beauté et l'amour de la beauté d'autrui... La couleur de la peau avait passé mais les yeux avaient gardé leur profondeur admirable et l'éclat de leur couleur. Ils semblaient le suivre partout.*

Ce portrait presque léonardesque sera le modèle de celui du fils. Sarah Kofman, dans *L'Imposture de la beauté,* montre l'impossibilité de Dorian Gray de faire le deuil de sa jeunesse en relation avec une identification à la mère morte. Dorian Gray en faisant peindre son portrait essaie désespérément de garder la beauté et l'amour de sa mère morte alors qu'il était enfant.
Cette beauté maternelle sera fatale à Dorian Gray. Il devra cacher derrière un paravent le portrait vieillissant dans un cabinet renfermant aussi ses objets d'enfance.
De même que la beauté de sa mère avait été souillée psychiquement par l'assassinat et le reniement de son grand-père jusqu'à la mort, de même les souillures des crimes de Dorian Gray s'afficheront au fur et à mesure sur le portrait flagrant témoin de sa culpabilité.
Obligé ainsi de le faire disparaître, il ne pourra le faire qu'en « se » tuant.
L'enchaînement des morts est d'une fatalité policière et le narcissisme de mort coule ainsi en cascade.

1/ Sybil, l'actrice idolâtrée, sera vite destituée dès qu'elle jouera faux. Son hystérie ne pouvait servir au pervers qu'à relancer son narcissisme. Son principal rôle d'actrice était donc celui de la jouissance fétichiste dans son rapport à la castration.
Mal jouer ce rôle ne pouvait qu'entraîner sa mort et par une dissolution acide correspondant à la dissolution brutale de l'objet désinvesti par Narcisse. Le suicide de Sybil initie le premier rendez-vous de Dorian Gray avec son portrait qui montre alors une bouche cruelle. A chaque échec de la relation objectale, le portrait affiche des stigmates de vieillissement et de laideur. Cette projection sur le corps imaginaire qu'est le portrait

empêche la dialectique de la culpabilité de se développer en Dorian Gray puisqu'il ne peut s'horrifier de cet « autre-soi ». Il sera obligé de cacher le portrait derrière un paravent et dans le débarras, lieu de sa pureté infantile. Dans le salon, le portrait était un miroir pour Narcisse qui l'embrassait et le trouvait beau, jeune et éternellement vivant. Dans la forteresse narcissique qu'est le débarras, le portrait est un écran où se projettent les culpabilités jusqu'à ne refléter que son narcissisme de mort.

2/Deuxième étape :
Dorian Gray doit éliminer le peintre, seul témoin de la transformation du portrait. *Vous êtes le seul au monde qui ait le droit de tout connaître sur moi,* lui dit Dorian Gray. Basil Hallward est ainsi un père imaginaire dont le meurtre sera commis faute d'avoir produit le meurtre du père symbolique puisque mort avant sa naissance. Le portrait s'entachera alors d'une tache de sang sur la main.
La mort de Basil entraînera celle par suicide du chimiste qui fera disparaître le cadavre.

3/Troisième coup de théâtre :
La rencontre avec le frère de Sybil qui reconnaît Dorian Gray. Mais celui-ci utilise le stratagème de sa jeunesse pour se disculper. Le frère mourra bizarrement tué par un chasseur qui le prendra pour un lièvre...

4/En proie à une souffrance psychique intolérable, Dorian Gray plantera le fameux couteau dans le tableau, ce qui fera rajeunir le portrait subitement et lui rendra sa beauté mais au dépens de la mort de l'original dont on ne pourra reconnaître le cadavre qu'à ses bagues tellement il sera ravagé.
Cette mort instantanée rappelant celle de Don Juan renverse la toute-puissance du narcissisme de mort dans le sujet original et réinjecte la toute-puissance narcissique de vie dans le portrait.
Cette histoire troublante du portrait révèle parfaitement la confrontation du narcissisme de vie et de mort à travers celle

du modèle et du portrait. Le portrait apparaît dès le premier chapitre, plus important que le modèle. Wilde précise qu'il s'agit du portrait en pied *d'un jeune homme d'une extrême beauté*, que c'est la plus belle œuvre de Basil, qui néanmoins refuse de l'exposer au salon car *il y a mis trop de lui-même.* Dorian Gray est d'emblée présenté comme un Narcisse et le peintre son double intellectuel.

L'artiste montre Narcisse mais ne le copie pas, lui-même cause de sa propre image. Il y a subversion des rapports de l'original et de la copie dans le narcissisme dont le double a la révélation de sa propre faille narcissique.

Freud évoquant les monstres narcissiques écrit : *Le narcissisme d'une personne déploie un grand attrait sur ceux qui se sont dessaisis de leur propre narcissisme et sont en quête d'amour d'objet.*

La régression de Dorian Gray au stade du miroir lui est fatale dans la mesure où, croyant se cacher derrière le masque de l'éternelle beauté et l'innocence, il s'identifie narcissiquement au double de sa mère morte et fait flamber par là même son propre narcissisme de mort.

Don Juan — et son double — mérite notre attention par la particularité de sa problématique narcissique.

Plus proche de la structure perverse, il partage néanmoins avec Dorian Gray au moins trois points communs :

— Ils mourront tous les deux « subitement », l'un dans les flammes, l'autre transpercé d'un couteau après avoir poussé un cri. On pourrait parler de « suicides narcissiques » dans les deux cas, comme par dissipation instantanée.

— Ils ont tous les deux accompli le meurtre du père imaginaire (Le père de Donna Anna pour Don Juan et le peintre pour Dorian Gray) à défaut d'avoir inscrit le meurtre du père symbolique dans leur inconscient. Selon le mythe du meurtre du père primitif dans *Totem et Tabou* et la logique œdipienne selon laquelle l'interdit simultanément censure et fonde le désir, Don Juan méprisant son père et Dorian Gray l'ignorant sont

renvoyés l'un et l'autre au défi de la menace de castration. Don Juan cherche à défier son père imaginaire, le Commandeur, en utilisant les femmes comme des pions. Dorian Gray cherche à défier la menace paternelle de castration (de vieillissement et de mort) en utilisant le portrait comme fétiche.
— Ils sont à la recherche tous les deux de la mère. Don Juan en conquérant une femme nouvelle y voit à chaque fois un signe de sa mère possédée autrefois dans le fantasme infantile et Dorian Gray retrouve dans la beauté de son portrait la beauté de sa mère aimée autrefois.
Ils sont donc à ce titre, chacun à leur manière, dans une toute puissance narcissique infantile dont ils ne pourront se défaire et qui les conduiront à la mort. On pourrait dire que c'est leur Moi-Idéal qui les a suicidés.

Dans quelle mesure les dandys sont-ils narcissiques ? Le dandy ne s'intéresse pas au corps mais à l'habillement. On pourrait même dire qu'il cache son corps et surtout la différence des sexes pour ne pas se confronter à la dialectique du désir. En effet, l'extravagance des tenues à la mode semble plus propice à susciter l'étonnement que le désir.
L'esthétique du dandy consiste plus à créer et surtout imposer ses propres règles afin d'engendrer une série de doubles lui ressemblant, des doubles narcissiques donc.
Les deux credo du dandy sont assez évocateurs. Brummel déclara : *It's my folly, the making of me* (la création de moi-même est ma folie). Bolingbroke, homme politique et écrivain anglais qui voulait toujours produire la surprise en gardant l'impassibilité inventa la devise *Nil mirari* empruntée au poète Horace : *Ne se laisser troubler par rien*. Sous couvert d'une attitude stoïcienne ou épicurienne, cette maxime traduit l'importance donnée à l'apparence allant jusqu'à la vanité. On pense au *Noli me tangere* du Christ.
Bernard Chervet analyse le dandysme dans un article au titre lui aussi évocateur : *Dandysme et confection de fétiche ou*

comment habiller un vide. Il divise la combinatoire dandy en trois dimensions :

— L'intensification des expressions (emphase et hyperbole) avec superlatif absolu. Le dandysme est sublime, éclatant, utilise des points de brillance, les fameux *fiat lux*.

— L'atténuation avec euphémisme et utilisation de « petits riens ». Ce couple d'opposés font que le dandysme pourrait être défini par la « litote » (faire le plus en en disant le moins) et s'articule avec une troisième dimension, l'inanité (futilité, vanité, impassibilité) qui se traduit par le rien, le sentiment de vide. Les fiat lux seraient liés à l'activité désexualisée du père et l'enfant s'identifiera au totem paternel.

His preciosity the dandy aura pour fonction de restaurer la carence narcissique du père.

Il sera ce par quoi le père répare et lui évitera de déprimer. Il devra par ailleurs remplir la fonction de fétiche maternel, l'idole, l'être adulé pour combler à nouveau la défaillance narcissique du couple parental.

Chervet en conclut que : *Le dandy habille le vide maternel des oripeaux totémiques paternels*... et qu'il est censé éliminer radicalement la perception de l'existence sous les habits, des corps nus en chair.

Le Moi-chair est ainsi non advenu et laisse place à un Moi-cher de surface qui couvre la différence sexuelle. Freud en effet rappelle dans *Le Moi et le Ça* : *Le Moi est avant-tout corporel, il n'est pas seulement un être de surface mais lui-même la projection d'une surface.*

Nous avons évoqué ici surtout les « pathologies narcissiques ».

Le DSM IV* sélectionne les critères suivants :

— Sens grandiose de sa propre importance ;
— fantasmes de succès illimité, de pouvoir, d'éclat, de beauté ou d'amour idéal ;
— conviction d'être « hors du commun » et ne pouvant être compris que par des personnes exceptionnelles ou socialement élevées ;

* DSM IV : 4e édition du *Manuel Diagnostique et Statistique des troubles mentaux.*

— exigence d'une admiration excessive ;
— sentiment que les choses lui sont dues : traitement de faveur systématique ;
— exploitation de toutes les relations interpersonnelles pour parvenir à ses fins ;
— manque d'empathie : incapacité à reconnaître les sentiments et besoins d'autrui ;
— envie et conviction que les autres le jalousent ;
— arrogance et sentiments hautains.

Le terme de dysmorphophobie a été employé la première fois par un psychiatre italien Morselli, en 1891, pour désigner une manifestation à caractère obsessionnel : la peur obsédante d'être ou de devenir laid avec certitude douloureuse et isolement social du fait de cet embarras esthétique.

P. Janet cite en 1903 dans son livre *Obsessions et la psychasthénie* ce trouble dans le chapitre « Obsessions et honte du corps » en décrivant la crainte obsédante de laideur lors d'acmées obsessives avec forte tonalité dépressive.

Kraepelin en 1910 décrit ce trouble comme obsessionnel non délirant. Il y range dans le même registre l'autodysosmophobie, la crainte obsédante voire la conviction délirante d'être mal odorant.

Certains auteurs ont insisté sur la dimension hypocondriaque « hypocondrie esthétique » avec véritable délire avec risque suicidaire voire de persécution de type paranoïaque avec risque de passage à l'acte agressif pour le chirurgien.

Le DSM IV décrit le trouble en trois points :
— Préoccupation concernant un défaut imaginaire de l'apparence physique ;
— entraînant une souffrance et une altération du lien social ;
— non expliquée par un autre trouble mental (par exemple une anorexie mentale).

On parle de même de BDD (*Body Dysmorphic disorder*).

M. Ferreri, M. Godefroy, F. Slama, P. Nuss y préfère le terme actuel de dysmorphesthésies pour signifier qu'il existe une psychopathologie commune à ces troubles de l'apparence représentés par une perturbation du sentiment esthétique de l'image de soi. La dysmorphesthésie est une préoccupation morbide avec degré d'adhésion variable allant des craintes et idées obsédantes dans les dysmorphésthesies « névrotiques » les plus fréquentes (et classées dans le DSM IV dans les troubles somatoformes sous le vocable de peur « d'une dysmorphie corporelle ») aux convictions délirantes inébranlables des dysmorphesthésies « psychotiques » plus rares (classées dans le DSM IV en troubles délirants non schizophéniques de type somatique).

Une étude réalisée à l'hôpital Saint-Antoine, à Paris, a donné les résultats suivants :

— La dimension dépressive des patients est au premier plan avec 60,3 % de pseudo-dysmorphesthésies obsédantes dépressives.

— Au second plan, viennent les dysmorphesthésies obsessionnelles avec 37,7 % des cas.

— Bien loin ensuite viennent les pathologies délirantes (2 % des cas) avec des dysmorphesthésies sensitives, thymo-délirantes aiguës et délirantes chroniques.

Rappelons à ce propos le syndrome de Cottard mélancolique avec négation du corps et d'organes qui peut être incomplet, centré sur certains traits du visage ou la tête (perception d'une tête décharnée sans vie).

Quant à la problématique hystérique, nous nous contenterons de l'illustrer par cette fameuse scène de *Belle du Seigneur* d'Albert Cohen où Solal s'enlaidit pour séduire Ariane, endosse le déguisement pour surprendre Ariane :

« Tu ne sais pas qui t'attend. » Il endossa l'antique manteau déteint, si long qu'il descendait jusqu'aux chevilles et recouvrait les bottes. Il se coiffa de la misérable toque de fourrure, l'enfonça pour dissimuler les cheveux, noirs serpenteaux. Devant la psyché, il approuva le minable accoutrement. Mais le plus important restait à faire. Il enduisit les nobles joues

d'une sorte de vernis, appliqua la barbe blanche, puis découpa deux bandes de sparadrap noir, les plaqua sur ses dents de devant, à l'exception d'une à gauche et d'une à droite, ce qui lui fit une bouche vide où luisaient deux canines.
Ainsi déguisé en vieux juif, pauvre et laid, Solal attend Ariane qui arrive en fredonnant un air de Chérubin. *Elle s'approcha de la psyché, baisa sur la glace l'image de ses lèvres, s'y contempla.* Toute la scène de séduction aura lieu autour de la psyché où chacun regardera son image et celle de l'autre alternativement. Cette scène sera le prélude au suicide final :
Belle dans la glace, elle souleva les deux verres, les rapprocha l'un de l'autre pour voir si les parts étaient égales. Éros et Thanathos se sont donc sans cesse reflétés en miroir dans cette psyché du débordement passionnel.
Je te demande de refuser ce que je t'offre parce que ce n'est pas ça, écrit Lacan au sujet de la jouissance « baroque » de l'hystérique. Le « ce n'est pas ça », ce cri par où se distingue la jouissance obtenue de celle attendue, n'est-il pas celui poussé par les amants passionnés devant leur psyché ?

Combien donc il est difficile de définir la beauté et combien les implications narcissiques de notre vie fantasmatique sont polymorphes ! C'est dans ce sens que notre démarche pourra sembler parfois théorique. Néanmoins, il nous a semblé nécessaire de retracer pas à pas la découverte freudienne du concept de narcissisme et tous ses avatars avec toute la prudence qui caractérise la démarche scientifique du psychanalyste et d'essayer de confronter les différentes hypothèses philosophiques sur le concept de beau.
Nous n'oublierons pas pour autant le sujet qui nous intéresse ici : qu'est-ce qui pousse les hommes à s'intéresser de plus en plus à leur esthétique ? D'emblée, il convient de distinguer deux démarches renvoyant à deux types de traitement :
— Chirurgie « réparatrice et reconstructrice » au nom au signifiant très lourd ;
— chirurgie (voire médecine) « esthétique ».

La distorsion de l'identité esthétique vient le plus souvent de la profondeur, de l'élaboration psychique de l'image du corps.

Nous avons insisté sur les personnalités narcissiques, « *as if* » ou « faux self » dont le sentiment esthétique du corps est totalement dépendant du regard d'autrui.

Dans certaines dysmorphesthésies, la demande de chirurgie esthétique peut être interprétée comme une « automutilation par procuration » permettant un court-circuit psychosomatique qui permet au sujet de décharger son angoisse.

Le chirurgien, souvent alors investi d'une toute puissance, doit symboliquement arrêter l'hémorragie narcissique du patient.
L'enfant nomme par le mot « beau » (c'est beau, c'est pas beau) beaucoup plus que l'apparence esthétique. Il y ajoute valeur morale et de reconnaissance amoureuse. L'enfant a déjà compris les liens étroits entre éthique, esthétique et éros.
L'adolescent reconstruit son image esthétique et ce temps de remaniement narcissique est fondamental. « Se faire beau » devient le prélude à la séduction sexuelle.
La psychanalyse s'intéresse à l'instar de Kant moins à la beauté de l'objet en soi qu'au plaisir ou déplaisir causé par l'objet sur le sujet désirant.
Freud écrit au début de *L'Inquiétante Étrangeté : Le psychanalyste n'éprouve que rarement l'impulsion de se livrer à des investigations esthétiques, et ce même lorsqu'on ne limite pas l'esthétique à la théorie du beau, mais qu'on la décrit comme la théorie des qualités de notre sensibilité. Il travaille sur d'autres couches de la vie psychique et a peu affaire aux émotions inhibées quant aux but, assourdies, dépendantes d'un si grand nombre de constellations concomitantes, qui font pour l'essentiel la matière de l'esthétique... Tel est le domaine de l'inquiétante étrangeté... Cette variété particulière de l'effrayant qui remonte au depuis longtemps connu, depuis longtemps familier...*

Le beau est toujours bizarre, a écrit Baudelaire. L'homme n'est-il donc pas perpétuellement à la recherche de cette inquiétante beauté maternelle si familière — *Heimlich* — et qui pourtant devrait rester dans le secret, dans l'ombre mais qui en est sortie — *Unheimlich* — pour en aimer une autre ?

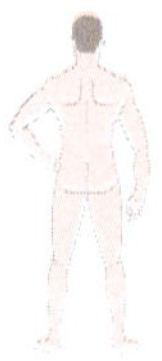

GLOSSAIRE

A

Acide glycolique
Acide de fruit extrait de la canne à sucre qui est utilisé pour les peelings.

Acide trichloracétique
Produit chimique appliqué sur la peau à diverses concentrations pour effectuer un peeling.

Alopécie
Chute des cheveux, temporaire ou définitive, totale ou partielle.

Ambulatoire
Qualificatif désignant une intervention chirurgicale ne nécessitant pas de séjour du patient en clinique.

Antalgique ou analgésique
Médicament qui calme la douleur.

Antibiothérapie
Traitement par antibiotiques.

Aponévrose
Enveloppe fibreuse du muscle.

Aréole
Zone pigmentée circulaire sur le sein, comportant le mamelon en son centre.

Auriculaire
Relatif à l'oreille.

Autogreffe
Greffe effectuée à partir d'un élément anatomique prélevé sur le patient lui-même.

B

Blépharoplastie
Chirurgie de rajeunissement des paupières.

Bulbe pileux
Synonyme de follicule pileux. Il s'agit de la racine du poil. Pour les cheveux, on parle de follicule ou de bulbe capillaire.

C

Cervico-facial
Lifting qui concerne le visage et le cou.

Chéloïde
Cicatrice pathologique.

Collagène
On distingue le collagène qui fait partie de la structure du derme et le collagène d'origine animale utilisé en injections de comblement des rides.

Couronne hippocratique
Zone chevelue qui ne tombe jamais, même chez un chauve.

D

Dermabrasion
Technique qui permet, à l'aide d'une meule rotative, d'éliminer la couche cornée de l'épiderme, pour corriger des cicatrices d'acné, par exemple.

Desquamation
Elimination des couches les plus superficielles de la couche cornée sous forme de petites lamelles (squames). Quand la peau desquame, elle pèle.

Drain
Dispositif destiné à évacuer vers le pansement les écoulements physiologiques provenant du site opératoire.

Dysmorphophobie
Affection psychiatrique poussant le patient à demander des interventions de chirurgie esthétique de façon itérative.
Elle constitue une contre-indication à la chirurgie esthétique.

E

Ecchymose
Tache arc-en-ciel, populairement appelée bleu, qui marque transitoirement la peau à la suite d'un traumatisme ou d'une intervention chirurgicale.

Ectropion
Déformation de la paupière inférieure découvrant anormalement le blanc de l'œil sous l'iris.

Electrocoagulation
Technique de coagulation des vaisseaux couramment utilisée en chirurgie générale.
On l'utilise également en chirurgie esthétique dans le traitement de la couperose ou pour l'épilation définitive.

Endoconjonctival
Sur la conjonctive de l'œil.

Excision ou exérèse
Ablation chirurgicale.

F

Filling
Technique de comblement des rides avec des produits variés. Le lipofilling utilise la graisse.

Fronto-temporal
Lifting qui concerne le front et les tempes.

Fusiforme
En forme de fuseau.

G

Golfe temporal
Echancrure physiologique de l'implantation capillaire chez l'homme qui tend à s'approfondir avec la calvitie.

Goretex
Matériau synthétique non résorbable (polytétrafluoroéthylène), utilisé dans le comblement des rides et des dépressions cutanées.

Greffon
Fragment de tissu transplanté dans une opération de greffe.

Gynécomastie
Développement excessif des seins chez l'homme.

H

Hypertrophie
Volume excessif d'un organe.

Hyoïde
L'os hyoïde est situé sur le cou.

I

Implant
Prothèse. Un implant mentonnier est une prothèse de menton. Ce terme est également utilisé pour désigner des greffes de cheveux. On parle d'implants capillaires.

L

Laserbrasion
Abrasion de la peau à l'aide d'un laser.

Lymphe
Liquide organique circulant, dont la composition est proche de celle du plasma sanguin.

Liposculpture
Synonyme de lipoasporation ou de liposuccion.
Procédé technique consistant à aspirer la graisse d'une zone anatomique afin d'en diminuer le relief.

Lipostructure
Procédé de réinjection de la graisse afin d'augmenter un relief anatomique.

M

Malaire
Os de la face qui constitue la pommette.

Mandibule
Maxillaire inférieur.

Mélanine
Pigment naturel de la peau, qui lui donne sa couleur ou son bronzage. Elle est également présente dans les cheveux.

Mélanocytes
Cellules de la couche basale reproductrice de l'épiderme qui fabriquent la mélanine, le pigment qui forme le bronzage.

Mésothérapie
Traitement consistant à injecter par multipiqûres dans le derme des substances médicamenteuses.

Musculo-aponévrotique
Ensemble anatomique comportant le muscle et l'aponévrose.

N

Naevus
Au pluriel naevi. Grain de beauté.

Naso-génien
Pli ou sillon qui part du nez et descend jusqu'à la commissure buccale. Il s'accentue avec l'âge en raison de la ptôse des tissus.

Neuroleptanalgésie
Technique d'anesthésie aussi efficace que l'anesthésie générale, mais plus légère.

O

Occipital
Relatif à la zone postérieure du crâne ou du cuir chevelu, au-dessus de la nuque.

Œdème
Gonflement des tissus.

Ombilic
Nombril.

Ostéotomie
Section d'un os.

Otoplastie
Intervention de chirurgie plastique sur le pavillon de l'oreille.

P

Palpébral
Qui se rapporte à la paupière.

Parésie
Paralysie transitoire.

Patte d'oie
Ridules d'expression en faisceau au coin externe de l'oeil.

Peeling
Technique esthétique consistant à appliquer sur la peau du visage des produits variés pour estomper des rides, des cicatrices ou des taches.

Plastie
Suffixe désignant une technique chirurgicale réparatrice et esthétique, par exemple rhinoplastie.

Profiloplastie
Intervention associant une chirurgie du nez et du menton.

Ptôse
Descente ou relachement des tissus.

R

Résection
Ablation chirurgicale de tout ou partie d'un organe ou d'un tissu.

Résorcine
Un des produits utilisés en chirurgie esthétique pour les peelings.

Resurfacing
Terme anglo-saxon fréquemment utilisé pour désigner un relissage cutané par laser, dermabrasion, voire peeling.

Rhinoplastie
Intervention de chirurgie plastique sur le nez.

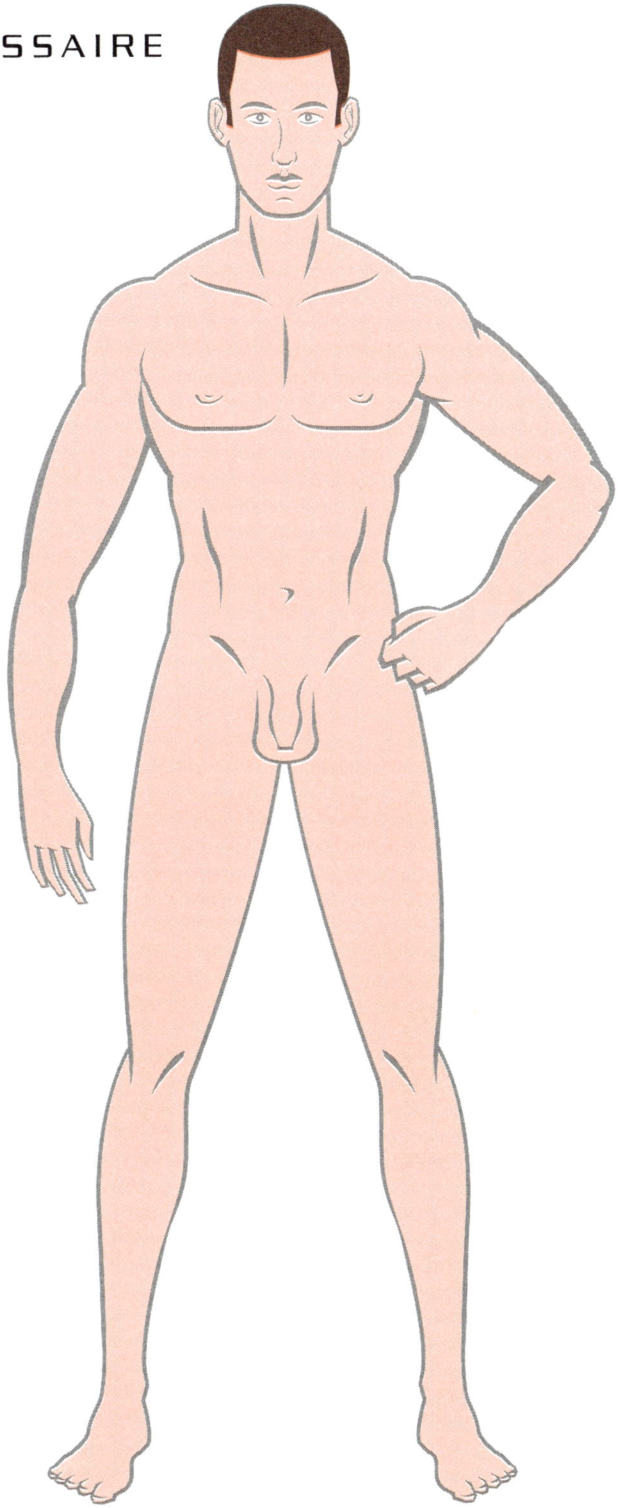

S

Sébacé
Relatif à une glande sous cutanée qui secrète le sébum, lequel donne son aspect luisant à la peau.

Silicone (ou dermopolymère)
Substance dérivée du silicium.
Le silicone était utilisé comme produit de comblement des rides, par exemple, mais est actuellement interdit en France.

SMAS
Système musculo-aponévrotique superficiel.

Stéristrips
Bandelettes adhésives autocollantes utilisées pour consolider les sutures.

Sudoripare
Relatif aux glandes qui sécrètent la sueur.

Suture
Technique chirurgicale
pour referme une incision ou une plaie

Syndets
Synthetic detergents. Pains dermatologiques ou savons sans savon.

T

TCA
Voir acide trichloracétique.

Temporal
Relatif à la zone antérolatérale du crâne ou du cuir chevelu.

Topique
Crème ou pommade.

V

Voie d'abord
Emplacement de l'incision
pour une intervention chirurgicale.

INDEX

Achevé d'imprimer
en septembre 1999
sur les presses de
l'imprimerie Hérissey
à Évreux (Eure)

imprimé en France
Dépôt légal : septembre 1999
N° d'édition : 7696
N° d'impression : 85037
ISBN : 2-863-74309-0
43-02-0326-01/9